D1917772

Mobility Guide

Schmerzfrei leben bedeutet kontinuierliche Arbeit
an Schwachstellen und Einschränkungen.
Niemand ist immun gegen die Belastung des täglichen Lebens,
aber wir können viel dafür tun, widerstandsfähiger zu werden.

Martin Strietzel | Florian Walsberger

MOBILITY GUIDE

Das Trainingsbuch für jeden Tag

Mit 15-Minuten-Workouts

Meyer & Meyer Verlag

Mobility Guide

Bibliografische Information der Deutschen Nationalbibliothek
Die Deutsche Nationalbibliothek verzeichnet diese Publikation in der Deutschen Nationalbibliografie; detaillierte bibliografische Details sind im Internet über <http://dnb.d-nb.de> abrufbar.

Auckland, Beirut, Dubai, Hägendorf, Hongkong, Indianapolis, Kairo, Kapstadt,
Manila, Maidenhead, Neu-Delhi, Singapur, Sydney, Teheran, Wien
Member of the World Sport Publishers' Association (WSPA)
Gesamtherstellung: Print Consult GmbH, München

MIX
Paper from responsible sources
FSC® C084279

ISBN 978-3-8403-7659-7
E-Mail: verlag@m-m-sports.com
www.dersportverlag.de

INHALT

VORWORT

Der menschliche Körper – ein Wunder der Evolution und ein gigantischer Zufall nach der Entstehung des Universums. Die Funktionalität des menschlichen Körpers begeistert mich schon sehr lange. So auch die Physiologie und Physik, die dem zugrunde liegt. Ich gebe zu, der Wissensstand, die Intention und die Lebensweise jedes Einzelnen sind höchst unterschiedlich, doch sind wir, wissenschaftlich betrachtet, viel mehr gleich und identisch, als verschieden.

Uns alle verbindet eine Gemeinsamkeit – der Wunsch, ein unbeschwertes und schmerzfreies Leben führen zu können. Frei von Medikamenten, frei von Restriktionen und frei von körperlichen Einschränkungen. Erschreckend ist, dass es genau das oft nicht ist.

Ist es das Fehlen von Wissen, die Angst, etwas falsch zu machen, der fehlende nötige Wille, die unpassende Lebenseinstellung oder das Suchen nach der Ursache an der falschen Adresse? Möglicherweise jedes davon oder alles zugleich, ja.

Provokativ gefragt:

Was wäre, wenn du ein System hättest, das es dir ermöglicht, ohne Schmerzen und körperliche Beschwerden durchs Leben gehen zu können?

Konsequent habe ich als Physiotherapeut und Coach über Jahre Daten gesammelt. Daten über die Beschwerdebilder, Bewegungs- und Verhaltensmuster eines jeden Patienten und Klienten.

Durch Behandlung von bisher mehr als 3.500 Patienten lassen sich für mich bestimmte Kausalitäten erkennen. Meine Behauptung geht dahin, dass mehr als 75 % aller Patienten eine mangelhafte bis schlechte Körperwahrnehmung haben. Darüber hinaus lege ich mich darauf fest, dass mindestens 80 % der über 3.500 Patienten Haltungsdefizite und Schwächen in grundlegenden Bewegungsmustern aufweisen. Die letzte Zahl, die ich für meine Rechnung benötige, ist die der Personen, die überwiegend ihren Tag sitzend und dementsprechend überwiegend inaktiv verbringen (gerechnet ≥ 5 h Sitzen/24 h) – hier sind es circa 83 %!

Der Zusammenhang lässt sich nicht übersehen. Die meisten Menschen in entwickelten Ländern verbringen einen Großteil ihrer Zeit mit dem Sitzen und ein Großteil weist dadurch klare Haltungs- und Bewegungsdefizite auf.

So stelle ich dir die nächste Frage:

Was wäre, wenn wir dir sagen, dass körperlich aktiv sein die erfolgreichste Therapie ist?

Körperliche Aktivität liegt in der Natur des Menschen – Gehen, Laufen, Tragen, Springen und Sprinten – an den heutigen, eher bewegungsarmen Lifestyle jedoch ist der Körper evolutionär noch nicht adaptiert und wird es auch noch lange nicht sein.

Durch meine Erfahrung kann ich klar behaupten, dass es grundsätzlich nicht viel verlangt, um Bewegungsqualität wiederherzustellen, Schmerzen abzubauen und Restriktionen zu lösen. Durch geringsten Aufwand maximale Ergebnisse erzielen – ein Anspruchsdenken, das zur Erfüllung Handlung erfordert. Ein Anspruchsdenken, das jeder Patient, der in eine Physiotherapie-Einrichtung marschiert, mit sich führt, zusammen mit dem Rezept und einer eventuell passenden Diagnose, die ihn mehr hemmt, selbst Hand anzulegen, als dazu ermutigt.

Was also wäre, wenn in einer Kultur, besessen von Fitnesstrends und Diäten, in der die Medizin und Sportwissenschaft den höchsten Wissensstand überhaupt erreicht hat, du tatsächlich gesünder und fitter leben könntest als Menschen vor 100 Jahren?

Bewegung und Beweglichkeit ist der „Elefant im Raum", dessen Namen ich bis jetzt noch nicht nannte. Beide Begriffe werden dich von nun an begleiten und prägen – mit dem richtigen Schlüssel die richtige Tür öffnen. Stelle dir also vor, du könntest dein volles Leistungspotenzial zu jeder Zeit abrufen. Beweglichkeit (Mobilität) stellt dabei das Fundament dar, auf das Stabilität, Motorik, Ausdauer und Kraft aufbauen.

Geboren mit dem vollen Spektrum an Gelenkbeweglichkeit, sorgt das Leben durch viel Inaktivität – Sitzen in der Schule, im Studium, bei Kaffee und Kuchen, im Auto, auf Reisen – dafür, Beweglichkeit zu verlieren und somit authentische Bewegungen mehr und mehr abzubauen. Beweglichkeit ist das, worum es geht. Beweglichkeit ermöglicht es dem Körper, jedem Organ, jedem Gelenk, jeder Faser und Zelle am aktiven Leben teilzunehmen.

Was also wäre, wenn Bewegung tatsächlich Lifestyle für dich wird?

Martin Strietzel – Gründer Movewell®

LEGENDE

BEGRIFFE UND ANWENDUNG

AZ = Atemzug (Ein- und Ausatmung)

WH = Wiederholung (ein Durchgang einer Bewegung; Bewegungsrichtung)

JM: Joint Mobilization = Gelenkmobilisation

TM: Tissue Mobilization = Gewebsmobilisation

Breathing Mobilization = Atembetonte Mobilisation

Dynamic Mobilization = Bewegungsbetonte Mobilisation

Contract und Relax = Anspannen und Entspannen

Smash = Grundform der Gewebsmobilisation: Durch punktuellen Druck und Einsinken des Tools in das Gewebe wird eine Lösung des in der Anspannung verriegelten Muskels erzielt.

Smash und Rollen = Punktueller Druck und Rollen

HINWEISE UND DANKSAGUNG

HINWEISE:

Wir empfehlen, alle Kapitel der Reihe nach aufmerksam durchzuarbeiten, bevor mit der praktischen Anwendung in Kap. 7 „Übungskatalog" begonnen wird.

Im Übungsteil sind QR-Codes platziert. Diese verweisen jeweils auf begleitende Videos zu den entsprechenden Übungen.

Nackenübung II (Neck Drill II)

Für Fragen steht dir Team Movewell gerne zur Seite.
Fragen können an folgende Adresse gerichtet werden: info@movewell.training

Dieses Werk entstand in Kooperation mit
NPC Physiotherapie GmbH Berlin

DANKSAGUNG:

Besonderer Dank gilt
Cornelia Strietzel
Ulf Sokolowski
Carsten Güttich
Katharina Knapp
Sabrina Dege

KAPITEL 1

Die Frage nach dem Warum

1 DIE FRAGE NACH DEM WARUM

Mobilität – also die Beweglichkeit des Körpers, jedes Gelenks, jedes Organs und jeder Zelle – ist Voraussetzung für ein gutes, schmerz- und beschwerdefreies Leben, ein Leben lang.

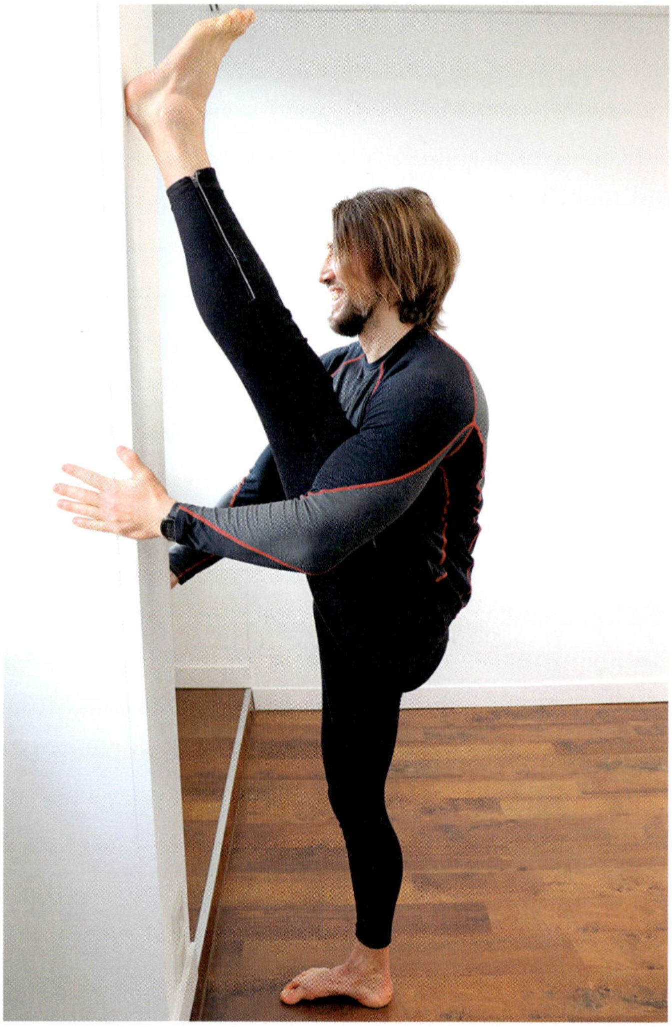

Mithilfe dieses *Guides* möchten wir dir ein Stück mehr Beweglichkeit ermöglichen. Sinnvoll integriert in deinen Alltag, Sport und Beruf, wird es dir helfen, frei von Beschwerden bleiben zu können, Restriktionen und Schmerzen am Bewegungsapparat überhaupt erst abzubauen und eine gute Bewegungsqualität zu erhalten und zu fördern.

„Ist Mobilitätstraining vergleichbar mit Yoga?" Eine immer wiederkehrende Frage und ja, Yoga als spirituelle Praxis der menschlichen Körper- und Geistespflege hat in kleinen Teilen Ähnlichkeit, zumindest beim Praktizieren von physischen Haltungen und Bewegungen, die den Körper aufgrund von vorhandenen Defiziten fordern und fördern. Der scheinbar unaufhaltsame Aufschwung, den Yoga in den letzten Dekaden rund um den Globus genießt, lässt sich klar durch spürbare und sichtbare physische, emotionale und psychische Vorteile begründen. In Bezug auf die körperliche Wirkweise von Beweglichkeitstraining zeigen Studien und Forschungsergebnisse höchste Gewinne auf, sowohl im Rahmen der Yogapraxis als auch im Rahmen des klassischen Stretchings und Mobilitätstrainings[1]. So können Verbesserungen der gesundheitsbezogenen Lebensqualität, ein gesteigertes Körperbewusstsein, erhöhte kognitive Leistungsfähigkeit und eine Linderung von haltungs- und beweglichkeitsassoziierten Beschwerden und Schmerz erreicht werden[2,3]. Es bleibt festzustellen, dass, einerlei unter welchem Namen geführt und verstanden, ein notwendiges Hilfsmittel, um den Körper in seiner Form zur pflegen und zu erhalten, ein holistisches Beweglichkeitstraining ist.

1.1 BEWEGLICHKEIT – WERT UND BEDEUTUNG

Etwas weggehend von Begrifflichkeiten, betrachten wir ein tägliches Mobilitätstraining als essenzielle Wiederherstellung körpereigener Ressourcen. Neuropsychologisch in Form einer kausalen Kette ausgedrückt:

Beweglichkeit verbessert Körperwahrnehmung → Körperwahrnehmung steuert Bewegungsverhalten → Bewegungsverhalten steuert Lifestyle → Lifestyle bestimmt die Gesundheit.
Gesundheit = Lebensqualität.

Hinter dieser Kausalität steckt Wert und Bedeutung zugleich. Gesundheit zu erhalten und zu fördern, das ist unser höchstes Ziel im Training und bei der Therapie. In Kap. 2 erfährst du die Details unseres Input-Output-Modells.

Formulieren wir es etwas verständlicher: Dein Körper besteht aus circa 360 gelenkigen Verbindungen (aktive und passive Gelenke) sowie wichtigen Gewebsstrukturen, wie Muskulatur, Haut, Bindegewebe (Faszien), Blutgefäßen, Nerven, Organen und Knochen. Je besser diese aufeinander abgestimmt sind, desto hochwertiger ist die Lebensdauer des Bewegungsapparats und desto optimaler ist die Funktionalität wichtiger Organe.

Die meisten körperlichen Beschwerden – dazu zählt neben Schmerz auch die Kompensation von Bewegungs- und Haltungsmustern, welche oft in Schmerz münden – entstehen durch zu wenig Beweglichkeit (Hypomobilität) und nicht durch zu viel Mobilität (Hypermobilität). Mit diesem Wissen und den essenziellen Vorteilen durch eine tägliche Mobilitätsroutine:

- Verbesserung von Körperwahrnehmung,
- Vorbeugung von Verletzungen und Schmerz,
- Optimierung des Bewegungsverhaltens,
- Steigerung des Leistungsoutputs,
- höhere gesundheitsbezogene Lebensqualität,

hast du einen guten Grund, mit dem Training zu beginnen, oder?

KAPITEL 2

Physiologie: Die Grundlage deines Körpers

2 PHYSIOLOGIE: DIE GRUNDLAGE DEINES KÖRPERS

Erziehung funktioniert nur dann gut, wenn komplexe Themen und Wirkungsweisen einfach und kindgerecht dargestellt werden können. Unter dieser Prämisse haben wir das Input-Output-Modell entwickelt, damit jeder für sich die wichtigsten Zusammenhänge körperlicher Gesundheit verstehen kann. Dieses Buch zielt unmissverständlich darauf ab, dir den Erhalt deines Körpers, genauer, den Erhalt deines Bewegungsapparats näherzubringen. Jedoch bleibt solch ein Ziel recht erfolglos, wenn wir dir den Einblick in die bildenden Elemente dieses Bewegungsapparats verwehren. Ganz einfach ausgedrückt, gibt es Vorgänge und Elemente, die unser Leben erhalten und unseren Körper funktionsfähig machen. Die wichtigsten fünf findest du in Abb. 1, unter dem ersten Wasserhahn, welcher mit **Input** gekennzeichnet ist – Atmung, Bewegung, Nährstoffe, Flüssigkeit und Regeneration. Das sich darunter befindende Glas stellt das Level, auf dem sich deine Gesundheit befindet, dar.

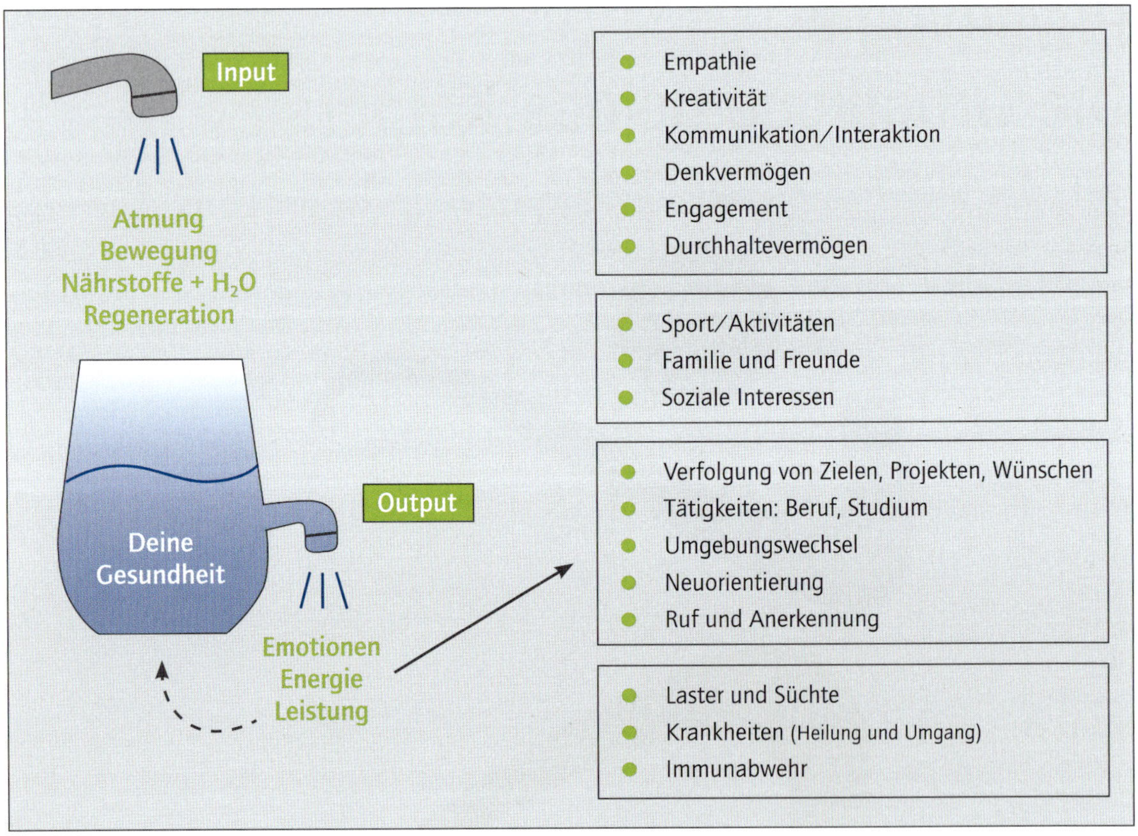

Abb. 1: Das Input-Output-Modell

Was passiert, wenn du den Input erhöhst? Genau, das Glas füllt sich und dein Gesundheitslevel steigt an. Was passiert, wenn du die Qualität und/oder Quantität deines Inputs reduzierst? In diesem Falle kommt nicht mehr Wasser hinzu und das Gesundheitslevel kann nicht weiter ansteigen. Nun gibt es jedoch einen zweiten Wasserhahn, der den Anschein erweckt, als würde er Wasser aus dem sich füllenden Glas hinauslassen. In der Tat, genau das tut er auch – hierbei sprechen wir von **Output** (siehe Abb. 1.).

Schematisch ausgedrückt, zählt jede Form der körperlichen, geistigen, sozialen und emotionalen Form der Auseinandersetzung mit dir und deiner Umwelt und der damit verbundenen Energieaufwendung per se als Output. Auch wenn die Energieaufwendung durch jegliche Form der menschlichen Interaktion das Leben überhaupt erst lebenswert macht, gibt es diese nicht umsonst und unbegrenzt. Die wichtigsten Aspekte unseres Lebens, für die wir Energie aufwenden müssen, haben wir für dich in vier Boxen eingeteilt, welche du im Modell auf der rechten Seite findest.

Da wir nun sehen, dass wir für jede Form der Kommunikation und Interaktion sowie für jede körperliche Funktion Energie in Form von Input benötigen, wird klar, dass Input und Output in permanenter, untrennbarer Wechselwirkung stehen. Die Gründe für ein niedriges Level an Gesundheit (Füllmenge des Glases) beschränken sich also nicht nur auf mangelhaften Input – nein, auch zu hoher Output sorgt für gleiche Resultate.

Eines dieser Resultate kennen wir unter dem Namen **Stress**. **Stress** ist eine Empfindung, die in unserem Kopf entsteht, wenn, einfach ausgerückt, die Aktivitäten die wir unternehmen, unsere Kapazitäten übersteigen. Auch Stress wird, genauso wie jedes andere Gesundheitsmerkmal, von entweder zu geringem Input oder aber zu hohem Output erzeugt (oder beides). In Theorie ist es auch ganz einfach, wir wissen, dass sich der Mensch genauso wie jedes Tier auf diesem Planeten nach innerer Balance sehnt – fachlich sprechen wir hier von **Homöostase** –, dem inneren Gleichgewicht jeder Zelle. Anders als jedes andere Lebewesen auf diesem Planeten arbeiten wir Menschen mit Vorliebe weit über unsere Kapazitäten hinaus. Nicht nur, dass durch so ein Verhalten der Output scheinbar zu groß ist, nein, auch fehlt hierdurch überhaupt die nötige Zeit und Aufmerksamkeit für guten und ausreichenden Input in Form von Schlaf, Regeneration, Ernährung, Hydration und Bewegung. Lernen wir auch nur ein bisschen aus diesen einfachen Zusammenhängen, die dieses Modell versucht darzustellen, dann, dass unsere Ausgaben nie größer sein dürfen als unsere Einnahmen, denn sonst entsteht eine Negativbilanz die uns krank macht.

Anders ausgedrückt, je mehr du zufügst, desto mehr kannst du wieder abgeben. Im Folgenden beleuchten wir die einzelnen Zutaten, die in das Glas hineinkommen, damit du sehen kannst, was für dich optimiert werden muss.

- **Flüssigkeitsaufnahme (Hydration)**
- **Ernährung (Nährstoffaufnahme)**
- **Schlaf**
- **Regeneration**
- **Atmung**

2.1 ZUSAMMENHÄNGE ZUM VERSTEHEN: VON DER ERNÄHRUNG, ÜBER SCHLAF BIS HIN ZUR OPTIMALEN ATMUNG

2.1.1 FLÜSSIGKEITSAUFNAHME (HYDRATION)

Unser Körper besteht im Durchschnitt aus über 60 % Wasser. **Wasser** bildet den Hauptkraftstoff jeder einzelnen Zelle, jeder willkürlichen und unwillkürlichen Körperfunktion und jedes Prozesses von Kopf bis Fuß. Es sorgt permanent dafür, dass dein Stoffwechsel, Immunsystem und Bewegungsapparat funktionieren.

Letzteres wollen wir einmal näher beleuchten. Jede Gewebsschicht und jedes Gelenk ist stark abhängig von Wasser und von durch Flüssigkeit (Blut) transportierte Nährstoffe. Gibt es ausreichend Flüssigkeit im Körperkreislauf, so können wir beim gesunden Menschen davon ausgehen, dass sowohl jeder Muskel als auch jedes Gelenk grundlegend barrierefrei versorgt wird.

Im Umkehrschluss: Zu wenig Nährstoffe und zu wenig Flüssigkeit sorgen im Gelenk – wie bei einem Automotor, der nicht gekühlt wird – für Überhitzung, mehr Verschleiß und höhere Beschädigungsgefahr (Knorpelrisse, Arthrose u. a.).

Im Gewebe, wie z. B. einem Muskel oder Band, sorgt die Flüssigkeit und Zufuhr von Mikronährstoffen für die Gesundheit jeder einzelnen funktionellen Einheit. Ein Mangel verlangsamt den Wechsel von Anspannung und Entspannung (Kontraktion und Relaxation) als auch den Kraftoutput und setzt die Strapazierfähigkeit herab, weswegen wieder ein deutlich erhöhtes Verletzungsrisiko besteht (Muskelfaserriss, Rupturen etc.).

Nur zur Klarstellung, dies findet untrennbar in jeder Gewebsschicht statt, so auch in den Nerven, der Haut, den Blutgefäßen, Faszien und Knochen.

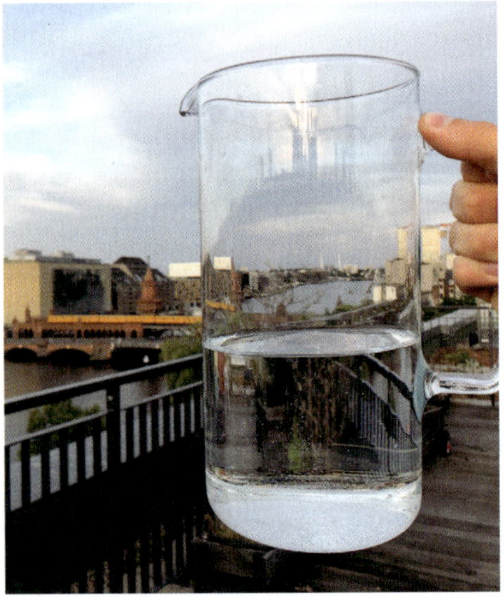

WAS GENAU IST DIE RICHTIGE MENGE FLÜSSIGKEIT?

Trotz wachsender wissenschaftlicher Anstrengungen, eine optimale Empfehlung zu erstellen, sind die Flüssigkeitseinnahmen durch vielerlei Abhängigkeiten nicht konkret zu definieren. Wir halten uns an die Angaben der WHO und deren Richtlinien, die den Bereich zwischen 35-43 ml pro Kilogramm Körpergewicht für mäßig aktive Erwachsene als optimal beschreibt (gemäßigte Klimazone). Je tropischer die Klimazone ist, desto höher steigt der Wasserbedarf des Organismus, da durch Transpiration und Respiration ein Großteil an Flüssigkeit und Elektrolyten ausgeschieden wird. Nicht nur das Klima, sondern auch erhöhte sportliche/körperliche Aktivität sorgt für einen erhöhten Verbrauch an Flüssigkeit und Elektrolyten und muss ausgeglichen werden[4].

Erklärt am Input-Output-Modell auf S. 18, muss der obere Wasserhahn stärker aufgedreht werden, um entsprechend mehr Leistung zu erzeugen.

Als Rechenbeispiel (niedrig-gemäßigte Körperbelastung/gemäßigte Klimazone):

70 kg (Frau/Mann) x 35 ml = 2,5 l Flüssigkeit pro Tag.

ES GIBT AUCH HIER EINEN TIPP VON UNS

Ein gutes Mittel der Selbstkontrolle ist es, einen Blick auf den Urin zu werfen. Dieser sollte klar bis minimal gefärbt sein. Sobald der Urin sichtbar gelb gefärbt ist, so ist dies ein deutliches Zeichen für zu wenig Flüssigkeit im Körper.

WAS SOLLTE ICH TRINKEN?

Insgesamt hat ein stilles, zimmertemperiertes Wasser (H_2O) die höchste Wertigkeit für den menschlichen Körper und sollte überwiegend konsumiert werden, doch zählen auch andere Getränke wie Tee, Säfte, Softdrinks und sogar Kaffee zu denen, die den Flüssigkeitsbedarf decken können.

2.1.2 ERNÄHRUNG (NÄHRSTOFFE)

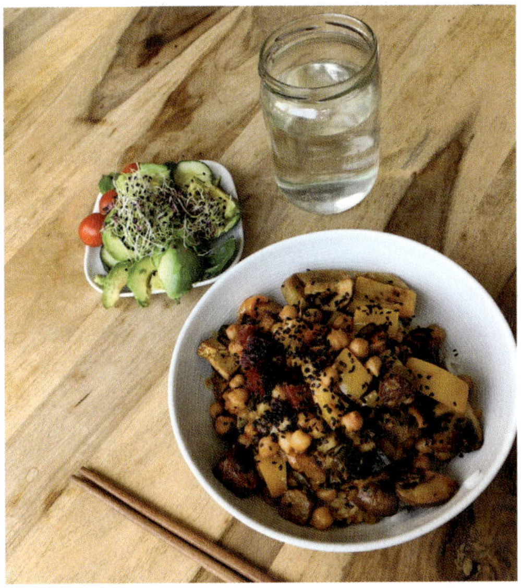

Das Thema **Ernährung**, dazu gehört die Aufnahme von Makro- und Mikronährstoffen, ist, wenn wir über Gesundheit und Funktionalität sprechen, eine der drei wichtigsten Säulen neben dem **Schlaf** und der **Hydration** (Flüssigkeitsaufnahme). Ein zu komplexes Thema jedoch, um hier weiter ins Detail zu gehen.

„Du bist, was du isst (und trinkst)" trifft absolut zu und entscheidet gemeinsam mit der Flüssigkeit über den Gesundheitszustand jedes Organs, jeder Gewebsschicht und jedes Gelenks.

Wir empfehlen grundsätzlich eine ausgewogene, gemüsehaltige und leicht verdauliche Ernährung, bei der der Konsum tierischer Fette, übermäßiges Salzen und die Verwendung von Einfachzucker eine absolute Ausnahme bleiben sollte. Diese belasten nicht nur den Magen-Darm-Trakt und somit auch das Immunsystem, sie beeinflussen auch lebenswichtige Prozesse, wie Blutzirkulation, Blutzuckerspiegel, Fettstoffwechsel und bilden Risikofaktoren für Herz-Kreislauf- als auch metabolische Erkrankungen.

Eine regelmäßige Blutbildkontrolle (alle 4-6 Monate) können wir dir ebenfalls nur empfehlen, um einen Überblick über Organfunktionen, Blutkreislauf und Mikronährstoffe (Kalzium, Magnesium, Folsäure, inneres Milieu u. a.) zu erhalten.

Ob omnivor, vegan oder vegetarisch, orientiere dich so nah wie möglich an Naturprodukten und meide Fertigprodukte und Konservierungsstoffe. Achtsames und bewusstes Essen bringt die größten Vorteile für eine schonende und effektive Nahrungsaufnahme. *Achtsamkeit* ist ein Begriff, der aus dem Zen-Buddhismus stammt und bedeutet Folgendes: „Aufmerksam gegenüber etwas zu sein." So nimm dir ausreichend Zeit für deine Mahlzeit, kaue ausreichend für eine schonende Weiterverarbeitung der Nahrungsmittel im Magen und vermeide Ablenkung durch Elektronik oder andere Arten von Störungen.

Auch wenn der Fokus in unserem *Guide* auf dem menschlichen Bewegungsapparat liegt, ein nicht funktionierendes Organ hat einen deutlich massiveren und schwer reversiblen Einfluss auf den gesamten Körper als ein limitiertes Gelenk oder ein gestörter Gewebsbereich.

2.1.3 SCHLAF

Schlaf zählt neben der Hydration zu den Zutaten mit höchster Priorität, denn wenn man dich fragen würde, welcher Verzicht am schnellsten fatal endet, dann wären es sicher diese beiden. Das Auftreten von Schlafstörungen, wie Ein- und Durchschlafstörungen (Insomnia) und Mangel an Schlafqualität, liegt in Deutschland bei 7 % der Gesamtbevölkerung, was umgerechnet circa sechs Millionen Menschen betrifft[5]. In der arbeitenden Bevölkerung ist ein Großteil von Schlafstörungen betroffen, welche schwere gesundheitsökonomische und volkswirtschaftliche Folgen mit sich bringen. Die optimalen Schlafmengen variieren von Person zu Person, doch gibt es allgemeine Empfehlungen, an denen wir uns orientieren. Abgesehen von „Short-Sleepers" liegt die empfohlene Schlafmenge bei Erwachsenen bei 7-9 Stunden und bei älteren Erwachsenen bei 7-8 Stunden (auf 24 Stunden gerechnet)[6].

Bei Abweichungen in Qualität und Quantität nach unten können bereits bei geringem Schlafmangel Anzeichen wie bei leicht alkoholisierten Menschen auftreten. Diese zeigen sich in Koordinationsschwierigkeiten, wie Reaktion und Gleichgewicht, Konzentrationsstörungen, schwankendem Blutdruck sowie in einer erhöhten Atemfrequenz und in einer deutlichen Schwächung des Immunsystems.

UNSERE EMPFEHLUNG IN ALLER KÜRZE

Der Raum, in dem du schläfst, sollte kühl (15-17° C), sehr dunkel (keine Standbyleuchten, Smartphones etc.) und geräuscharm sein. Vermeide Elektronik, wie TV, Smartphones und Computer, in der Zeit 1-2 Stunden vor dem Schlafengehen. Solltest du die Nutzung des Smartphones oder Computers nicht vermeiden können, so nutze Blaulichtfilter, die den Displays das blaue Licht nehmen, welches uns den Tageszyklus signalisiert, anstatt den Nacht-/Schlafzyklus. Dies hängt mit der Wirkweise des vegetativen Nervensystems und mit der Ausschüttung von Melatonin zusammen. Blaulichtfilter gibt es als App oder Programm zum Download aus dem Internet.

TIPP

Zum besseren Einschlafen empfehlen wir ein leichtes Mobilitätstraining, bestehend überwiegend aus Gewebsmobilisationen (vgl. Kap. 6.2). Diese findest du gekennzeichnet in der Übungsauswahl.

Zur Erklärung: Die tiefe Gewebsmassage (Deep Tissue Massage) wirkt dämpfend und beruhigend auf das vegetative Nervensystem. Wir sprechen von einer Stimulation des Parasympathikus, was eine Senkung der Herzfrequenz, des Pulses und der Atmung bedeutet und somit den Körper entspannen lässt.

2.1.4 REGENERATION

Die **Erholung** und **Regeneration** findet der Körper und Geist neben dem Schlaf auch in anderen Formen. Gemeint ist alles, was dazu dient, die aufgewandte Energie für das Meistern des täglichen Lebens wiederherzustellen.

Auf unsere Zeichnung bezogen: Alles, was aus dem Wasserhahn kommt, bringt den Körper aus dem inneren Gleichgewicht – medizinisch **Homöostase** genannt –, was wie in einem Kreislauf durch den ersten Wasserhahn wieder aufgefüllt wird. Je besser und effektiver wir also auffüllen, desto mehr Energie steht bereit für die täglichen Herausforderungen, und somit schließt sich der Kreis.

Zur Erholung zählen alle Formen der geistigen und körperlichen Erneuerung. Das Lesen eines guten Buchs oder ein Spaziergang durch einen Wald wären offensichtlich Formen der mentalen Erneuerung. Saunagänge und tägliche Mobilisation des Körpers zählen somit zu den physischen Formen der Erholung. Da du es gerade gelesen hast, weißt du nun, dass dieser *Guide* unter anderem dazu beitragen soll, deine Energiespeicher wieder aufzufüllen.

Jeder Muskel im menschlichen Körper kann anspannen und entspannen, was genau genommen auch die einzige Aufgabe der Skelettmuskulatur ist. Aus vielerlei Gründen, wie Alltagsstress, Hektik, Fehlhaltungen, Unter- oder Überbelastungen und Verletzungen, erleben wir häufig muskuläre Dysbalancen und Beschwerden, die einer übermäßigen Anspannung geschuldet sein können. Wichtig ist daher, dem Bewegungsapparat zum Erhalt der vollen Funktion und Leistungsfähigkeit Entspannung zu bieten. Einige Techniken zur Mobilisation von Gewebe und Gelenken, die wir in Kap. 6 vorstellen, dienen genau diesem Zweck. Meist langsam oder passiv durchgeführte Dehn- und Mobilisationstechniken helfen, dem Bewegungsapparat die nötige Entspannung zu geben. In aller Kürze: Muskelentspannungstechniken sind ein wichtiger Bestandteil der körperlichen Regeneration und verhelfen dir zu größerem Leistungsoutput, zu einer besseren Körperwahrnehmung und, damit verbunden, zu mehr Wohlbefinden. Um dies zu erreichen, haben sich 15 Minuten Training auf täglicher Basis als äußerst effektiv erwiesen, um Beschwerden nachhaltig abzubauen[6,7].

Als letzten Part unseres vereinfachten Schemas zum Erhalt von Gesundheit und Wohlbefinden schauen wir uns die Atmung an.

2.1.5 ATMUNG

Die Qualität und Quantität deiner **Atmung** spielt die entscheidende Rolle in Sachen Wirksamkeit von Regeneration und Schlaf sowie Leistungsfähigkeit und Energielevel (wie voll das Glas also tatsächlich ist). Unnötig zu sagen, dass Atmung einen Organismus überhaupt erst lebensfähig macht. Aufgliedern können wir den Vorgang der Atmung in drei Komponenten, die unabhängig voneinander nicht funktionieren würden. Wir differenzieren einen **biomechanischen**, **biochemischen** und **psychophysiologischen Prozess**.

Der **biomechanische Prozess** ist das tatsächliche Einatmen von Luft, kommend durch die oberen Atemwege, bahnt sich die Luft den Weg in die Tiefe der Lungen. Dies geschieht über einen Druckausgleich zwischen der Außenluft (außerhalb des Körpers) und der Luft innerhalb der Lunge. Durch Rippenbewegung und Absenkung des Zwerchfells kann sich das Volumen der Lunge vergrößern und somit mehr Luft fassen. Die Ausatmung ist ein passiver Vorgang, der über den Druckausgleich – Luft weicht nach außen – geschieht, hierbei senken sich die Rippen und hebt sich das Zwerchfell. Nach einer Atempause beginnt der Atemrhythmus erneut. 14.000-20.000-mal atmen wir täglich ein und aus. Bereits hier im biomechanischen Vorgang können diverse Schwierigkeiten auftreten, die die Suffizienz der Ein- und Ausatmung behindern, daher ist es umso wichtiger, eine korrekte Atmung zu lernen und zu pflegen. Die Anwendung der Atemtechnik findest du in Kap. 6.

Der **biochemische Prozess** ist die tatsächliche Diffusion von Sauerstoff über die Zellmembran der kleinsten funktionellen Einheit der Lunge, die Alveole. An diesen Verbindungsstellen von Lungengewebe und Blutkreislauf gelangt Sauerstoff in den Körper. Auf dem Rückweg durch den Körperkreislauf und das menschliche Herz gelangt nun das „verbrauchte", sauerstoffarme Blut zurück an die Verbindungsstellen, wo durch Gasaustausch Kohlenstoffdioxid durch die Lunge ausgeatmet wird. Auch diesen Prozess können zahlreiche Faktoren, wie ständiges Einatmen von schädlichen Dämpfen (Nikotin u. a.) oder schlechte Bluteigenschaften, geschuldet schlechtem Ess- und Trinkverhalten und Vorerkrankungen, negativ beeinflussen.

Der **psychophysiologische Prozess** betrifft die nervale Verbindung der Atmung mit dem vegetativen Nervensystem (VNS), von dem du nun schon mehrere Male gelesen hast. Unterteilt ist das VNS in **Parasympathikus** (Ruhe und Verdauung) und **Sympathikus** („fight or flight"). Beide Teile liegen zumeist außerhalb unseres direkten Einflussbereichs, doch können wir über die Atmungsqualität und Atemrichtung auf das VNS einwirken, somit eher den Parasympathikus stimulieren und für innere Entspannung und Ruhe sorgen, oder den Gegenspieler, den Sympathikus, stimulieren und den Körper in körperliche Alarmbereitschaft versetzen. Erfahrungsgemäß entstehen innerhalb dieses Prozesses die meisten Störungen, da, wie bereits im Abschnitt **Regeneration** beschrieben, durch generell zu hohe Anspannung, der Körper in ständiger Alarmbereitschaft ist und somit überlastet werden kann. Eine übermäßige Anspannung des Sympathikus kann also durch kontrollierte Bauchatmung gemindert werden. Hieraus resultieren Techniken der **PMR (progressive Muskelrelaxation)** und des **autogenen Trainings**.

Warst du schon einmal sportlich aktiv, wirst du wissen, dass die Atmung sowohl vieles limitieren als auch fördern kann. Genauso kannst du in extremen Stresssituationen durch korrekte Atmung die Ruhe bewahren. Extrem kalte Temperaturen lassen die Atmung kurzzeitig stoppen, durch kontrolliertes Weiteratmen kannst du selbst diese Kälte überstehen. Atmung lenkt selbst den Geburtsvorgang eines Babys und macht jegliche Art von Schmerz erträglicher.

ZUR AUFKLÄRUNG

Wenn wir über gute Atmung sprechen, beziehen wir uns dabei immer auf eine **Zwerchfellatmung**, bei der die Atemrichtung in den Bauchraum gelenkt wird. Genau dort befinden sich die meisten Alveolen (Alveole = kleinste funktionelle Einheiten der Lunge; verantwortlich für den Gasaustausch), wodurch also durch eine Atmung in die Lungenbasis die meiste Diffusion (Stoffaustausch) möglich ist. Hierzu haben wir einen Test zur Selbstkontrolle für dich, um dir die Atemrichtung bewusst zu machen, denn je effektiver und qualitativer die Atmung ist, desto größer werden die Erfolge im Mobilitätstraining sein.

TEST

- Lege dich flach auf den Rücken (möglichst kein Kopfkissen) und die Beine sind angewinkelt.
- Du legst eine Hand auf deinen Bauch, direkt über den Bauchnabel und die andere Hand auf deinem Brustkorb ab.
- Nun atmest du durch die Nase in den Bauchraum ein, wobei sich der Bauch weitet und du atmest durch die leicht geöffneten Lippen wieder aus, wobei sich der Bauch wieder abflacht.
- **Ziel und Wert:** Die auf dem Brustkorb liegende Hand darf sich hier nicht bewegen, sondern lediglich die Hand, welche auf dem Bauch liegt, darf eine deutliche Bewegung wahrnehmen.
- Führe 8-10 Atemzüge (Ein- und Ausatmung) durch, bevor du diese Übung beendest.

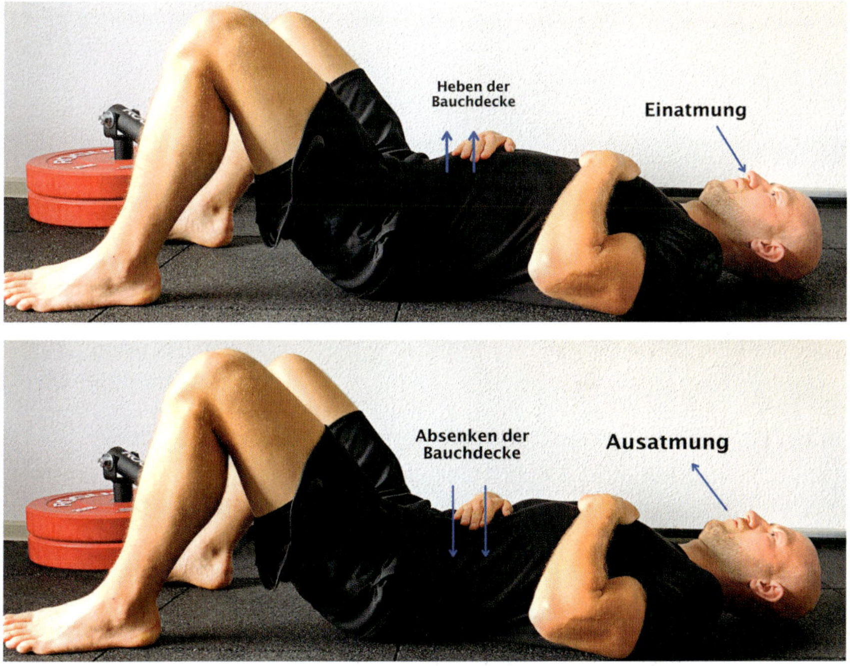

Abb. 2: Zwerchfellatmung

Solltest du Probleme mit dieser ersten Übung haben, wiederhole diese vor dem Schlafengehen für die nächsten Tage, bis du ohne Mühe deinen Atem in den Bauchraum lenken kannst. Das Verstehen und Anwenden der korrekten Atemrichtung ist ganz entscheidend für ein gesünderes und sauerstoffreicheres Leben.

TIPP

Diese Übung eignet sich hervorragend zur Entspannung nach einem „stressigen" Tag, vor dem Schlafengehen oder auch zur Beendigung eines Trainings. Hierbei wird der Teil des vegetativen Nervensystems angeregt, der eine dämpfende und beruhigende Wirkung auf den Organismus hat, der sogenannte Parasympathikus → besseres Einschlafen und Relaxation.

Wie du merkst, ist Grundlagenwissen das Fundament, auf dem alles Weitere aufbaut. **„Think outside the Box"** ist erst notwendig, wenn du **„Inside the Box"** perfekt bist. Mit anderen Worten, meistere die Grundlagen immer zuerst – wir müssen zuerst stehen können, bevor wir gehen und erst wenn ich gehen kann, kann ich mich ans Laufen wagen. Das Dauerziel muss für dich die Optimierung und Anpassung des Inputs sein. Nur dann kann das Glas voll bleiben und einen maximalen Output generieren.

- Atmung gibt Energie.
- Atmung ist Entspannung.
- Atmung meistert Extreme.
- Atmung ist Leben.

EINE ANREGENDE BEMERKUNG

Stress wird in 9 von 10 Fällen als Hauptgrund von Krankheit, Energielosigkeit, Müdigkeit, Schmerz und Leistungsverlust in der Therapie und im Sport genannt. Stress als Sündenbock für alle Probleme des Körpers zu nennen, ist nicht nur unüberlegt, sondern auch schlichtweg falsch, passt aber leider zum vorherrschenden Grunddenken, welches vermittelt und vorgelebt wird.

Der Hauptgrund dafür, dass Stress einen Namen und einen hohen Wert auf der Stressskala bekommt, ist der ungenügende Input, der dafür sorgt, dass das Glas voll bleibt. Wer das Schema der Gesundheit (Input-Output-Modell) richtig verstanden hat, wird feststellen, dass Stress ein Resultat unseres Körpers ist und nicht zum Input gehört! Dieses Umdenken macht den entscheidenden Unterschied auf lange Sicht für einen gesunden und fitten Körper oder einen anfälligen und kranken Körper. Nur wenn unsere Aktionen dauerhaft höher sind, als die Kapazität des Körpers erlaubt, empfinden wir Stress.

Ein hoher Output (mehr Stress, schwere tägliche Herausforderungen, Familie, Job etc.) erfordert ein schnelles Adaptieren und Optimieren des Inputs. Als Beispiel dient die Analogie zu einem Auto: Habe ich vor, schneller und weiter zu fahren, muss ich für mehr Kraftstoff und eine bessere Wartung sorgen.

Du hast nun eine Übersicht über die vitalen Grundlagen deines Körpers bekommen und verstehst entscheidende Zusammenhänge deiner Physiologie besser. Der *Guide* ist dafür gemacht, körperliche Beschwerden abzubauen und leistungsfähiger im Sport und Alltag zu werden – ja! Doch weißt du überdies auch, dass das Ganze größer ist als die Summe seiner Teile. Dies bedeutet, dass Mobilitätstraining Bestandteil der Regeneration ist, jedoch ohne korrekte Atmung, ausreichenden Schlaf oder die optimale Zufuhr von Flüssigkeit und Nährstoffen nicht ausreichen kann, um deinen Körper nachhaltig gesund zu halten.

WARUM UNSERE KLIENTEN SO ERFOLGREICH IHRE ZIELE ERREICHEN

- Weil wir sie dazu bringen, in den Grundlagen, also im Input, perfekt zu werden.
- Wir manipulieren an keiner Stellschraube im Output, solange der Input nicht optimiert ist.
- Das würde heißen, „Symptome zu behandeln, statt Ursachen zu lösen" und spricht gegen unsere Prinzipien.

Denn die besten Stressbewältigungsstrategien helfen nicht nachhaltig, wenn es am Input, wie ausreichend Schlaf oder Flüssigkeit, scheitert. Das optimale Training bleibt für den Körper ohne großen Effekt, wenn die Regeneration vom zuvor erfolgten Training fehlt oder zu wenig Nahrung aufgenommen wurde.

2.2 SCHMERZ UND DISKOMFORT, WAS IST WAS?

Eine Frage, die Seiten füllen könnte, dennoch versuchen wir, diese in aller Kürze zu beantworten.

Bei der Arbeit mit Klienten und Patienten verwenden wir eine Skala, die sogenannte **Schmerzskala (visuelle Analogskala)**.

Wenn wir von Schmerz oder Diskomfort sprechen, dann meinen wir ausschließlich subjektive Empfindungen, welche uns jedoch entscheidende Hilfen im Mobilitätstraining bieten. Auf diese Weise lässt sich die Intensität, vor allem in Bezug auf Mobilitätsübungen, zuverlässig dosieren. – „Können wir die Übung intensivieren oder lieber wieder etwas abschwächen – machen wir etwas falsch, oder ist der Ansatz der Richtige?"

Unbequem ist Mobilitätstraining in der Regel sehr oft, denn es hat die einzige Absicht, die Beweglichkeit des Körpers zu verbessern und diesen damit aus der aktuellen Komfortzone zu holen. Unterscheiden musst du dennoch genau, auf welchem Punkt der Schmerzskala du **aktuell vor oder während einer Übung** stehst.

BEGINNE, AUF DEINEN KÖRPER ZU HÖREN!

Schauen wir uns die Schmerzskala einmal genauer an, damit dir klar wird, wo genau du dich befindest und befinden solltest.

Die Schmerztoleranz ist allerdings bei jedem Menschen unterschiedlich, so solltest du dich nicht mit einer anderen Person vergleichen.

Je nach Tagesform, Zustand der gesamten Gesundheit, Emotionen und Wachheit kann die Toleranz variieren, erhöht oder abgeschwächt sein.

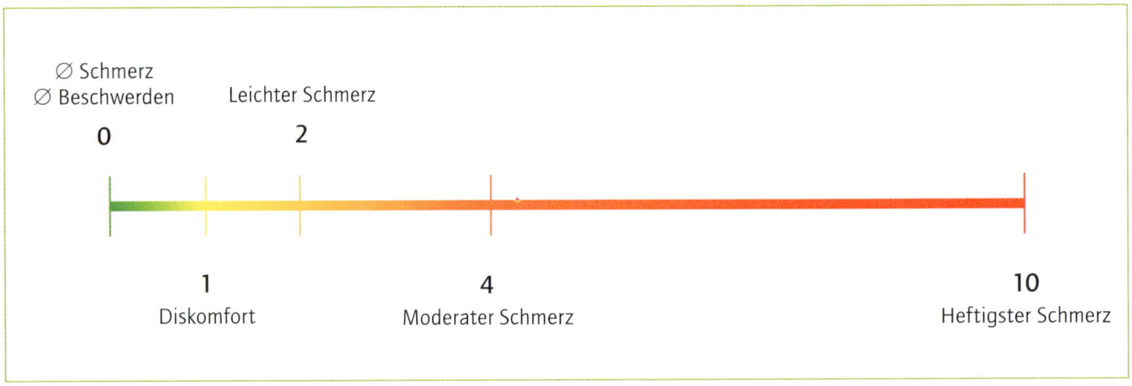

Abb. 3: Schmerzskala

2.2.1 SCHMERZ

Schmerz ist eine durch Krankheit, Verletzung o. Ä. ausgelöste, sehr unangenehme körperliche Empfindung.

Als Schmerz bezeichnen wir das Signal/Symptom, das uns unser Gehirn als Warnung vor möglicher oder tatsächlicher Struktur- und Gewebsschädigung sendet. Es ist also eine Empfindung, daher immer subjektiv.

Die folgenden Angaben basieren auf vielen Jahren der Erfahrung und können im Einzelfall abweichen.

Um eine Sache vorwegzunehmen:

SCHMERZSKALA IM BEREICH 7-10

Damit ist heftigster Zahn- oder Kopfschmerz gemeint, ein unmittelbar gebrochener Knochen, ein gerissenes Band, eine gerissene Sehne oder ein gerissener Muskel. Für JEDEN also ein klares Zeichen dafür, sofort einen Mediziner aufzusuchen – die Stärke des Schmerzes lässt dich hier glücklicherweise auch nicht lange überlegen. Dieser Bereich liegt deutlich außerhalb des *Guides*, kommt in der Physiotherapie (akut) jedoch sehr oft vor.

Anwendung: Nein

SCHMERZSKALA IM BEREICH 5-7

Dieser Abschnitt beschreibt u. a. stärkere Spannungskopfschmerzen, Gelenkblockaden, ein Distorsionstrauma (verdrehtes Sprunggelenk), Schulterimpingement, eine Prellung, Muskelzerrungen oder Bauch- und Magenschmerzen. Ein grenzwertiger Bereich also, in dem es abzuschätzen gilt, ob du einen Fachmann konsultierst oder dein Training fortsetzt bzw. beginnst.

Helfen kann dir auch hier ein leichtes Mobilitätstraining, um für Entspannung im Körper zu sorgen und um Schmerzen effektiv zu lindern. Hier gibt es keinen „One-Size-Fits-All"-Ansatz und du musst nach gutem Gewissen abschätzen, ob dir Bewegung guttut oder eher Ruhe bzw. die Konsultation eines Experten. Für die meisten in diesem Bereich liegenden Schmerzen sei gesagt, dass Bewegung immer die bessere, wenn auch „unangenehmere" und anstrengendere Alternative ist. Sei nicht zu vorsichtig, die absolut meisten Fälle sind doch einfacher zu beheben, als du denkst.

Anwendung: Nein; gegebenenfalls erst nach Konsultation mit PT, Arzt, Chiropraktiker.

SCHMERZSKALA IM BEREICH 2-4

Dies ist der Bereich, in dem du alles richtig machen und mit Mobilitätstraining entscheidende Wirkung erzielen kannst.

Dieser Bereich ist unser Hauptarbeitsfeld in der Therapie und zum Teil auch im Training. Patienten beschreiben diesen oft als **„Weh-Wohl-Schmerz"** oder: **„Es tut weh, aber auch gut."** Hier solltest du unbedingt aktiv werden und intensiv an den Beschwerden arbeiten und Inaktivität meiden. Hier sollten keine akuten, ernst zu nehmenden Geschehnissen vorliegen und wir sollten durch Gelenk- und Gewebsmobilisationen für Verbesserung sorgen, es sei denn, dein Facharzt oder Therapeut empfiehlt ausdrücklich Ruhe – gegebenenfalls erneut um Konsultation bitten.

In diesen Bereich fallen Probleme am Bewegungsapparat, wie:

- jede Form von akuten und chronischen Verspannungen,
- Gelenkblockaden und deutliche Beweglichkeitsdefizite,
- aktive Triggerpunkte und Muskelkater,
- Zustand nach Verletzungen (Zerrungen, Prellungen, Anrisse, heilende Frakturen, Sehnenreizungen, Arthritis u. a.),
- Impingements der Schulter und der Hüfte,
- Kiefer- und Kopfschmerz,
- Schmerzen des unteren Rückens, „Ischiasprobleme" und Schmerzen des Nackens,
- Golfer- und Tennisellbogen,
- Arthrose und andere degenerative Erkrankungen.

Anwendung: Ja

Jetzt kommen wir in den Bereich, wo wir von Schmerz **nicht mehr** reden, sondern von **Diskomfort** (Unbehagen – engl.: discomfort).

Diskomfort steht zwar auf der Schmerzskala, wird für dich und deinen Körper, so auch für unser System, nicht als Schmerz gewertet!

2.2.2 DISKOMFORT

Als **Diskomfort** bezeichnen wir eine ganz milde Form von Schmerz – ausgedrückt als Zahl wäre es die 1 auf der Schmerzskala von 0-10. Diskomfort meldet uns ein Muskel, eine Sehne oder ein Gelenk mit den Worten: **„Das fühlt sich unangenehm an."** Mit **unangenehm** kommen wir gut klar.

Es ist lediglich ein Indikator, dass ein Gelenk das gewohnte Bewegungsende erreicht hat, ein Muskel (eine Sehne oder ein Band) die gewohnte Dehnfähigkeit hinter sich lässt oder dass beide in einer ungewohnten Körperhaltung verweilen. In Bezug auf alle unsere Techniken (s. Kap. 6) ist es ein positives Signal, dass das Nervensystem Anreiz zum Adaptieren gibt. Als Resultat nach der Anwendung einer Technik und Übung erreichen wir hier eine Verbesserung und Optimierung der Beweglichkeit. Aus diesem Grund also bist du hier!

Anwendung: Ja

Mit dieser Skala bist du also in der Lage, auf die Suche nach deinen Problemzonen zu gehen.

In Kap. 3 wirst du dieses Wissen erfolgreich in die Praxis umsetzen.

Die Benutzung der Schmerzskala gilt für alle Techniken, für alle Tests und Retests als auch für alle Übungen – ausnahmslos.

2.3 APPENDIX: WARUM VERLERNEN WIR, PRODUKTIV ZU ATMEN?

Die Antwort hierauf lässt sich sowohl in der täglichen Körperhaltung als auch in mangelnder körperlicher Belastung und in der allgemeinen Bewegungsmenge finden.

Ein Großteil der Bevölkerung in Deutschland verbringt die meiste Zeit des Tages **sitzend** – in einer inaktiven, haltungsschädigenden Position –, wodurch die flache, in den Brustkorb gelenkte Atmung (sternal, apikal) gefördert wird. Verbringst du also mehr als vier Stunden am Tag sitzend, ist die Wahrscheinlichkeit sehr hoch, dass du damit diese ungünstige Atemrichtung verstärkst. Aufgrund der mechanischen Sitzposition wird der Bauchraum gestaucht (Kyphose) und erschwert die Atmung in diesem Bereich. Der Haken hierbei ist nicht nur die Dauer, in der man in dieser Position verharrt, sondern die damit „trainierte" Haltung, die in jede andere Haltung, wie das Stehen und Gehen, sogar das Tragen und in jede andere Aktivität übertragen werden kann.

Von Natur aus ist der Mensch zum Bewegen gemacht. Da der menschliche Körper unbewusst als auch willentlich (durch das Gehirn gesteuert) immer das Bestreben größter Effizienz hat, setzt er alles daran, alle Grundeinstellungen so optimal wie möglich zu konfigurieren. Das bedeutet, sich eine möglichst effektive Atmung anzugewöhnen, um bei viel Bewegung möglichst lange und ohne Einbußen leistungsfähig zu bleiben[8].

Im Umkehrschluss: **wenig Belastung = flache Atmung = schnelle Erschöpfung = langsamerer Stoffwechsel = geringe Leistungsfähigkeit.**

Die Folgen sind verheerend. Nicht nur die Stressproduktion wird erhöht, wodurch also der Output steigt und sich das Glas schneller leert. Nein, die Diaphragmaatmung steuert auch die Funktionalität von lebenswichtigen Organen und hormonproduzierenden Drüsen. So steuert diese das Herz, die Nieren inklusive Nebennieren und sorgt für eine funktionierende Peristaltik des Dünn- und Dickdarms. Jedes dieser Organe benötigt zum tadellosen Funktionieren Bewegung, und dies nicht zu wenig – zum Beispiel die Niere, die sich bei Atmung durch das Diaphragma um 3 cm bewegt.

2.4 APPENDIX: RUHE ≠ INAKTIVITÄT

VERWECHSLUNGSGEFAHR – WAS IST WAS?

Ruhe steht für die fast völlige Stille, die durch keinerlei Unfrieden, keinen Kampf, Streit o. Ä. beeinträchtigt wird.

Hinter **Ruhe** verbirgt sich Gelassenheit, Entspannung und Entschleunigung. Ruhe hat einen positiven, gewinnbringenden Charakter.

Ruhe gibt Zeit für Regeneration und Wiederherstellung psychischer und physischer Ressourcen. Sie ist somit Teil der **Recovery (Regeneration)** aus unserem Input-Output-Modell. Ruhe schließt den Zustand höchster Aktivität und Konzentration nicht aus – vor einem Wettkampf, einer Prüfung, einer großen Herausforderung.

Ruhe gibt Energie und erhöht den Leistungsoutput.

Ruhe steuert das vegetative Nervensystem und lässt uns schlafen.

Ruhe ist ungleich Inaktivität.

Inaktivität bedeutet medizinisch das Ruhen eines krankhaften Prozesses; bildungssprachlich ist damit Untätigkeit, Passivität, das Fehlen von Unternehmensgeist gemeint, in der Chemie oder Medizin steht Inaktivität für durch bestimmte Einflüsse hervorgerufene chemische oder therapeutische Unwirksamkeit.

Inaktivität ist ein Zustand. Ein Zustand ist statisch, also unbewegt und unverändert – ohne Einfluss von kinetischer Energie, antriebslos.

Inaktivität beschreibt einen passiven körperlichen Zustand auf physischer und psychischer Ebene. Inaktivität ist das Gegenteil von dem, was uns Menschen am Leben hält, Bewegung. Das Gegenteil von Bewegung ist, was uns nicht guttut, was uns langsamer, träge und weniger belastbar macht. Inaktivität macht uns geistig und körperlich verletzungsanfälliger. Inaktivität ist die Abwesenheit von Bewegung auf jeder Ebene.

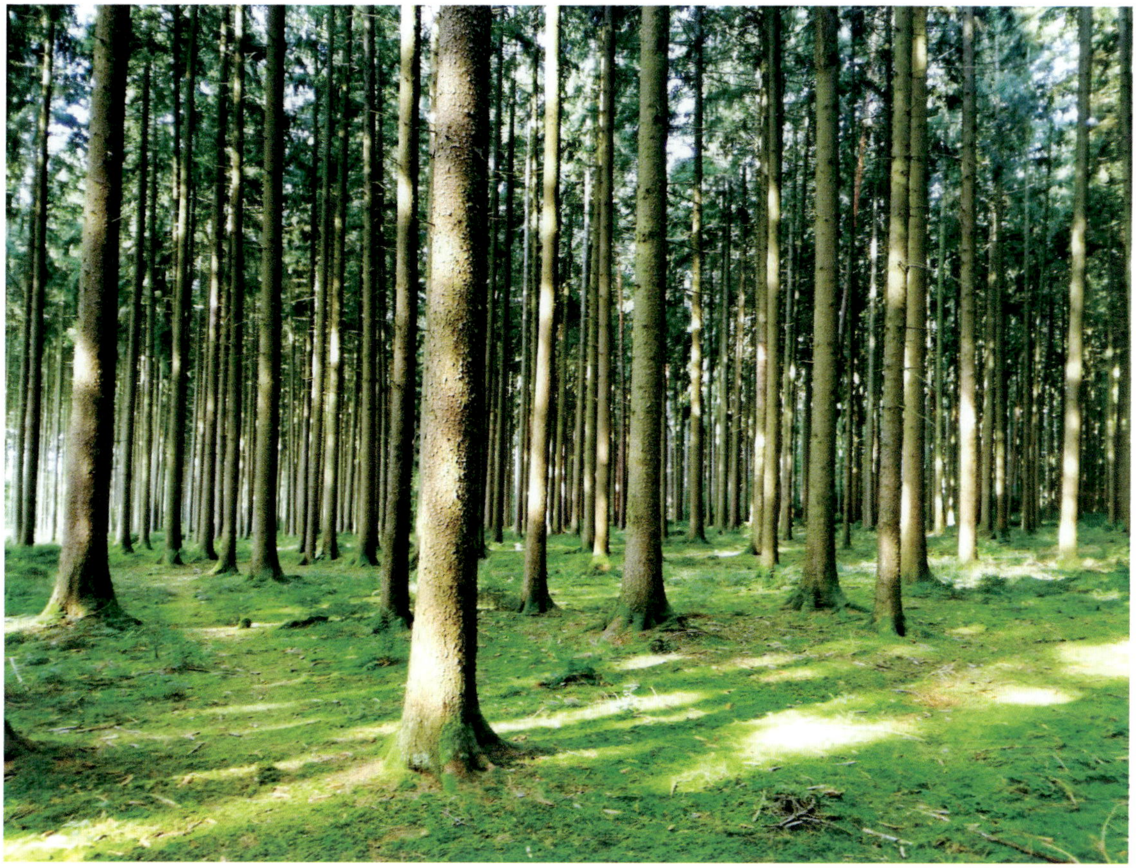

Körperliche Inaktivität ist laut WHO die weltweit viertgrößte vermeidbare Todesursache, die jegliche Art organischer, körperlicher, kognitiver und stoffwechselassoziierter Erkrankungen begünstigt und muss reduziert und verhindert werden[9].

Erkenne den Unterschied!

KAPITEL 3

Mobility Baseline

3 MOBILITY BASELINE

In Kap. 2 hast du nun erfahren, dass der Erhalt und die Pflege deines Bewegungsapparats durch Mobilitätstraining zu den Grundpfeilern eines nachhaltigen Gesundheitskonzepts gehört. Als Teil der Regeneration gehört es neben dem Schlaf, der Flüssigkeits- und Nährstoffaufnahme zu den wichtigsten Komponenten eines stress- und beschwerdefreien Lebens.

Immer wieder wird uns durch unsere Arbeit als Therapeuten und Trainer bewusst, wie essenziell die Anwendung eines gezielten Trainings ist, um Beschwerden vorzubeugen oder vorhandene nachhaltig abzubauen. **Hypomobilität**, also die (meist) erworbene Eigenschaft des Gelenk- und Bewegungsapparats, von der wir sprechen, wenn zu wenig Beweglichkeit vorhanden ist, ist einer der Hauptgründe für körperliche Beschwerden und muskuloskeletalen Schmerz. Durch Fehlhaltungen und Mangelbewegung erworbene Restriktionen können nicht nur Gelenkkomplexe, wie Hüften, Schultern und Wirbelsäulenbereiche, betreffen, sondern sich auch auf organischer Ebene auswirken, so sind Schluckbeschwerden, Magen-Darm-Syndrome, Nierendysfunktionen und selbst Gleichgewichts- und Konzentrationsstörungen keine seltene Folge.

Um deine Mobilität einstufen und bewerten zu können, haben wir eine Baseline gesetzt. Hierbei wirst du selbst mithilfe eines Partners oder Freundes evaluieren, ob du eine ausreichende Grundmobilität besitzt und somit die Mindestanforderungen an einen gesunden und leistungsfähigen Bewegungsapparat erfüllst. Wir testen hier also deine Bewegungsqualität – wie **„gut"** deine Beweglichkeit wirklich ist und wie gut und sicher du in die jeweiligen Positionen kommst.

Wichtig: Alle folgenden Tests helfen lediglich, deine Grundmobilität, unabhängig von Sport, Leistungsstand und anderen Gegebenheiten, zu überprüfen. Je besser du im gesamten Test abschneidest, desto höher ist die Wahrscheinlichkeit, frei von Restriktionen und körperlichen Beschwerden zu bleiben, die aufgrund von Mangelbeweglichkeit auftreten könnten.

Lasse uns herausfinden, auf welchem Level deine Beweglichkeit steht!

3.1 EIN SYSTEMATISCHER ERFOLG

Der Baseline Mobility Screen besteht aus **neun standardisierten Beweglichkeitstests**. Einige sind Bestandteil international anerkannter Testverfahren, welche bei der direkten Betreuung unserer Patienten und Klienten ebenfalls durchgeführt werden. Alle im Baseline Mobility Screen vorkommenden Tests dienen der objektiven Bewertung deiner Bewegungsqualität und sind nach Komplexität geordnet. Mit anderen Worten: Je höher die Nummer vor dem Test ist, desto komplexer bzw. funktionaler ist dieser Test.

Wir stellen dir keinen Plan bereit, wir geben dir ein System!

3.1.1 WAS IST EIN SYSTEM?

Das **System** ist ein Prinzip, nach dem etwas gegliedert, geordnet wird. Dies sind in festgelegter Weise zusammengeordnete Linien o. Ä. zur Eintragung und Festlegung von etwas. In der Logik steht ein System für eine Menge von Zeichen, die nach bestimmten Regeln zu verwenden sind.

Ein **System** kann nur funktionieren, wenn es sich an bestimmte Standards, Reihenfolgen und Prioritäten hält, reproduzierbar und objektiv ist.

Das Mobility Baseline Screening unterliegt einem systematischen Vorgehen zur Lösung von Restriktionen und Schmerzen und zur Verbesserung von Beweglichkeit und Körperwahrnehmung. In diesem Kapitel wirst du also endlich aktiv und getestet. Habe dennoch noch etwas Geduld und beginne erst mit dem ersten Test nach Beendigung von Kap. 3.3, in dem du die Handhabung des Systems kennenlernen wirst.

3.1.2 ZIEL DES BASELINE MOBILITY SCREENS

Die **neun Baselinetests** dienen der Identifizierung deiner Bewegungsdefizite, von Restriktionen und von potenziellen Schmerzursachen. Darüber hinaus definieren sie die Startlinie, an die du dich stellst, wenn du mit deinem täglichen **15-Minuten-Training** beginnst.

Der Körper ist immer nur so stark wie sein schwächstes Glied –, erkennen wir dies, lassen sich Gesundheit und Fitness auf ein höheres Level heben.

3.1.3 RICHTLINIEN ZUR DURCHFÜHRUNG

- Alle neun Tests werden barfuß und auf möglichst festem Untergrund durchgeführt – eine dünne Yogamatte ist hier empfohlen.
- Jeder Test wird zweimal durchgeführt – je Seite zweimal oder insgesamt.
- Überspringe keinen Test und halte dich an die Reihenfolge – eine zweite Durchführung eines Tests ist nicht erforderlich, wenn der Test bereits beim ersten Versuch als erfolgreich gewertet werden konnte.
- **Wichtig:** Tritt Schmerz (Skala 2-4) innerhalb eines Tests auf, so wird kein zweiter Versuch ausgeführt. So wechsle direkt die Seite bzw. gehe über zum nächsten Test. Hier verweisen wir dich an einen Bewegungsexperten, wie Physiotherapeuten, Orthopäden oder Sportmediziner.
- Das Screening erfordert eine zweite Person, genannt **Tester** (Partner, Freund etc.) –, die Person, die getestet wird, heißt **Testperson**.
- Der Tester gibt ein Signal zum Start und zum Zurückkehren in die Startposition. Wir empfehlen dem Tester, einen gewissen Abstand zur Testperson zu halten, um die Bewegung genau überblicken zu können.
- Jede Position wird mindestens **10 Sekunden** gehalten bzw. so lange, bis der Tester das Ergebnis ermittelt hat.
- Schnelle Bewegungen verfälschen das Ergebnis und sollten grundsätzlich bei jedem Test und jeder Seite vermieden werden.
- Der Tester oder du als Testperson selbst trägst nach jedem Test die Ergebnisse in die vorgefertigte Tabelle (Kap. 3.3) ein.
- Bei Zweifeln der Wertung des Ergebnisses wird immer für das schlechtere Ergebnis entschieden (s. Kap. 3.3).

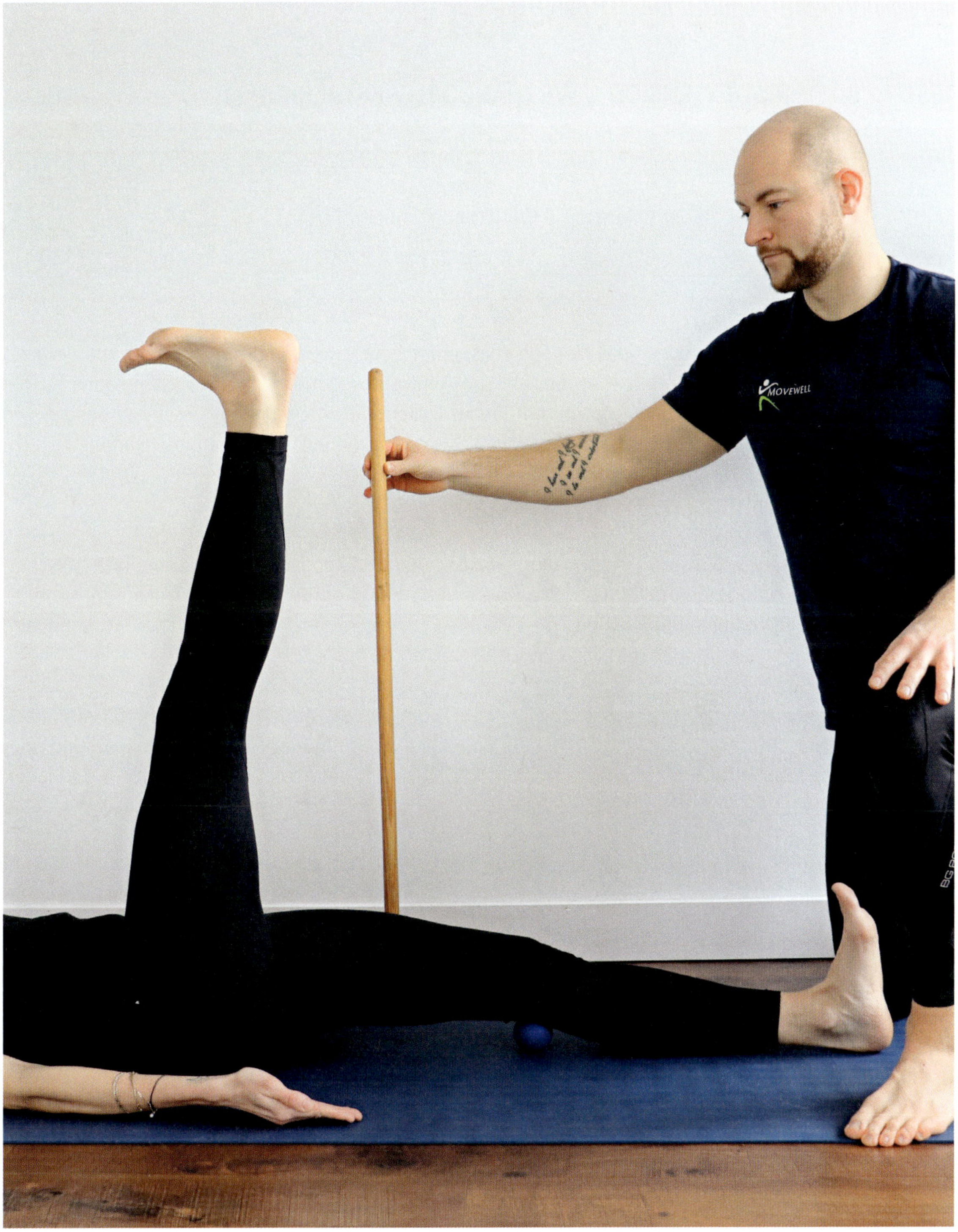
MOVEWELL

3.2 TESTE DEINE BEWEGLICHKEIT

TEST 1: 90° WRIST EXTENSION | WE (HANDGELENKSTRECKUNG)

90° Wrist Extension | WE (Handgelenkstreckung)

Mit diesem Test wird die Streckung des Handgelenks, unter Belastung durch das eigene Körpergewicht, untersucht. Dieser Test repräsentiert eine Vielzahl von Alltagsbewegungen und ist entscheidend für die Feinmotorik und Schmerzfreiheit der gesamten oberen Extremität. Insbesondere Beschwerdebilder, wie Tennis- und Golferellbogen, aber auch das Karpaltunnelsyndrom, können von einer guten Handbeweglichkeit und Dehnfähigkeit der Unterarmmuskulatur enorm profitieren.

Ausgangsposition

Der Test beginnt im Vierfüßlerstand – die Handgelenke sind unter Ellbogen und Schultern platziert (schulterbreiter Abstand) und zeigen geradeaus. Die Knie stehen direkt unter den Hüftgelenken und sind im hüftbreiten Abstand voneinander platziert.

Bewegungsablauf

Du drehst nun eine Hand (jeweils links und rechts) um 180° über die Außenseite (Kleinfingerseite) nach hinten. Jetzt zeigt diese Hand direkt auf das Knie und steht somit in einer Linie mit dem Knie und dem Fuß. Die Hand wird nun flächig aufgesetzt und mit Körpergewicht belastet.

Hinweis

Getestet wird jeweils zweimal pro Seite. Achte darauf, dass die volle Last der Schulter auf dem zu testenden Arm und Handgelenk liegt. Die Ausgangsposition bleibt, außer diejenige der Testhand, unverändert.

Zone

II

(siehe Kap. 7, Seite 144ff.)

Kriterium

Der Test gilt als bestanden **X**, wenn die Hand exakt 180° nach hinten zeigt und deutlich einen 90°-Winkel zwischen Handrücken und Unterarm aufweist, zudem schmerzfrei ist. Im Falle von Schmerz gibt es die Bewertung **P** auf der jeweiligen Seite. Das Nichtbestehen der Testkriterien wird mit **O** bewertet.

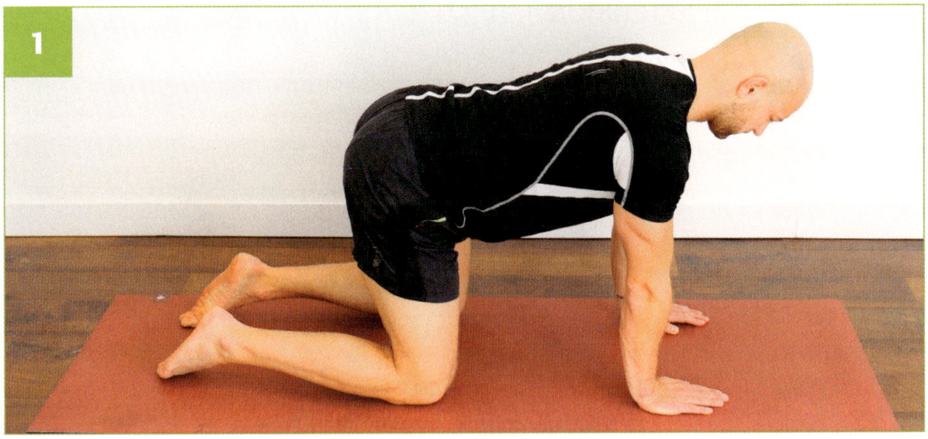
1

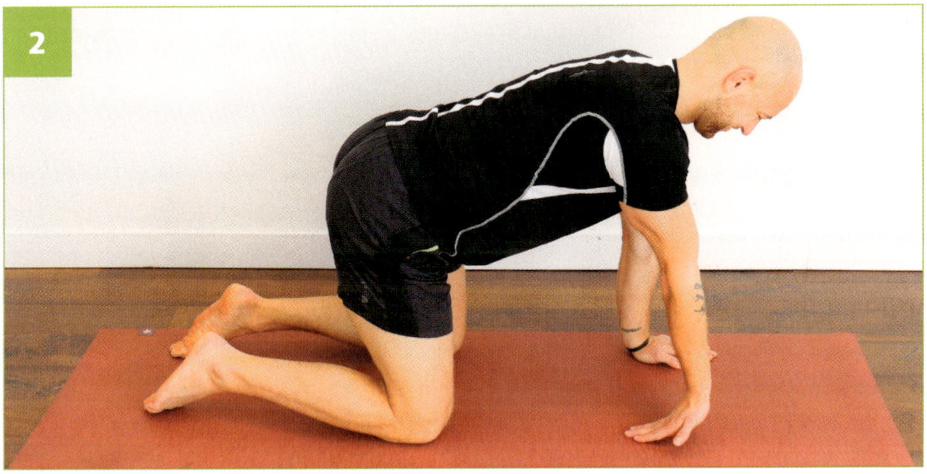
2

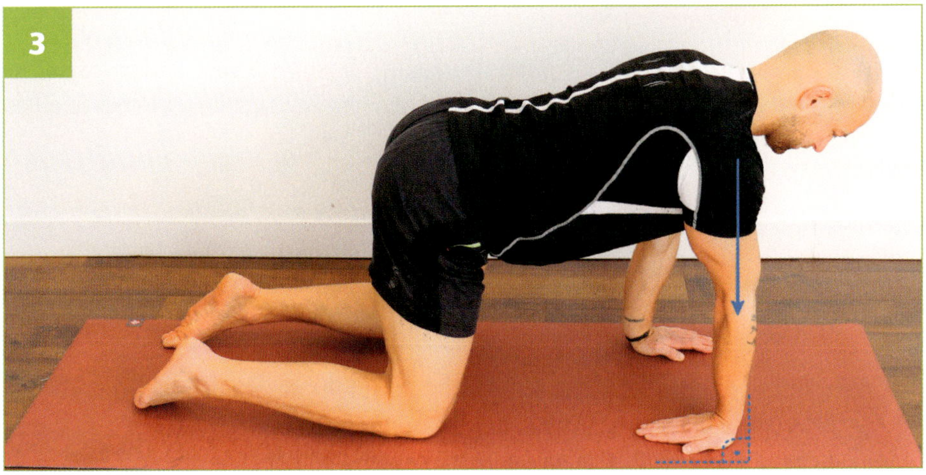
3

TEST 2: 90° TOE EXTENSION | TE (ZEHENSTRECKUNG)

90° Toe Extension | TE (Zehenstreckung)

Wie der Name impliziert, zielt dieser Test auf die Streckung der Zehen ab. Die Beweglichkeit der Zehen, insbesondere die des ersten Zehs, ist entscheidend für die Gang- und Laufqualität sowie für die Effektivität der Abdrückbewegung des Fußes. Typische Einschränkungen entstehen hier bei Personen, die überwiegend engere Schuhe oder Absatzschuhe tragen. Als Folge einer schlechten Zehenbeweglichkeit und Abdrückbewegung des Fußes kann die Fußdeformität „Ballenzehe" (lat. Hallux valgus) entstehen. Eine optimal ausgerichtete Fußstellung im Stand und in der Bewegung ist Voraussetzung für den Erhalt eines schmerzfreien Bewegungsapparats.

Ausgangsposition

Der Test beginnt im Vierfüßlerstand – die Handgelenke sind unter den Ellbogen und Schultern platziert (schulterbreiter Abstand) und zeigen geradeaus. Die Knie stehen direkt unter den Hüftgelenken und sind im hüftbreiten Abstand voneinander platziert.

Bewegungsablauf

Testbein: Die Zehen sind aufgestellt.
Standbein: Der gesamte Fuß ist aufgestellt, ein Bein ist im Kniestand.
Bringe nun das volle Körpergewicht auf das Testbein und die Zehen, indem du das Gesäß auf die Ferse setzt.

Hinweis

Getestet wird jeweils zweimal pro Seite. Du kannst einen Arm vom Boden lösen und auf das Knie vom Standbein aufstützen, um mehr Stabilität zu generieren bzw. um eine aufrechtere Position einnehmen zu können.

Zone

V
(siehe Kap. 7, Seite 286ff.)

Kriterium

Der Test gilt als bestanden **X**, wenn sich die Zehen auf 90° strecken lassen und der Ballen des ersten Zehs im Kontakt zum Boden sowie schmerzfrei bleibt. Im Falle von Schmerz gibt es die Bewertung **P** auf der jeweiligen Seite. Das Nichtbestehen der Testkriterien wird mit **O** bewertet.

1

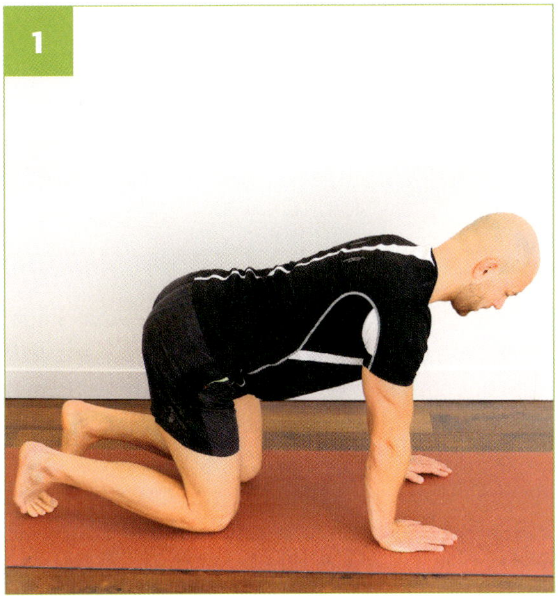

2

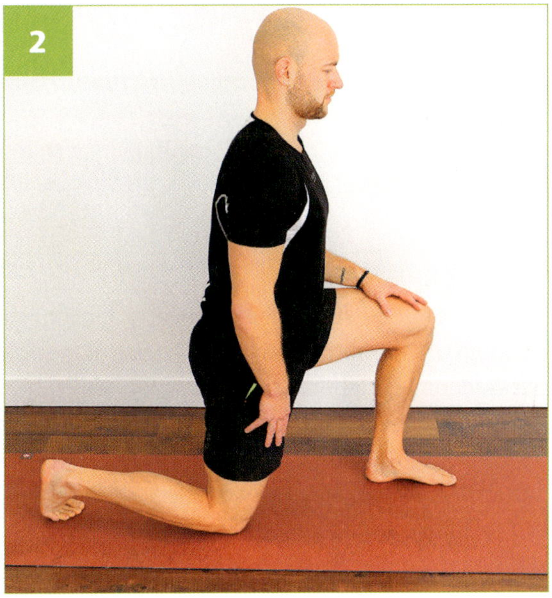

3

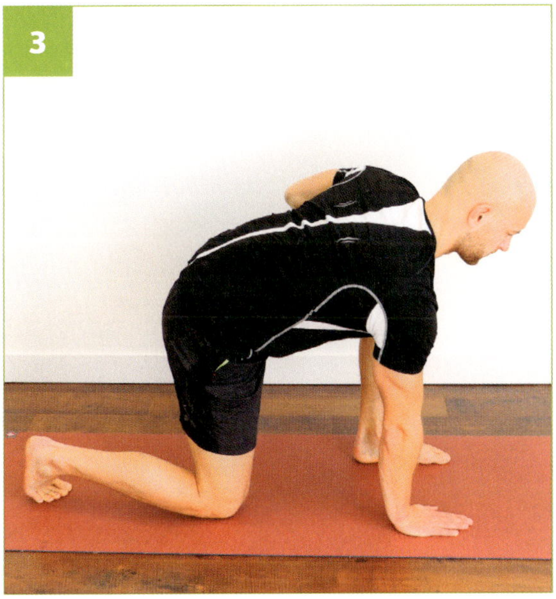

4

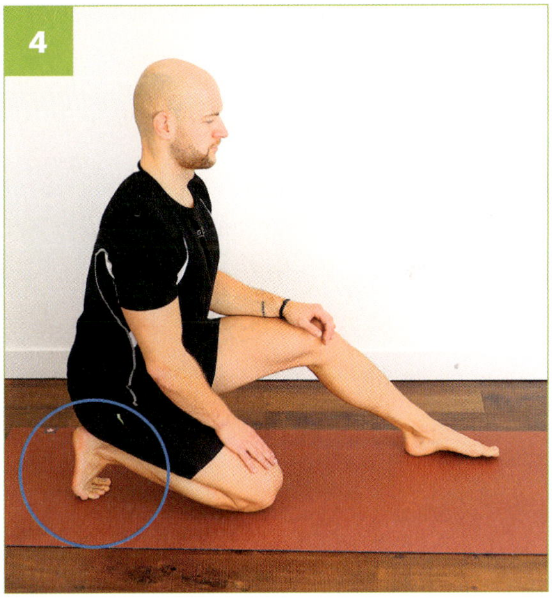

TEST 3: ANKLE EXTENSION | AE (SPRUNGGELENKSTRECKUNG)

Ankle Extension | AE (Sprunggelenkstreckung)

Dieser Test gehört zu den Funktionstests der Sprunggelenkbeweglichkeit in geschlossener Kette – im Stand. Getestet wird insbesondere die Streckung (Dorsalextension) des Fußes (Sprunggelenk) und die Flexibilität der Wadenmuskulatur. Die Streckung des Fußes gilt als eine der notwendigsten Bewegungen, um ein gutes Gangbild zu generieren. Zusätzlich spielt die Bewegungsqualität des Fußes in alle Richtungen eine entscheidende Rolle für Gangmechanik, Knie- und Hüftstellung und Körperhaltung. Das Sprunggelenk steht somit auf unserer Prioritätenliste weit oben. Über Jahre der Beobachtung und Analyse im Sport (Kontaktsportarten, Ballsportarten und Leichtathletik) wurde herausgefunden, dass Mobilitätsprobleme des Sprunggelenks ein wichtiger Prädiktor für künftige Verletzungen und Beschwerden sein können. Mit anderen Worten, eine geringe Beweglichkeit in diesem führt zu einer enorm hohen Verletzungsgefahr in Sport und Alltag.

Ausgangsposition

Du stehst in Schrittstellung vor einer Wand, das Testbein steht im Abstand einer Handbreite von der Wand entfernt. Beide Hände können an die Wand angelehnt sein.

Bewegungsablauf

Bewege das Knie des Testbeins zur Wand und berühre diese, ohne dass die Ferse dabei abhebt und den Bodenkontakt verliert.

Hinweis

Getestet wird jeweils zweimal pro Seite.

Bewege das Knie möglichst geradlinig über die Fußspitze nach vorne gegen die Wand. Das hintere Bein kann auf den Vorfuß aufgestellt sein und beide Hände sind in Kontakt mit der Wand.

Zone

V

(siehe Kap. 7, S. 286ff.)

Kriterium

Der Test gilt als bestanden **X**, wenn die Kniescheibe die Wand berührt, während die Ferse vollen Kontakt zum Boden behält und dies dabei als schmerzfrei gewertet werden kann. Im Falle von Schmerz gibt es die Bewertung **P** auf der jeweiligen Seite. Nichtbestehen der Testkriterien wird mit **O** bewertet.

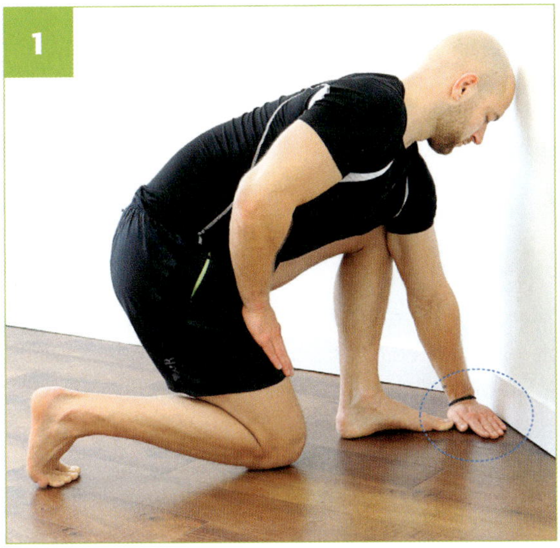
1

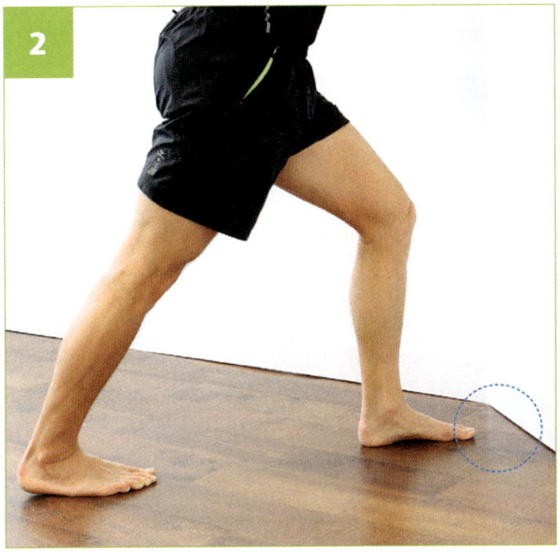
2

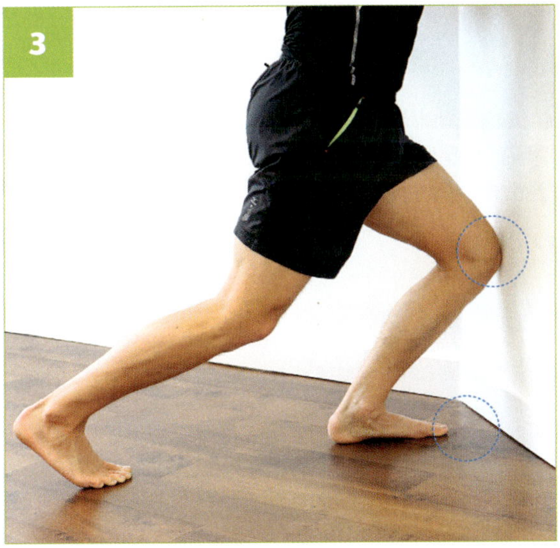
3

TEST 4: ACTIVE STRAIGHT LEG RAISE | ASLR (AKTIVES BEINHEBEN)

Active Straight Leg Raise | ASLR (aktives Beinheben)

Mit dem ASLR wird die Hüftbeweglichkeit in einem reziproken Muster getestet, dabei wird das Testbein (aktiv gehobenes Bein) auf Beugungsfähigkeit und das liegende Bein auf Streckungsfähigkeit getestet. Darüber kann der ASLR auch Aussagen über die Rumpfstabilität liefern, dies ist jedoch in diesem Werk eher eine nachgeordnete Feststellung. Eine gut bewegliche Hüfte ist das Fundament für jede Art ganzheitlicher Bewegung, wie Gehen, Laufen, Springen, Treppensteigen, Heben, Tragen und für einen Großteil aller täglichen Aktivitäten. Dieser Test stammt ursprünglich aus dem FMS® und wird international eingesetzt.

Hinweis: Bewegungsdefizite im Hüftgelenk führen sehr häufig zu Problemen und Schmerzen in der Lendenwirbelsäule und in den Knien.

Ausgangsposition

Du liegst flach auf dem Rücken, die Beine sind ausgestreckt und parallel, die Arme liegen neben dem Körper und der Blick ist nach oben gerichtet. Unter der (hier) rechten Kniekehle ist ein kleiner Gegenstand platziert (zum Beispiel ein kleiner Ball). Halte den Kontakt zwischen Kniekehle und Ball während des Tests aufrecht.

Bewegungsablauf

Ziehe beide Füße in Richtung Nasenspitze hoch (senkrecht zum Boden). Nun bewegst du das (hier) linke Bein gestreckt so hoch, wie du kannst, während das (hier) rechte Bein Kontakt zum Gegenstand hält.

Hinweis

Getestet wird jeweils zweimal pro Seite. Das bewegte Bein wird bewertet.

Dem Tester empfehlen wir sowohl ein gutes Augenmaß als auch einen geraden Gegenstand zum Messen (Stab, Zollstock, Lot). Gesucht wird die Mitte des Oberschenkels zwischen Kniescheibe und vorderer Beckenkammspitze (SIAS – angezeigt im Bild). Die von dort aus gedachte (oder per Stab angelegte) Vertikallinie dient als Kriterium für Erfolg oder Misserfolg.

Zone

IV

(siehe Kap. 7, S. 236ff.)

Kriterium

Wenn der Knöchel des bewegten Beins diese Linie passiert, gilt der Test als bestanden **X**. Sollte der Knöchel vor der Linie (Stab) bleiben oder sogar Schmerz angegeben werden, so gilt der Test als nicht bestanden – **O** bzw. **P**.

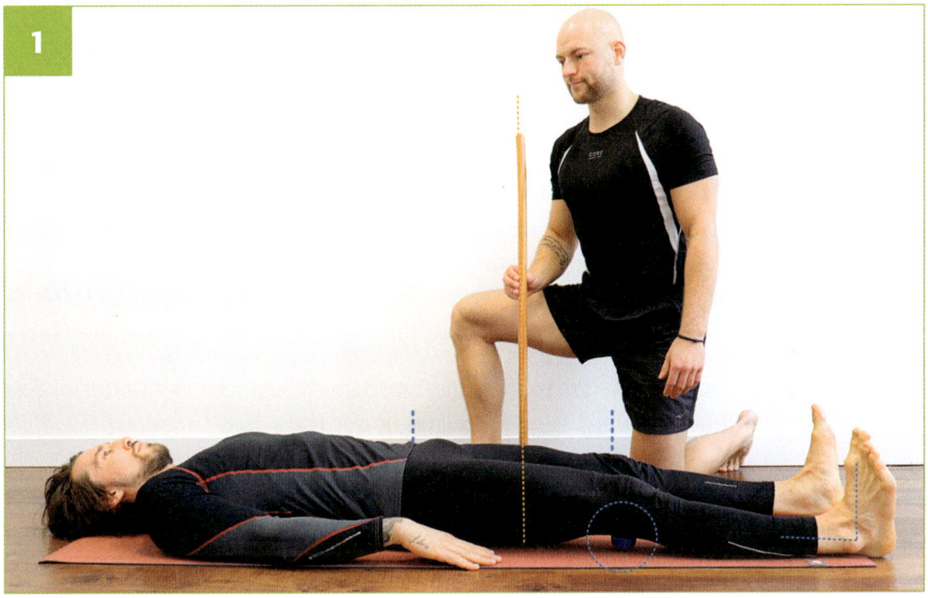

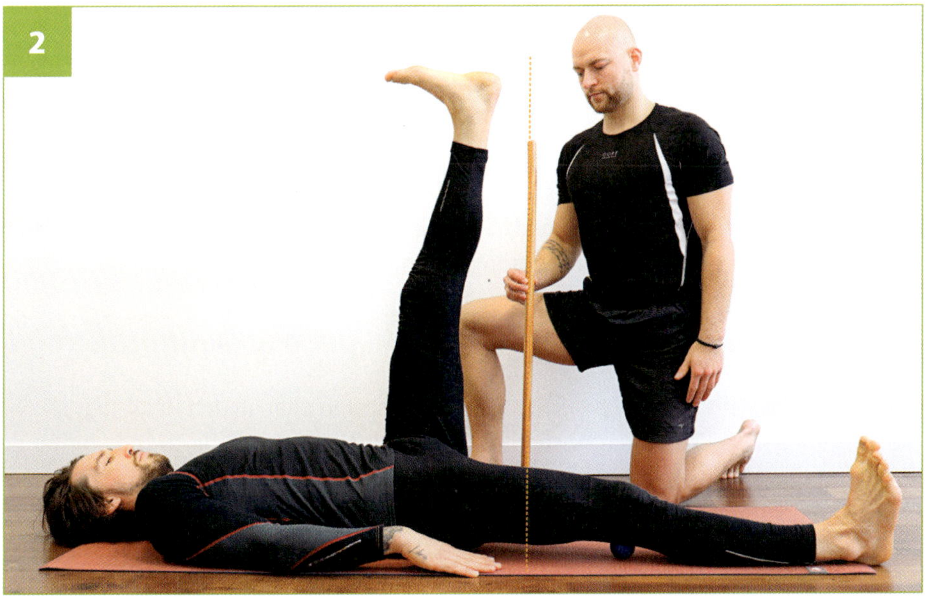

TEST 5: RECIPROCAL SHOULDER MOBILITY | SM (REZIPROKE SCHULTERMOBILITÄT)

Reciprocal Shoulder Mobility |
SM (reziproke Schultermobilität)

Die reziproke Bewegung beider Arme testet, neben der Beweglichkeit beider Schultergelenke, vor allem die Mobilität der Brustwirbelsäule und der Schultern. Dies ist ein ganz entscheidender Test für die Funktionalität deiner Arme und deines Oberkörpers. Die täglichen Angewohnheiten und Tätigkeiten zwingen den Körper meist in eine vorgebeugte Haltung, mit eingerundeten Schultern und hängendem Kopf. Nach diesem Test erfährst du, wie gut deine Mobilität in die Gegenrichtung ist oder ob du bereits Einschränkungen erworben hast. Dieser Test stammt ursprünglich aus dem FMS® und wird international eingesetzt.

Hinweis: Eine schlechte Beweglichkeit in diesem Bereich kann nicht nur zu lokalen Beschwerden und Verspannungen führen, sondern auch Probleme in der Hals- und Lendenwirbelsäule und in den Armen zur Folge haben.

Ausgangsposition

Positioniere dich in einem stabilen Stand, die Arme hängen dabei neben dem Körper und der Blick ist geradeaus gerichtet. Schließe nun beide Hände zu einer Faust und schließe deine Daumen dabei ein.

Info: Der Tester misst vorab die Länge deiner Hand – von der Basis bis zur längsten Fingerspitze.

Bewegungsablauf

Führe beide Fäuste hinter deinem Rücken zusammen – gegenseitig –, eine Faust von oben hinter den Rücken, die andere von unten hinter den Rücken.

Achtung: Sobald beide Fäuste simultan platziert sind, dürfen diese nicht mehr auf dem Rücken näher aneinander gebracht werden, dies würde Ergebnisse verfälschen und spiegelt nicht mehr die eigentliche Beweglichkeit wider.

Hinweis

Getestet wird jeweils zweimal pro Seite. Die Seite, die von oben in den Rücken greift, wird jeweils bewertet. Der Tester misst den kürzesten Abstand beider Hände. Sobald du die Hände hinter dem Rücken platziert hast, wird gemessen, ohne dass du versuchst, die Hände in eine bessere Position zu schieben – dort, wo die Fäuste den Rücken berühren, bleiben sie fest und können gemessen werden.

Zone

II, III
(siehe Kap. 7, Seite 144ff. und Seite 194ff.)

Kriterium

Der Test ist bestanden **X**, sobald der Faust-Faust-Abstand kleiner/gleich 1,5 Handlängen ist (Bild 1). Ein größerer Abstand als 1,5 Längen der gemessenen Hand bedeutet also nicht bestanden **O**. Im Falle von Schmerz gibt es die Bewertung **P** auf der jeweiligen Seite.

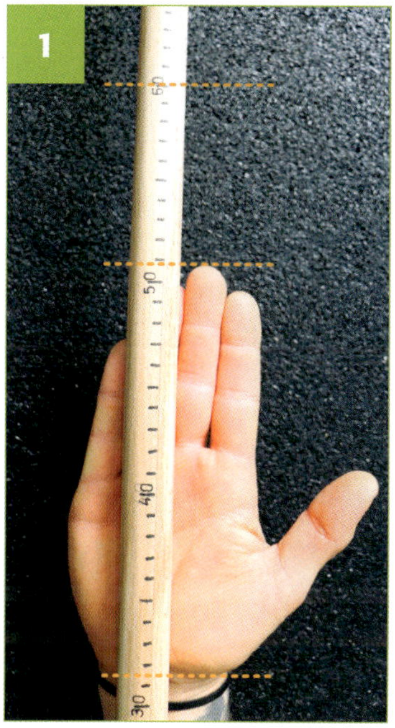

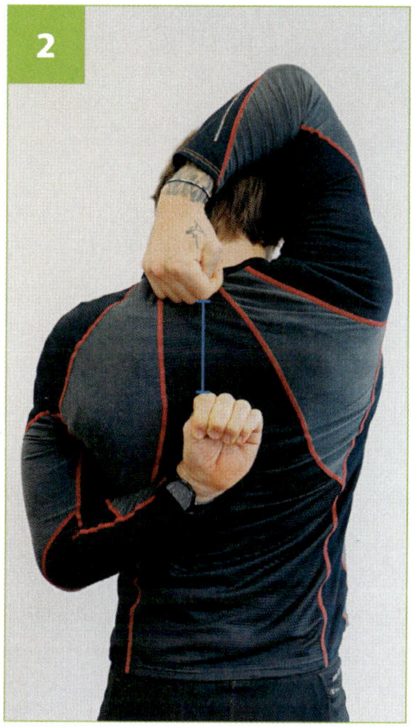

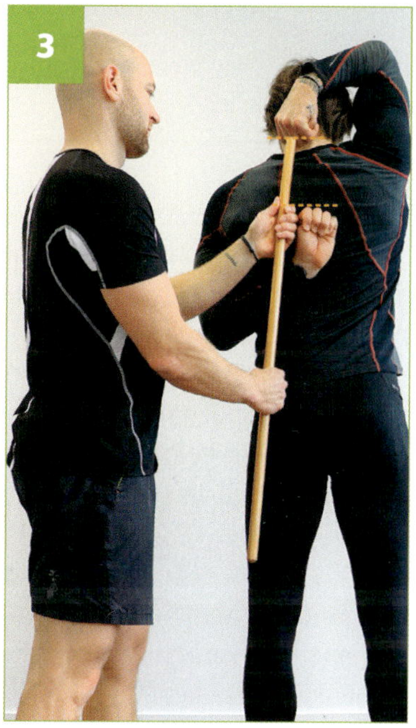

TEST 6: OVERHEAD REACH UND BACK EXTENSION | OR (ÜBERKOPFSTRECKUNG UND SICHERHEITSTEST: RÜCKENSTRECKUNG)

Overhead Reach und Back Extension |
OR (Überkopfstreckung und Sicherheitstest: Rückenstreckung)

Hier wird, neben der Mobilität der Brustwirbelsäule, beider Schultergelenke und Schulterblätter, vor allem auch die Rumpfstabilität getestet. Nur wenn diese Komponenten funktionell richtig zusammenarbeiten, ist dieser Test bestanden. Ein entscheidender Test für alle Überkopfbewegungen, um beurteilen zu können, wie gut die Fähigkeit der Rumpfstabilisation bei gleichzeitiger Körperstreckung ausgeprägt ist. Direkt nach der Ausführung der Überkopfstreckung wird ein Belastungstest (Sicherheitstest) für die Wirbelsäule angehängt. Durch ein Überstrecken, ein Verlagern des Körpergewichts bei gestreckten Armen in die Rückneige, wird hier zusätzlich die Lendenwirbelsäule auf Druckempfindlichkeit getestet. Nur wenn dieser Teil als schmerzfrei bewertet wurde, bekommt Test **6. Overhead Reach (Überkopfstreckung)** eine gültige Bewertung.

Ausgangsposition

Beginne in einem stabilen, hüftbreiten Stand. Die Arme hängen hierbei neben dem Körper und der Blick ist geradeaus gerichtet.

Bewegungablauf

Hebe die gestreckten Arme so hoch wie möglich in Richtung Decke, die Daumen zeigen dabei nach hinten und die Ellbogen bleiben komplett durchgestreckt.

Hinweis

Getestet wird insgesamt zweimal. Gemessen wird, ob du aus dem Lot weichst (vor oder zurück) und ob du eine stabile Aufrichtung in der Lendenwirbelsäule (unterer Rücken) halten kannst bzw. ob deine Arme seitlich bis hinter das Gesichtsfeld kommen. Solltest du innerhalb des Tests eine deutliche Überstreckung des unteren Rückens zeigen, so wird dieser Versuch als nicht bestanden **(0)** gewertet. Der Tester steht mit circa einem Meter Abstand seitlich von der Testperson, um ein visuelles Lot nehmen zu können. Nun kontrolliert der Tester, ob Hand, Ellbogen, Schulter, Ohr, Becken und Knie in einem Lot mit den Sprunggelenken stehen.

Zone

II, III

(siehe Kap. 7, Seite 144ff. und Seite 194ff.)

Kriterium

Der Test gilt als bestanden **X** (Bild 2), sobald du bei unverändert geradem und stabilem Rücken deine Arme über den Kopf heben kannst – mit gestreckten Ellbogen und den Daumen nach hinten zeigend. Ein Nichtbestehen der Testkriterien wird mit **O** bewertet. Im Falle von Schmerz bei der Überkopfstreckung (Bild 2) oder Überstreckung des Rückens (Bild 3) gibt es die Bewertung **P**.

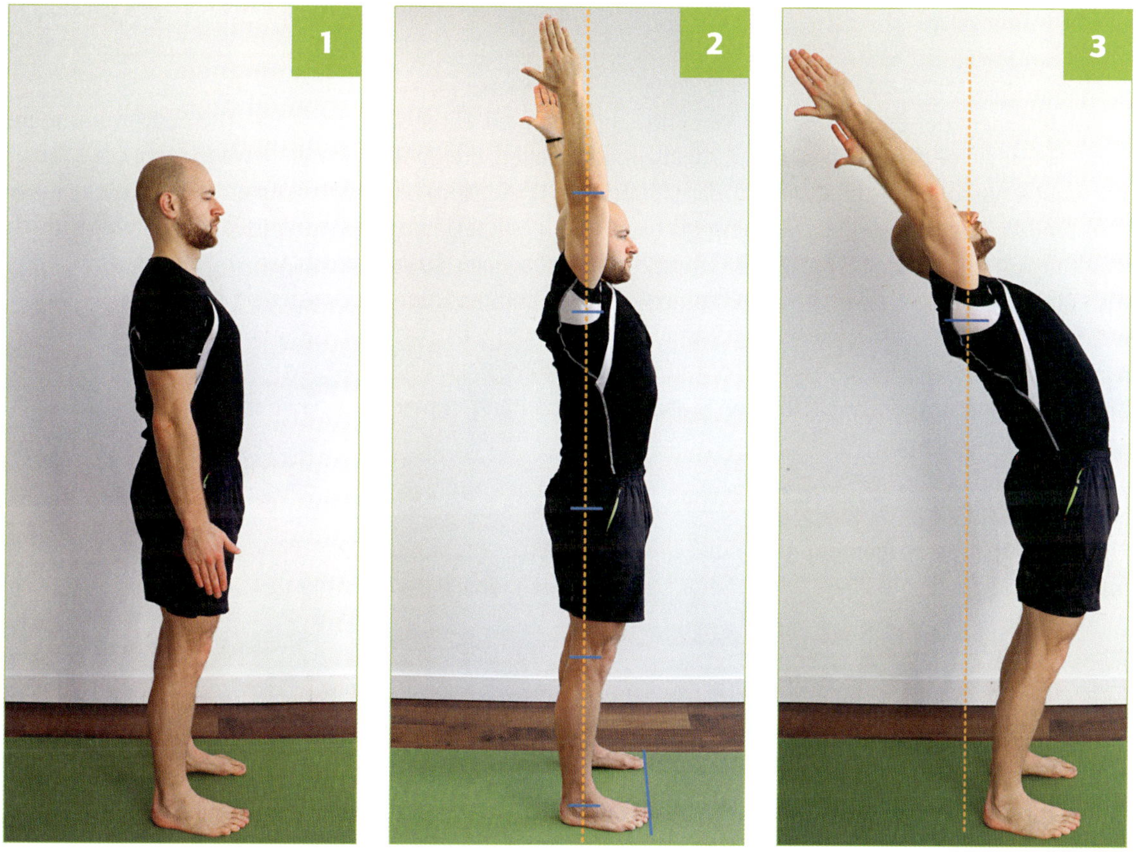

TEST 7: MULTISEGMENTAL ROTATION | MR (MULTISEGMENTALE ROTATION)

Multisegmental Rotation |
MR (multisegmentale Rotation)

Dieser Test dient der Beurteilung der Mobilität der gesamten Wirbelsäule im Stand. Die Durchführung im Stand liefert die nötige Anwendbarkeit für alle funktionellen, dreidimensionalen Bewegungen. Die MR hat eine valide Aussagekraft über die Rotation, Streckung (Extension) und Seitneige der Wirbelsäule in einer belastenden Ausgangsstellung. Unbeweglichkeit in der Wirbelsäule, insbesondere der Brustwirbelsäule, reichend von Brustwirbelkörper Th1-Th12, ist die Ursache vieler Schmerzkomplexe und Beschwerdebilder, wie Lumbalsyndrom, Ischialgie, Karpaltunnelsyndrom, Schulter- und Nackenschmerz etc.

Ausgangsposition

Beginne in einem stabilen, hüftbreiten Stand. Die Arme hängen hierbei neben dem Körper und der Blick ist geradeaus gerichtet.

Bewegungsablauf

Einleitend über die Augen und den Kopf, drehst du deinen gesamten Oberkörper und Schultergürtel bei festem Stand zur rechten bzw. linken Seite – so weit wie möglich nach hinten.

Hinweis

Getestet wird jeweils zweimal pro Seite. Die Seite, über die der Kopf einleitend dreht, wird gemessen. Die Füße verlassen die Ausgangsposition nicht. Der Tester zieht eine gedachte Linie von der Mitte des Hinterkopfs bis zwischen beide Füße. Diese dient als Marker für bestanden **(X)**, oder nicht bestanden **(O)**. Sollte die Testperson die Füße mitdrehen oder Schmerzen bei der Bewegung angeben, so gilt der Test als nicht bestanden.

Zone

I, III

(siehe Kap. 7, Seite 112ff. und Seite 194ff.)

Kriterium

Der Test gilt als bestanden **X**, wenn das Brustbein 90° rotiert zur Ausgangsposition steht. Das bedeutet, dass die Schulter direkt nach hinten zeigt und der Kopf mindestens 180° von der Ausgangsposition weggedreht ist. Kurz: Die Schulter sollte die im Bild eingezeichnete Linie übertreffen (blauer Kreis). Im Falle von Schmerz gibt es die Bewertung **P** auf der jeweiligen Seite. Ein Nichtbestehen der Testkriterien wird mit **O** bewertet (die Füße drehen, der Kopf oder die Schulter überquert nicht die Vertikallinie).

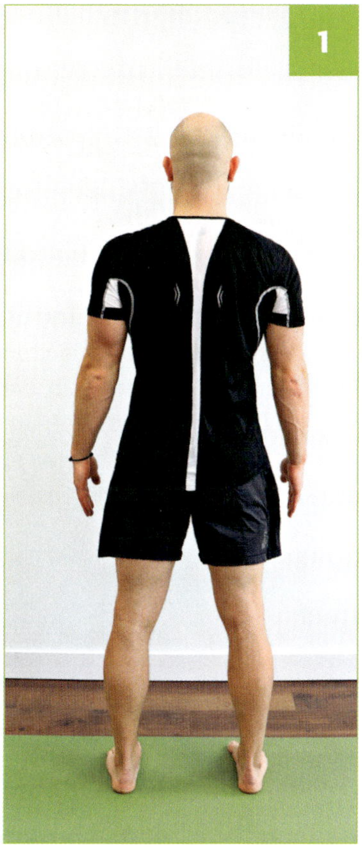
1

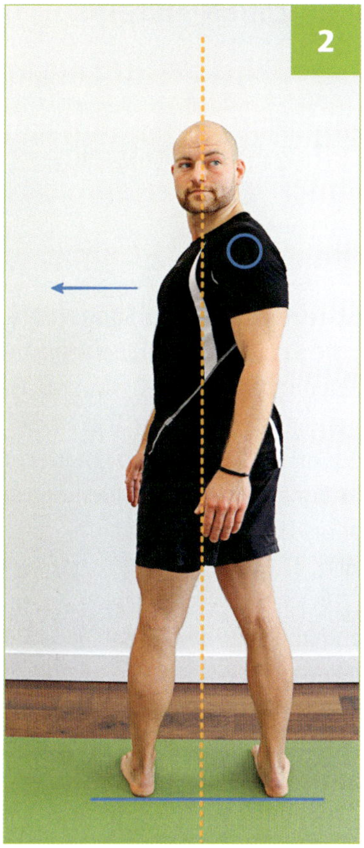
2

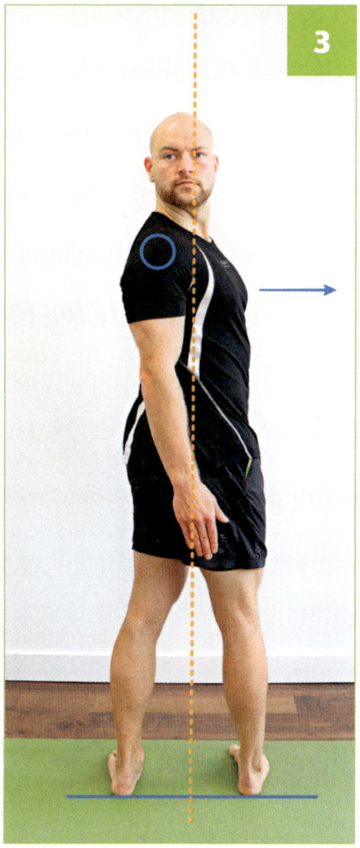
3

TEST 8: TOE TOUCH | TT (FINGER-ZEHEN-ABSTAND)

Toe Touch | TT (Finger-Zehen-Abstand)

Der TT ist der wohl verblüffendste Test neben dem **Deep Squat** (tiefe Kniebeuge) aus der Baseline-Testreihe. Dieser hat den höchsten Wert für die Beurteilung von Beweglichkeit und Dehnfähigkeit der gesamten hinteren Muskelkette einschließlich jeder anderen Gewebsstruktur. Der Mensch muss in der Lage sein, die eigenen Zehen bei gestreckten Knien zu erreichen. Dieser Test ist so fundamental, dass er Hauptkriterium bei der Beurteilung von Kniebeuge (Squat) und Hüftbeuge (Hinge) geworden ist. Darüber hinaus testet er die physiologische Beweglichkeit aller dehnfähigen Strukturen des Körpers, so Muskulatur, Sehne, Faszie, Band und auch Nervenhülle von Kopf bis Fuß.

Ausgangsposition

Beginne in einem stabilen Schlussstand (die Füße sind geschlossen). Die Arme hängen hierbei neben dem Körper und der Blick ist geradeaus gerichtet.

Bewegungsablauf

Bringe deine ausgestreckten Finger zu den Zehen hinunter und berühre diese. Dabei bleiben die Kniegelenke in der vollen Streckung verriegelt. Der Blick zeigt dabei auf die Füße oder den Boden.

Hinweis

Getestet wird jeweils zweimal.

Stehe im geschlossenen Stand – beide Füße direkt nebeneinander, sodass sich diese, wenn möglich, berühren.

Zone

I, III, IV, V
(siehe Kap. ⁄, Seite 112ff., Seite 194ff., Seite 236ff. und Seite 286ff.)

Kriterium

Der Test gilt als bestanden **X**, wenn die Fingerspitzen beider Hände gleichzeitig bei gestreckten Knien die Zehen berühren. Erreichen die Finger nicht die Zehen oder sind die Kniegelenke leicht gebeugt, so gilt der Test als nicht bestanden **O**. Im Falle von Schmerz gibt es die Bewertung **P**.

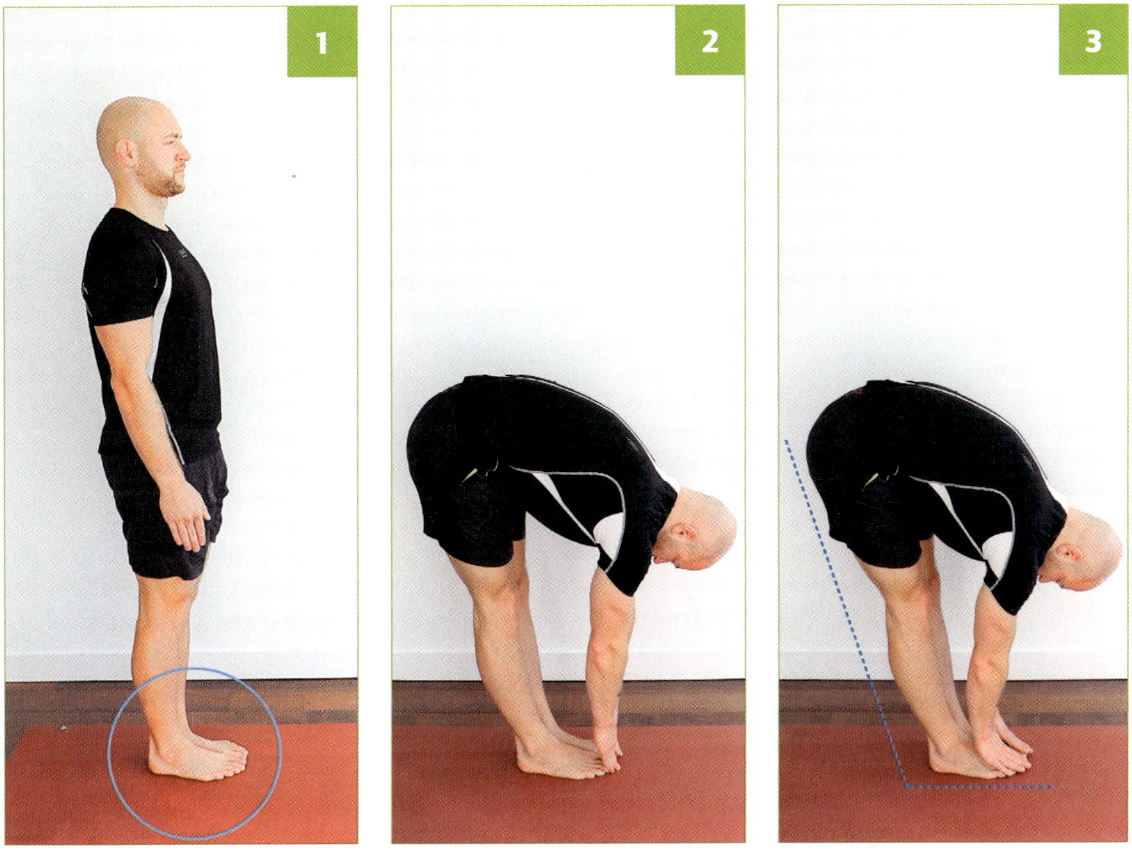
1
2
3

TEST 9: DEEP SQUAT | DS (TIEFE KNIEBEUGE)

Deep Squat Frontal | DS (tiefe Kniebeuge Vorderansicht)

Deep Squat Sagittal | DS (tiefe Kniebeuge Seitansicht)

Die **tiefe Kniebeuge** ist eine der ursprünglichsten Bewegungen und Positionen, die der Körper einnehmen kann. Diese Bewegung gibt wertvolle Aussagen über die Mobilität der Sprunggelenke, Knie, Hüften und der Wirbelsäule. Zudem liefert dieser Test Informationen über die Rumpfstabilität unter Belastung mit dem eigenen Körpergewicht. Jeder Mensch sollte in der Lage sein, bequem und ohne „Brennen" in den Schienbeinen über mehrere Minuten in dieser Position „sitzen" zu können. Die tiefe Kniebeuge steht für eine Großzahl an fundamentalen Bewegungen des gesamten Körpers und speziell der unteren Extremität.

Ausgangsposition

Beginne in einem stabilen, schulterbreiten Stand. Die Arme hängen hierbei neben dem Körper und der Blick ist geradeaus gerichtet.

Bewegungsablauf

Bringe dein Becken in die tiefstmögliche Position, in der der hintere Oberschenkel auf der Wade aufliegt, deine Zehen zeigen gerade nach vorne und die Knie nach vorne außen, während dein Rücken so aufrecht wie möglich bleibt.

Hinweis

Getestet wird insgesamt zweimal. Solltest du während der Bewegung umkippen, so wird dieser Versuch mit **0** bewertet. Der Test wird barfuß und auf flachem, hartem Untergrund durchgeführt. Ein Drehen der Füße nach außen und ein Einknicken der Füße in den Knickfuß sind typische Kompensationsmerkmale bei einem Mangel an Sprunggelenkbeweglichkeit. Die Einrundung im Rücken (guter Blick des Testers von der Seite) gibt Aufschluss über einen möglichen Mangel an Rumpfstabilität und/oder Hüft- und Brustwirbelsäulenmobilität.

Zone

III, IV, V

(siehe Kap. 7, Seite 194ff., Seite 236ff. und Seite 286ff.)

Kriterium

Der Test gilt als bestanden **X**, wenn du ohne Gleichgewichtsverlust, ohne Einknicken der Knie, ohne Einrunden des Rückens und ohne Rausdrehen der Füße diese Position halten kannst. Dabei zeigen die Zehen geradeaus, die Knie sind leicht nach außen gedreht und der Rücken bleibt aufrecht. Das Becken muss unter Kniegelenkhöhe sein (Markierung), das bedeutet, dass der Oberschenkel auf dem Unterschenkel aufliegt. Sollte die Testperson die Testkriterien nicht erfüllen oder sogar nach hinten umfallen, so wird der Versuch mit **O** bewertet. Im Falle von Schmerz innerhalb des Tests wird mit **P** bewertet.

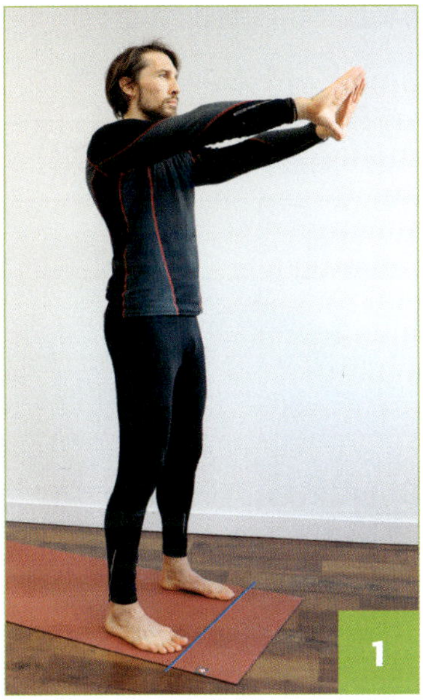

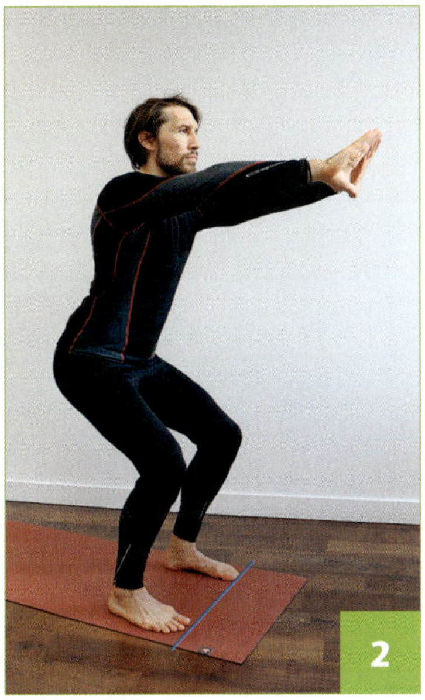

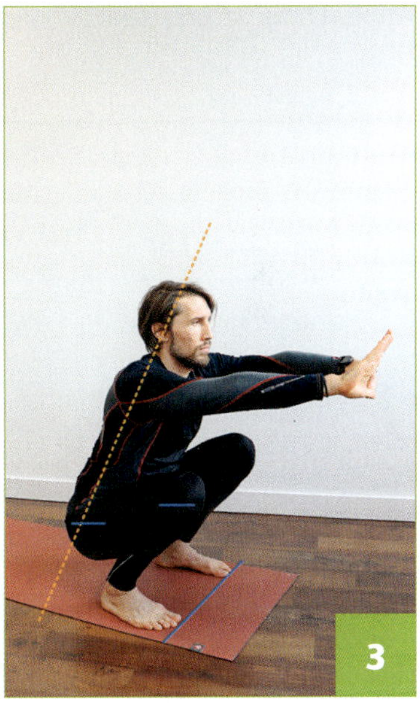

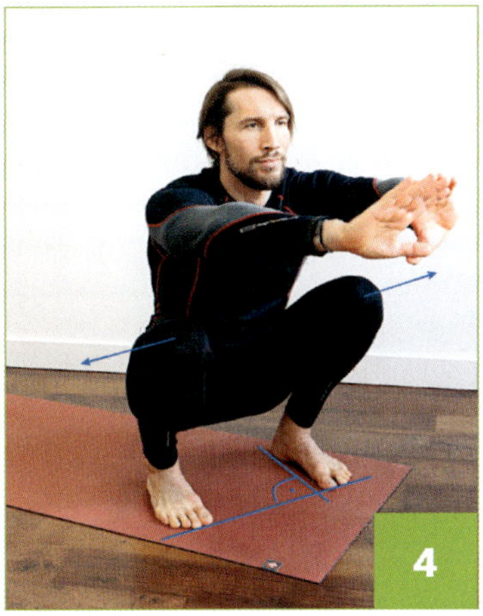

3.3 AUSWERTUNG DER ERGEBNISSE

Im *Mobility Guide* gibt es also **neun standardisierte Tests**. Wir empfehlen, unbedingt mit einer Tabelle zu arbeiten. Du kannst hierfür unsere Beispieltabelle benutzen, sie dir ausdrucken oder kopieren. Diese dient als Kontrolle für spätere Retests sowie zur Übersicht über Schwachstellen und bereits eingeschränkte Bereiche. Die Gefahr ist ansonsten groß, dass beim täglichen 15-Minuten-Training die Priorität falsch gesetzt wird oder schlichtweg die Übersicht verloren geht.

Anmerkung: In den Tabellen zur Auswertung benutzen wir durchgehend die englischen Akronyme der Tests.

Datum:	Person:			Testnummer: Alter:	
TEST	**LINKS**	**RECHTS**	**TOTAL**	**ZONE**	**HINWEIS**
1. Handgelenkstreckung | WE				II	
2. Zehenstreckung | TE				V	
3. Sprunggelenkstreckung | AE				V	
4. Aktives Beinheben | ASLR				IV	
5. Reziproke Schultermobilität | SM				II, III	
6. Überkopfstreckung | OR				II, III	
7. Multisegmentale Rotation | MR				I, III	
8. Finger-Zehen-Abstand | TT				I, III, IV, V	
9. Tiefe Kniebeuge | DS				III, IV, V	

3.3.1 WAS TRAGE ICH IN DIE TABELLE EIN?

X = bestanden

O = nicht bestanden

P = Schmerz (Pain)

- Das Bestehen eines Tests wird mit **X** bewertet und beinhaltet sowohl das Erfüllen aller Testkriterien als auch das schmerzfreie Bewegen in diesem Test.
- Bei Zweifeln in der Bewertung wird der Versuch immer als **„nicht bestanden" O** gewertet – kein Auge zudrücken –, hier liegen potenzielle Einschränkungen versteckt.
- Mit **O** wird also jeder Test bewertet, bei dem die Testperson die Testkriterien **nicht** erfüllt.
- Im Falle von Schmerzen innerhalb eines Tests oder einer Bewegungsrichtung (links/rechts) gilt der Test immer als nicht bestanden und wird gesondert mit **P** bewertet. Selbst wenn die Testperson eine gute Beweglichkeit für diesen Test aufzeigt – Schmerz bedeutet automatisch **P**.
- **Wichtig:** Löst ein Test Schmerzen aus, so wird hier kein zweiter Versuch durchgeführt und der gesamte Test mit **P** gekennzeichnet!
- Das Total (Spalte 4 der Tabelle) entspricht immer dem schlechteren Ergebnis; löst eine Seite des Tests Schmerzen aus, so wird das Gesamtergebnis **P**.

Ein Beispiel:

TEST	LINKS	RECHTS	TOTAL
3. Sprunggelenkstreckung | AE	X	O	O
1. Handgelenkstreckung | WE	P	X	P
4. Aktives Beinheben | ASLR	O	P	P
8. Finger-Zehen-Abstand | TT			X

- **Wichtig:** Beim Auftreten von Schmerzen trägst du in die Spalte **Hinweis** die Höhe des Schmerzes auf der Schmerzskala ein. Berücksichtige hierfür Kap. 2.2. Denn für jedes Training ist es immer wichtig, zu wissen, wie der Stand vorher war bzw. im erneuten Test (Retest), um einen messbaren Vergleich zu erhalten.
- Erinnerung: **Os** dürfen höchstens **Schmerzskala 1 (Diskomfort)** auslösen. Dies wird jedoch nicht als Schmerz bewertet und muss auch nicht notiert werden.

Beispiel:

TEST	TOTAL	HINWEIS
8. Finger-Zehen-Abstand | TT	P	Schmerzskala (P) 2

3.3.2 WIE WERTE ICH MEINE ERGEBNISSE KORREKT AUS?

1. **Os** und **Ps** farblich hervorheben sowie die dazugehörige **Zone** (Spalte 5) kennzeichnen, denn diese haben Priorität.
2. **Xs** sind Grund zur Freude, haben jedoch erst mal keine Priorität. Übungen rund um einen Test, der mit **X** bewertet wurde, werden also hintenangestellt.
3. Für alle vorkommenden **Ps** beachte bitte **Kap. 4.2**
4. Anwendung von **Kap. 3.4**.

TEST	LINKS	RECHTS	TOTAL	ZONE
7. Multisegmentale Rotation | MR	X	O	O	I, III
9. Tiefe Kniebeuge | DS			P	III, IV, V
8. Finger-Zehen-Abstand | TT	X	X	X	I, III, IV, V

3.4 PRIORITÄTENLISTE

3.4.1 FOKUS AUF ZONE I

Befreie zunächst Zone I von Bewegungseinschränkungen, Diskomfort und Schmerz, somit von allen **Os** und **Ps**.

Unabhängig vom Ort des Schmerzes oder von den Einschränkungen – solltest du nach Absolvieren aller neun Tests Probleme im Test für Zone I haben (**Os** und **Ps**), so haben diese oberste Priorität für die kommenden Trainingseinheiten, bis **Os** und **Ps** im Retest behoben sind.

Zone I hat immer Vorrang vor allen anderen, selbst wenn mehrere Ps oder Os vorhanden sind.

Für alle Ps gilt: Die Richtlinien aus Kap. 4.2 kommen zur Anwendung.

Darunter fallen folgende Tests:

7. **MR – Zone I, III – Haupttest für Priorität 1 und 2**
8. **TT – Zone I, III, IV, V**

HINWEIS

Solltest du das Gefühl haben, dass die Einschränkung bzw. der Schmerz überwiegend aus dem Bereich der Brustwirbelsäule, also Zone III, kommt, so wechsle nach wenigen Einheiten direkt zu **Priorität 2, Fokus Zone III,** in deiner Übungsauswahl und verwende eher wenige Übungen aus Zone I.

Aufgrund der Physiologie und Funktionalität des Menschen wissen wir, dass frei bewegliche Kopfgelenke und eine frei bewegliche Halswirbelsäule die Grundlage für eine gute und ungestörte Bewegung in jedem anderen Körperareal sind. Selbst wenn du Schmerzen in einer davon entfernten Zone angibst, wie z. B. im Fuß (Zone V), du aber dennoch Probleme in Zone I hast, so arbeite diese zuerst frei. Dies kann von wenigen Übungen innerhalb der ersten Einheit bis hin zu mehreren Tagen dauern. Hierzu empfehlen wir Retests direkt nach deiner täglichen Einheit.

3.4.2 FOKUS AUF ZONE III

Befreie als Zweites immer Zone III von Bewegungseinschränkungen, Diskomfort und Schmerz, somit von allen **Os** und **Ps**.

Unabhängig vom Ort des Schmerzes – sollten sich nach Absolvieren aller neun Tests Probleme im Test für Zone III aufzeigen (**Os** und **Ps**), so haben diese nach Zone I Priorität für die kommenden Trainingseinheiten, bis alle **Os** und **Ps** im Retest behoben sind. Zone III hat immer Vorrang, direkt nach Zone I, selbst wenn mehrere **Ps** und **Os** vorhanden sind. Für alle **Ps** gelten die **Richtlinien aus Kap. 4.2**.

Darunter fallen folgende Tests:

5. **SM – Zone II, III**
6. **OR – Zone II, III**
7. **MR – Zone I, III – Haupttest für Priorität 1 und 2**
8. **TT – Zone I, III, IV, V**
9. **DS – Zone III, IV, V**

In Priorität 1 und 2 liegt unser Know-how versteckt und bildet das System zur nachhaltigen und erfolgreichen Behebung von Beschwerden und Schmerzen. Funktionell lässt sich Zone I nicht von Zone III trennen, so findest du in den entsprechenden Tests immer beide oder eine von beiden zusammen mit anderen. Somit wird deutlich, warum Zone I und III oberste Priorität haben – diese bedingen alle anderen.

HINWEIS

Solltest du das Gefühl haben, dass die Einschränkung/der Schmerz überwiegend aus dem Bereich der Brustwirbelsäule, also aus Zone III, kommt, so wechsle nach wenigen Einheiten direkt zu **Priorität 2 Fokus Zone III** in deiner Übungsauswahl und verwende eher wenige Übungen aus Zone I.

3.4.3 FOKUS AUF Ps PLUS GRUNDREGEL

Nachdem Zone I und III befreit von Beschwerden sind, liegt jetzt die volle Aufmerksamkeit der kommenden Trainingseinheiten auf dem Befreien von Schmerzen **(Ps)** in den verbleibenden Zonen II, IV und V. Schaue dir also nun an, in welchen Tests du Schmerzen hattest (Tests für Zone II, IV und V). Für alle **Ps** gelten die **Richtlinien aus Kap. 4.2**.

GRUNDREGEL

Treten mehrere Tests mit Bewertung **P** auf, so gehe hierbei der Reihenfolge nach immer von **fundamental** (Test 1) zu **funktional** (Test 9) vor. Das bedeutet, beginne beim Lösen des Schmerzes bei den niedrigsten Testzahlen (1) und arbeite dich von Trainingseinheit zu Trainingseinheit hoch zur höchsten Testzahl (9), die mit **P** bewertet wurde.

- Diese Reihenfolge basiert auf systematischem Vorgehen und ermöglicht überhaupt den Erfolg von funktionalen Tests, wie Test 7, Test 8 und Test 9.

IN WELCHEM BEREICH DER SCHMERZSKALA LIEGT MEIN SCHMERZ?

Da du unmittelbar nach dem Test die Höhe des Schmerzes notiert hast, bleibt jetzt nur noch die Frage offen, ob du zur Absicherung eine professionelle Meinung eines Gesundheitsexperten benötigst, wie eines Physiotherapeuten, Chiropraktikers oder Mediziners oder, aufgrund der Einordnung von bis maximal 4 auf der Schmerzskala, dein Training beginnen möchtest. Schaue dir zur Sicherheit noch einmal Kap. 2.2 an und entscheide, in welchem Bereich der Schmerz tatsächlich liegt. Im Zweifelsfall empfehlen wir immer den Weg zum Experten.

ARBEITE ICH NUR AN DER SCHMERZSEITE ODER AUCH AUF DER NICHT BETROFFENEN SEITE?

Ja, dort, wo beide Seiten einzeln getestet werden, liegt der Fokus auf der P-Seite im Mobilitätstraining, auch wenn das Total beider Seiten ebenfalls **P** ist. Hierfür nochmals der Hinweis auf die Richtlinien zur Anwendung in Kap. 4.2.

Darunter fallen die folgenden Tests:

1. **WE – Zone II**
2. **TE – Zone V**
3. **AE – Zone V**
4. **ASLR – Zone IV**
5. **SM – Zone II, III**

TEST	LINKS	RECHTS	TOTAL	ZONE	HINWEIS
3. Sprunggelenkstreckung | AE	X	P	P	V	Fokus rechte Seite

TEST	LINKS	RECHTS	TOTAL	ZONE	HINWEIS
1. Handgelenkstreckung | WE	O	P	P	II	Fokus rechte Seite

Solltest du im Test **6 OR | 8 TT | 9 DS** Schmerzen angegeben haben, so gilt die Regel, dass du dich hier auf beide Seite gleichermaßen konzentrierst. Durch Mobilisieren der nicht betroffenen Seite lösen sich überraschend oft Restriktionen, die auf der Gegenseite auftraten. Die Körpertrennung in links und rechts hat ihre Berechtigung, jedoch ist das Funktionieren eines Parts abhängig von seiner Gegenseite und umgekehrt. Wir denken also viel mehr an Bewegungsmuster, statt an Körperabschnitte.

VON WO NACH WO ARBEITE ICH MICH VOR?

Da wir für jede Zone eine Vielzahl an Übungen bereitstellen, gibt es hier eine besondere Richtung, nach der wir beim Lösen von Beschwerden vorgehen. Auch wenn diese Reihenfolge kein Garant für eine erfolgreiche Anwendung ist, so ist diese, biomechanisch und physiologisch betrachtet, die einzig sinnvolle.

UNTERE EXTREMITÄT (ZONE IV PLUS V)

Beginne mit Übungen und Techniken am Sprunggelenk und Unterschenkel und arbeite dich innerhalb dieser Einheit oder über die nachfolgenden Einheiten langsam in Richtung Körpermitte vor.

Fuß – Unterschenkel – Oberschenkel – Hüftgelenk.

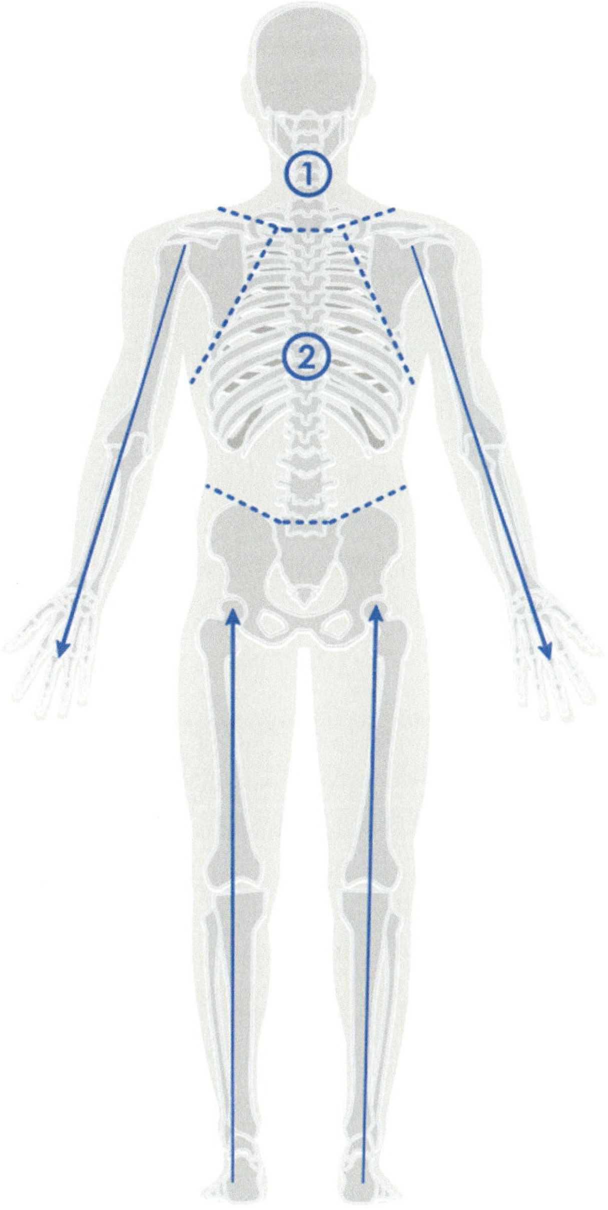

OBERE EXTREMITÄT (ZONE II)

Hier ist es genau andersherum, das liegt an den unterschiedlichen Funktionsweisen von unterer und oberer Extremität. Beginne mit Techniken und Übungen im Schulterbereich, also im Übergang angrenzend an Zone I und Zone III und arbeite dich von dort aus über die Ellbogenregion langsam hinunter zum Handgelenk.

Schulterblatt – Schultergelenk – Oberarm – Unterarm – Hand.

3.4.4 FOKUS AUF OS PLUS GRUNDREGEL

Als letzten Schritt laut unserem System gilt es, Restriktionen bzw. Bewegungseinschränkungen abzubauen, die zu einem **O** in der Bewertung führten. Hierunter fallen auch alle Bewertungen der **Schmerzskala** mit 1.

GRUNDREGEL

Treten mehrere Tests mit Bewertung **O** auf, so gehe hierbei der Reihenfolge nach immer von **fundamental** (Test 1) zu **funktional** (Test 9) vor. Das bedeutet, beginne beim Lösen der Einschränkungen bei den niedrigsten Testzahlen (1) und arbeite dich von Trainingseinheit zu Trainingseinheit hoch zur höchsten Testzahl (9), die mit **O** bewertet wurde.

- Diese Reihenfolge basiert auf einem systematischen Vorgehen und ermöglicht überhaupt den Erfolg in funktionalen Tests, wie Test 7, Test 8 und Test 9.

ARBEITE ICH NUR AN DER O-SEITE ODER AUCH AUF DER NICHT BETROFFENEN SEITE?

Ja, dort, wo beide Seiten einzeln getestet werden, liegt der Fokus auf der **O-Seite** im Mobilitätstraining, auch wenn das Total beider Seiten ebenfalls **O** ist.

Darunter fallen die folgenden Tests:

1. **WE – Zone II**
2. **TE – Zone V**
3. **AE – Zone V**
4. **ASLR – Zone IV**
5. **SM – Zone II, III**

Für Test **6 OR | 8 TT | 9 DS** liegt der Fokus auf beiden Seiten, da diese ausschließlich die gesamte Beweglichkeit testen. Im Bereich des Körperstamms funktioniert eine Links-rechts-Trennung nicht.

Die Richtung ist hier analog der von **Priorität 3 Fokus auf Ps**.

UNTERE EXTREMITÄT (ZONE IV PLUS V)

Fuß – Unterschenkel – Oberschenkel – Hüftgelenk.

OBERE EXTREMITÄT (ZONE II)

Schulterblatt – Schultergelenk – Oberarm – Unterarm – Hand.

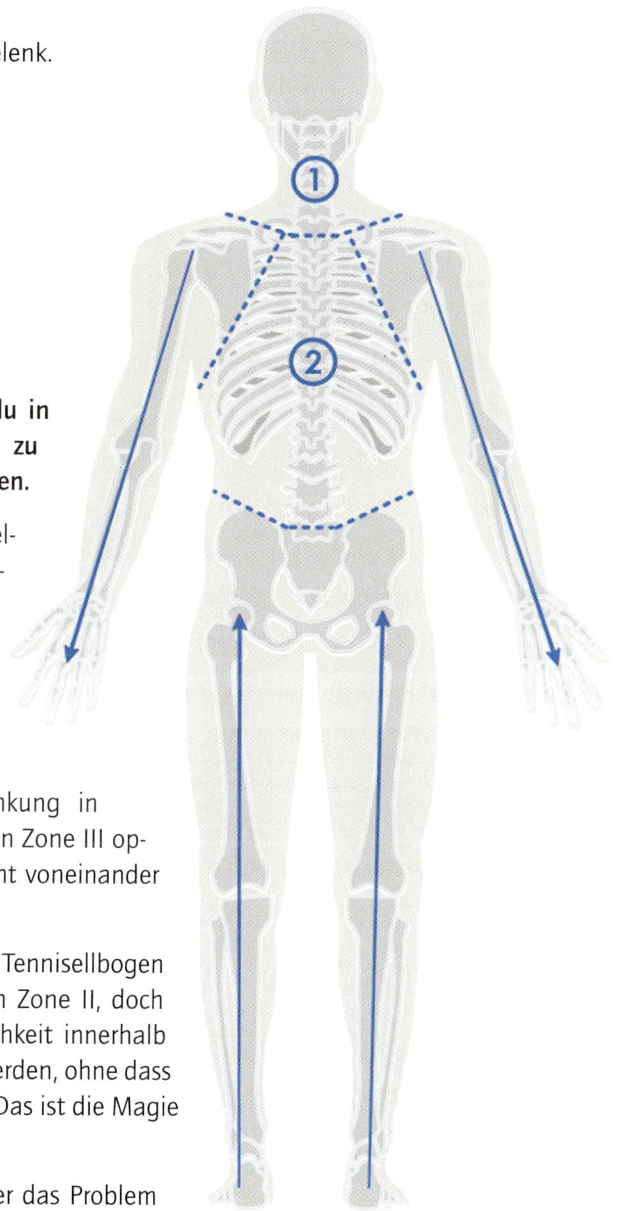

GRUNDREGEL

Mit diesem systematischen Vorgehen wirst du in der Lage sein, schmerz- und beschwerdefrei zu werden und Ps und Os in X-Wertungen zu drehen.

Du wirst bei der praktischen Anwendung feststellen, dass durch einen verbesserten Bereich andere Bereiche ebenfalls optimiert werden, ohne dass du dort viel Zeit investieren musstest. Auf diesem Prinzip baut die Prioritätenliste auf. Denke immer daran: „Das Ganze ist größer als die Summe seiner Teile" (Aristoteles).

So lässt sich z. B. eine Bewegungseinschränkung in Zone IV durch Verbesserung der Beweglichkeit in Zone III optimieren. Alles hängt zusammen und kann nicht voneinander getrennt werden.

Ein klassisches Beispiel aus der Therapie ist der Tennisellbogen oder das Karpaltunnelsyndrom, beide liegen in Zone II, doch können durch Wiederherstellung von Beweglichkeit innerhalb der Wirbelsäule Zone I und III beschwerdefrei werden, ohne dass direkt im Bereich der Zone II gearbeitet wurde. Das ist die Magie des Synergismus des Bewegungsapparats.

Die Ursache liegt oft nicht dort, wo dein Körper das Problem angibt. Aus diesem Grund raten wir dir dringend dazu, dich an die Prioritätenliste zu halten.

Folgende Testauswertungsbeispiele werden dir helfen, das System besser zu verstehen.

Testergebnis I

Datum:	Testperson männlich			Testnummer: 1	Alter: 43
TEST	**LINKS**	**RECHTS**	**TOTAL**	**ZONE**	**HINWEIS**
1. Handgelenkstreckung | WE	X	X	X	II	
2. Zehenstreckung | TE	O	P	P	V	Schmerzskala 3 2. Priorität (P)
3. Sprunggelenkstreckung | AE	O	O	O	V	
4. Aktives Beinheben | ASLR	X	O	O	IV	
5. Reziproke Schultermobilität | SM	X	X	X	II, III	
6. Überkopfstreckung | OR			X	II, III	
7. Multisegmentale Rotation | MR	X	O	O	I, III	2. Priorität
8. Finger-Zehen-Abstand | TT			X	I, III, IV, V	
9. Tiefe Kniebeuge | DS			O	III, IV, V	

Die kompletten Fallbeispiele mit den Testergebnissen können Sie über folgende QR-Codes abrufen:

Fallbeispiel 1 mit Testergebnis

Fallbeispiel 2 mit Testergebnis

Testergebnis II

Datum:	Testperson weiblich			Testnummer: 1 Alter: 28	
TEST	**LINKS**	**RECHTS**	**TOTAL**	**ZONE**	**HINWEIS**
1. Handgelenkstreckung | WE	O	X	O	II (Wirbelsäule)	
2. Zehenstreckung | TE	X	X	X	V (Beine)	
3. Sprunggelenkstreckung | AE	X	X	X	(V Beine)	
4. Aktives Beinheben | ASLR	X	X	X	IV (Hüfte)	
5. Reziproke Schultermobilität | SM	P	X	P	II (Wirbelsäule), III (Schulter)	Schmerzskala 2 3. Priorität
6. Überkopfstreckung | OR			O	II (Wirbelsäule), III (Schulter)	
7. Multisegmentale Rotation | MR	X	P	P	I (Kopf, Hals, Nacken), III (Schulter)	Schmerzskala 4
8. Finger-Zehen-Abstand | TT			O	I (Kopf), Hals, Nacken), III (Schulter), IV (Hüfte), V (Beine)	2. Priorität
9. Tiefe Kniebeuge | DS			O	III (Schulter), IV (Hüfte), V (Beine)	

KAPITEL 4

Anwendung Mobility Guide

4 ANWENDUNG MOBILITY GUIDE

Nachdem du in Kap. 3 getestet wurdest und du gelernt hast, deine Ergebnisse auszuwerten und nach Prioritäten zu sortieren, geht es in diesem Abschnitt um die Beantwortung einiger Fragen zum Thema Mobilitätstraining, die uns in den letzten Jahren von unseren Klienten gestellt wurden. In einem Frage-und-Antwort-Stil wirst du also in aller Kürze alles Wissenswerte zur erfolgreichen Anwendung erfahren.

Der **Mobility Guide** dient einer klar definierten Zielgruppe. Personen jeden Alters, die:

- **ihre Testergebnisse verbessern wollen,**
- **gesunde Rituale schaffen wollen,**
- **einen aktiveren Lifestyle anstreben,**
- **eine verbesserte Regenerationsfähigkeit des Körpers erreichen wollen,**
- **präventiv Schmerzen und Verletzungen vorbeugen wollen,**
- **Bewegungseinschränkungen und Verspannungen haben,**
- **akutes oder chronisches Schmerzgeschehen am Bewegungsapparat spüren.**

4.1 RICHTLINIEN ZUR ANWENDUNG UND FAQ: ALLGEMEIN

4.1.1 WANN IST DIE BESTE ZEIT FÜR MEIN MOBILITÄTSTRAINING?

Die allgemeine Antwort auf diese Frage ist, immer dann, wenn du Beschwerden oder Bewegungseinschränkungen hast oder du dich fest und unbeweglich fühlst. Dein tägliches 15-Minuten-Mobilitätstraining solltest du also einplanen, wann immer du ungestört Zeit dafür findest. Ein paar mehr Nuancen zu setzen, bringt jedoch deutliche Vorteile. Wir zeigen dir, wie du unsere Techniken und Übungen geschickt einsetzen kannst.

STARTE DEINEN TAG

Grundsätzlich ist der Körper morgens unbeweglicher und fester als abends. Das liegt sowohl daran, dass der Körper über die Nacht wenig bis gar nicht mit Flüssigkeit versorgt wurde, als auch daran, dass keine nennenswerte Bewegung stattfand. Mit einem Plus an Beweglichkeit und Bewegung den Tag zu starten, beugt Verletzungen vor und erhöht die Körperwahrnehmung und Aufmerksamkeit. Wir empfehlen hier insbesondere Übungen der Gelenkmobilisation (s. Kap. 6.1).

DEN TAG HINDURCH

Klar kannst du jede kleine Pause nutzen, um Übungen aus diesem *Guide* einzubauen. Hierfür orientiere dich am besten an den Zeitwerten aus der jeweiligen Übung. Du musst keine vollen Abfolgen ausüben, einzelne Übungen reichen völlig aus, jedoch orientiere dich an deinen Schwachstellen.

WARM-UP VOR DEM TRAINING

Hier ist das Ziel, warm zu werden. Die bewegungsbetonte Mobilisation **(Dynamic Mobilization)** als auch sanftere Techniken aus dem Bereich Gewebsmobilisation werden dir hier am besten helfen. Verwende jedoch keine intensiven **Smash-** oder **Smash-und-Rollen-Techniken** – diese könnten dich eher müde machen, statt zu aktivieren (-> Parasympathikus Kap. 2.1).

COOL-DOWN NACH DEM TRAINING

Das ist wirklich die ideale Zeit, um an der Gelenkbeweglichkeit (ROM = Range of Motion) zu arbeiten. Du bist warm, deine Gelenke wurden mit ausreichend Flüssigkeit (Synovia) versorgt und auch dein aktives Gewebe (Muskeln, Bänder, Sehnen) ist bereit, mehr Qualität in deine Bewegung zu bringen. Fokussiere dich hier sowohl auf Gelenkmobilisationen – **Dynamic Mobilization** als auch **Breathing Mobilization** (vgl. Kap. 6.1).

VOR DEM SCHLAFENGEHEN

Zum besseren Einschlafen sind Techniken aus dem Bereich Gewebsmobilisation hilfreich (vgl. Kap. 6.2). Hier empfehlen wir vor allem **Smash und Rollen** und **Anspannen und Entspannen**. Beachte hier die Anregung des Parasympathikus und somit die Förderung von Müdigkeit und Relaxation.

4.1.2 WIE FÜHLT SICH GEWEBE „NORMAL" AN?

Wenn du anfängst, mit den **Gewebsmobilisationen – Smash, Smash und Rollen, Anspannen und Entspannen** – zu arbeiten, wirst du feststellen, dass sich bestimmte Punkte oder Areale deutlich unangenehmer/schmerzhafter anfühlen als andere. Dies wird vor allem deutlich bei der Anwendung von Foamroller, Foamball und Duoball.

Dort, wo du mit Druck arbeitest und quasi nichts außer Druck spürst, ist das Gewebe intakt und nicht verklebt, irritiert oder gestört. Hingegen dort, wo du einen deutlichen Diskomfort oder Druckschmerz spürst, ist das Gewebe in seiner Funktionalität oder Struktur auch gestört, irritiert oder beschädigt. Gleiches gilt für die Anwendung aller **Gelenkmobilisationen – bewegungsbetonte Mobilisation und atembetonte Mobilisation**. Du kennst sicher das Gefühl, wenn sich eine Muskulatur fest oder zu kurz anfühlt?

Beachte hier: **„Fühlt sich etwas an, als würde es kaputtgehen, geht es oft auch kaputt."**

Unterscheiden musst du Schmerz – im Sinne, dass etwas reißen oder sich verschlimmern kann (Skala über 5) – von Diskomfort bzw. Schmerz, der durch Druck auf verklebtes und gestörtes Gewebe entsteht (Skala 1-4).

Die Grenze hier ist zwar schmal, aber es ist sehr wichtig, diese zu erkennen. Letzteres, also Schmerz und Diskomfort, der durch Druck der Techniken auf irritiertem Gewebe entsteht, ist harmlos und wird sich durch die Anwendung verbessern. Fühlst du jedoch, dass etwas durch diese Techniken ernsthaft beschädigt werden könnte, so vermeide hier weiteres Mobilisieren.

Gefühle wie Brennen, Erhitzen, Kribbeln oder Taubheit sind Signale, dass etwas ernsthafter irritiert oder beschädigt sein kann. Kontaktiere im Zweifelsfall immer einen medizinischen Fachmann, wie Physiotherapeuten, Orthopäden oder Sportmediziner.

TEST DER GEWEBSBEWEGLICHKEIT

Bei optimalen Verhältnissen von Flüssigkeits- und Nährstoffzufuhr und ausreichender Grundbeweglichkeit sollte sich Gewebe hervorragend und mühelos verschieben lassen, wie hier im Bild dargestellt, ob bei Druck- oder Zugreizen, ein Gleiten einzelner Gewebsschichten übereinander ist ein Zeichen von gesundem Gewebe.

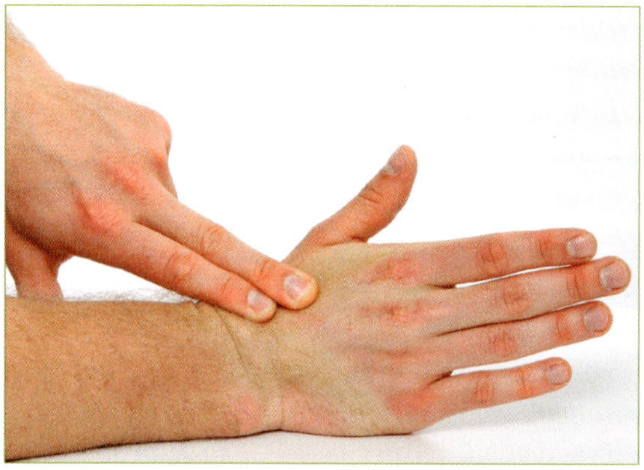

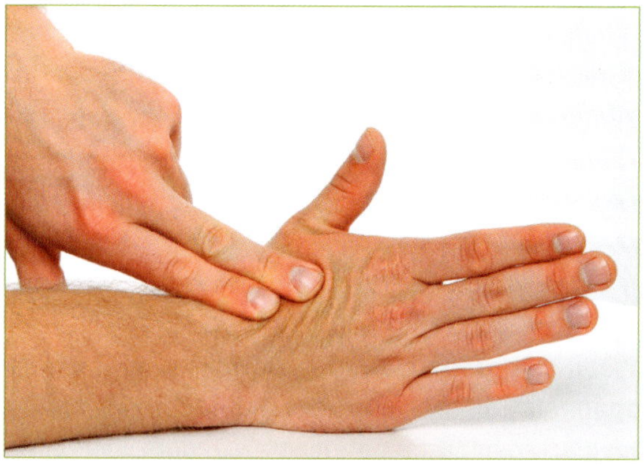

4.1.3 WIE LANGE DAUERT ES, BIS ICH MICH IM TEST VERBESSERE?

Grundsätzlich kannst du durch Anwendung der passenden Übungen aus der jeweiligen Zone bereits nach nur einer Einheit eine deutliche Verbesserung wahrnehmen und auch entsprechend über einen Retest sichtbar machen. Langjährige Einschränkungen in einem Gelenk- und Körperabschnitt jedoch erfordern gegebenenfalls mehr Zeit, bis die ersten spürbaren Erfolge auftreten.

Du darfst nicht vergessen, Beweglichkeit des Körpers zu erhalten und wiederherzustellen, ist ein Tag-für-Tag-Prozess. Ob aktiver oder eher inaktiverer Lifestyle, jeder Tag kann Verspannungen, Einschränkungen und potenzielle Schmerzen mit sich bringen. Genau darum möchten wir dich motivieren, ein tägliches Regenerationstraining durchzuführen, mit dem du über einen langen Zeitraum arbeiten und Freude daran haben kannst.

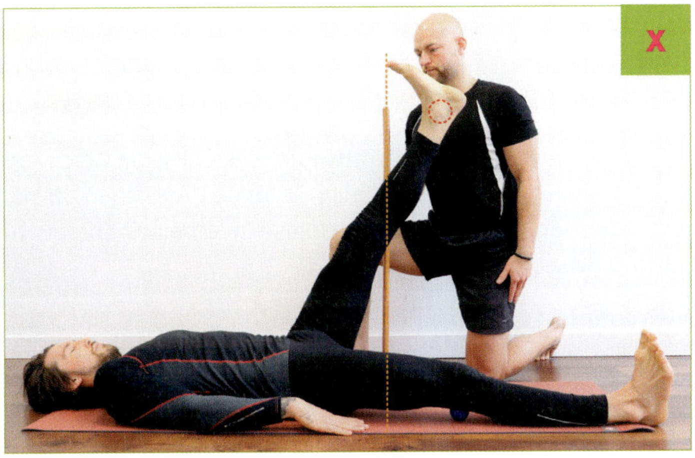

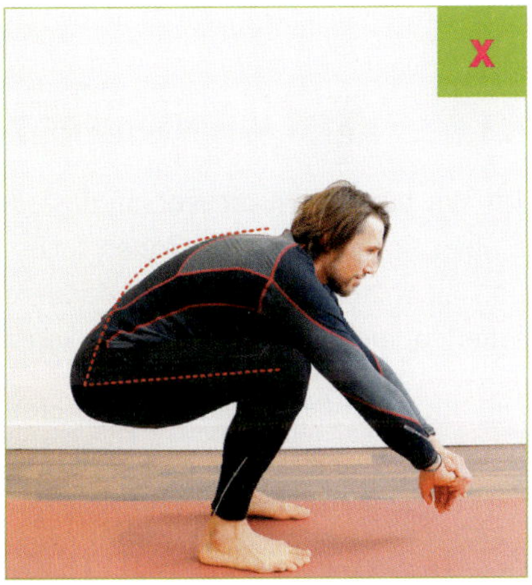

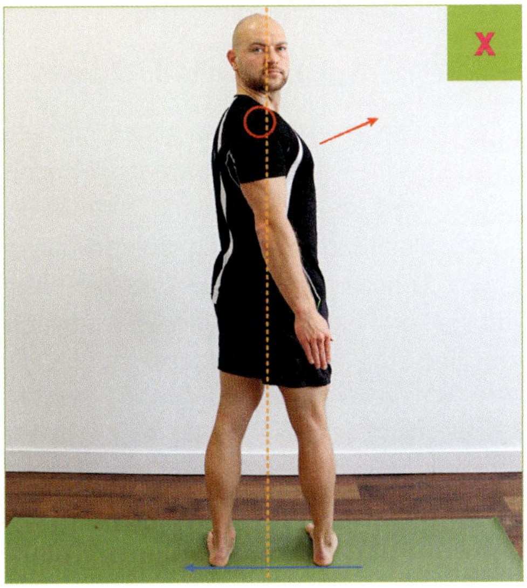

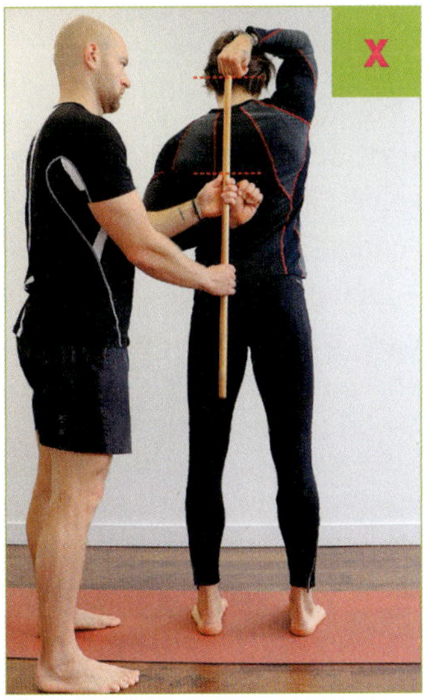

4.1.4 IST DER GUIDE FÜR MICH GEEIGNET, SELBST WENN ICH ALLE TESTS BESTANDEN HABE?

Ja, Regeneration braucht jeder Körper. Unabhängig von aktuellen Testergebnissen wird dir ein regelmäßiges Beweglichkeitstraining dabei helfen, eine bessere Körperwahrnehmung aufzubauen und Mobilität zu erhalten, die im Alltag und durch die Gewohnheiten des Lebens verloren gehen können. Hierzu zählen vor allem Menschen, die eher bewegungsarmen Tätigkeiten nachgehen, oder solche, die generell zu eher fester Muskel- und Gewebsspannung neigen. „Prävention ist die beste Therapie", sagen wir in unserem Fachbereich.

Wenn du alle Tests bestanden hast, dann hast du generell freie Auswahl an Übungen und Techniken für dein tägliches 15-Minuten-Programm. Orientiere dich dennoch an deinen potenziellen Schwachstellen. Die Vorteile des Mobilitätstrainings gehen über das Bestehen der Tests hinaus.

4.1.5 KANN ICH MEHRERE ZONEN IN EINER 15-MINUTEN-EINHEIT BEARBEITEN?

Ja! Wir empfehlen dir jedoch, dass du dich an deine Baselinetabelle aus Kap. 3.3 hältst und dich pro Einheit auf maximal 1-2 Zonen fokussierst. Ein weiteres Mischen der Zonen ist für den Anfang ineffektiv und nicht zielführend. Denke daran, du hast jeden Tag Zeit, an ein paar „Baustellen" deines Körpers zu arbeiten, hier geht es primär um kontinuierliches Beweglichkeitstraining.

Die angefertigte Tabelle mit den Ergebnissen zum Test gibt dir einen Leitfaden, an dem du dich täglich orientieren kannst.

4.1.6 WIE LANGE SOLLTE ICH IN EINER ZONE ARBEITEN?

Grundsätzlich gilt

So lange, bis du keine Veränderungen mehr erzielst. Hierzu gibt dir der jeweilige Retest eine Hilfestellung.

Hast du also eine Problemzone im Test aufdecken können, so gilt es, hier so lange zu arbeiten, bis diese keine Einschränkungen bzw. Schmerzen (Skala 2-4) mehr aufweist. Bestimmte chronische Zonen, insbesondere die Hals- und Brustwirbelsäule – also die Zonen, die alle anderen Bereiche beeinflussen können – benötigen generell ein regelmäßiges Mobilisationstraining. Solltest du nach einer Einheit oder nach einer gesamten Woche feststellen, dass du noch nicht die erwünschten Ergebnisse innerhalb einer Zone erzielen konntest, so variiere die Übungen und habe etwas Geduld. Wir bieten dir pro Zone (I-V) zwischen 15-30 Übungen an. Probiere dich aus und höre auf deinen Körper, es gibt keine Eine-Übung-löst-alle-Beschwerden-Variante.

- Bewegungsprobleme können auch zonenübergreifend sein, entsprechend stellen wir dir komplexere Übungen zur Verfügung, die zwar einer Zone zugeordnet sind, jedoch auch Wirkung in anderen Bereichen haben können.

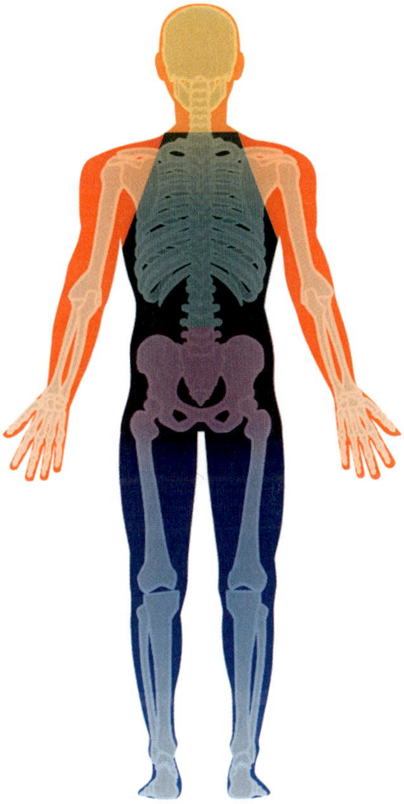

Beispiel:
Leidest du unter dauerhaften Nackenschmerzen (Verspannungen etc.), hast aber überdies noch andere Problemzonen im Baselinetest entdeckt, so wirst du generell täglich eine gewisse Zeit in diesem Bereich arbeiten. Hierbei hilft dir nochmals Kap. 3.3 weiter.

Beispiel:
Hast du im Baselinetest nur eine Problemzone entdeckt, so fokussiere dich auf diese, bis die Beschwerden und Einschränkungen beseitigt sind. Nutze hierfür immer wieder den Retest und verwende alle Übungen und Techniken innerhalb dieser Zone.

4.1.7 WIE LANGE SOLLTE ICH MICH INNERHALB EINER ZONE AUF EIN GELENK ODER EINEN MUSKELBEREICH FOKUSSIEREN?

Hier gilt erneut
So lange, bis du keine Veränderungen mehr erzielst!

Anders formuliert, merkst du bei der Gelenk- oder Gewebsmobilisation aus Kap. 6, dass sich nichts mehr verbessert, sich die Spannung aus einem Muskel nicht löst und konstant bleibt, so verschwende hier keine weitere Zeit in der Hoffnung, dass sich etwas bewegt. Verwende stattdessen eine andere Technik für diesen Bereich oder gehe zum benachbarten Bereich oder sogar zur benachbarten Zone über. Dies gilt sowohl für aktive Techniken der Gelenkmobilisation als auch für passive Techniken der Gewebsmobilisation. Die Zeitvorgaben unter **Frequenz | Dauer** in Kap. 7 geben dir eine grobe Richtlinie und Maximalwerte für die jeweilige Übung an.

4.1.8 KANN ICH TÄGLICH MEHR ALS 15 MINUTEN MOBILITÄTSTRAINING DURCHFÜHREN?

Ja, selbstverständlich. 15 Minuten sind das von uns empfohlene Minimum, welches du in die Wiederherstellung deiner Ressourcen steckst. Wichtig ist dennoch, lieber jeden Tag 15 Minuten zu trainieren, als zweimal die Woche zwei Stunden. 15 Minuten gezieltes Mobilitätstraining bewirkt mehr als langes, zielloses Training.

Die Qualität einer Bewegung soll immer im Vordergrund stehen und nicht die Quantität. Erst wenn eine Bewegung qualitativ ausreicht, so kann ich diese in Dauer und Frequenz verstärken.

4.1.9 TEST UND RETEST

Wir arbeiten grundsätzlich über Test- und Retestverfahren. Das bedeutet, wir wollen innerhalb oder nach Anwendung gezielter Techniken und Übungen sehen bzw. fühlen, ob sich etwas verändert hat.

Nachdem du den Baselinetest durchgeführt hast, wirst du wissen, wo du bei deinem täglichen Training beginnen solltest. Ab hier kommen Retests ins Spiel.

Ziel

Fühlbare und sichtbare Unterschiede nach einem Training feststellen. Das Gute beim Mobilitätstraining ist, dass man Unterschiede unmittelbar nach der Anwendung wahrnehmen kann. So auch, ob du erfolgreich und mit den richtigen Techniken gearbeitet hast, oder in der nächsten Einheit eher die Übungen wechseln solltest.

Regel

Wiederhole nach jeder 15-Minuten-Einheit, in der du an deiner Problemzone gearbeitet hast, den dafür vorgesehenen Test, den du nicht bestanden hast, bzw. die Bewegung, mit der du Schwierigkeiten hattest. So kann zum Beispiel ein kleiner Schmerz noch geringer geworden sein, oder ganz leicht aus einem O ein X werden.

Wichtig

Achte bei Tests und Retests immer auf korrekte und reproduzierbare Ausgangsstellungen, gleiches Setting und klare Bewegungen ohne Ausweichbewegung. Der Retest muss unter den gleichen Bedingungen stattfinden wie der Baselinetest.

Kannst du eine Veränderung fühlen, ist diese aber nicht zwingend sichtbar, so bist du mit den praktizierten Übungen auf dem richtigen Weg. In dem Fall ist es nur eine Frage der Zeit, bis es auch deutlich sichtbar wird.

Anders formuliert: Merkst du, dass du nach einer 15-Minuten-Einheit deine Bewegungseinschränkungen in der entsprechenden Zone weder fühlbar noch sichtbar verändern konntest, so waren die Übungen gegebenenfalls nicht die Richtigen. Dies gibt dir den nötigen Richtungspfeil für die kommenden Tage.

Beispiel:

TEST	LINKS	RECHTS	TOTAL	ZONE	HINWEIS
7. MR	X	P	P	I, III	Die Kopfdrehung schmerzt.

Du arbeitest also jetzt gezielt in Zone I und III aufgrund der Priorität. In diesem Beispiel liegt zufällig hier auch der Schmerz. Innerhalb von 15 Minuten wendest du wichtige Übungen aus diesem Bereich an:

Zone I

1. Head Rotation | Kopfrotation
2. Head Lateral Flexion | Kopfseitneige
3. First Rib Mobilization | Erste Rippe

Zone III

1. T-Spine Drill I | BWS-Übungssequenz I
2. T-Spine Drill III | BWS-Übungssequenz III
3. T-Spine Opener I |BWS-Öffner I
4. T-Spine Peanut Crunch I | Rumpfbeuge Doppelball I

Anschließend testest du erneut.

RETEST	LINKS	RECHTS	TOTAL	ZONE	HINWEIS
7. MR	X	O	O	I, III	Die Kopfdrehung fühlt sich leicht unangenehm an (Skala 1).

Resultat
Bingo! Du warst mit den Übungen erfolgreich und solltest am nächsten Tag damit weitermachen – so lange, bis sich nichts mehr verändert oder bis der Test ein X auf beiden Seiten ergibt. Du kannst natürlich intuitiv andere Übungen aus den beiden Zonen mit einfließen lassen.

Das Ziel ist immer eine Veränderung bzw. Verbesserung!

4.1.10 WIE WICHTIG IST MEINE KÖRPERHALTUNG INNERHALB DER ÜBUNGEN?

Sehr wichtig!

Optimale Körperhaltung steuert optimale Beweglichkeit.

- Diese Regel gilt für jede Übung, jede Technik und jeden Test.
- Die von uns gezeigten Techniken und Übungen zeigen dir das Idealbild optimaler Gelenkausrichtung und Haltung.
- Achte also auf einen „geraden" Rücken, deine Fuß- und Beinstellung und auf die Ausrichtung deines Kopfs in jeder Position.

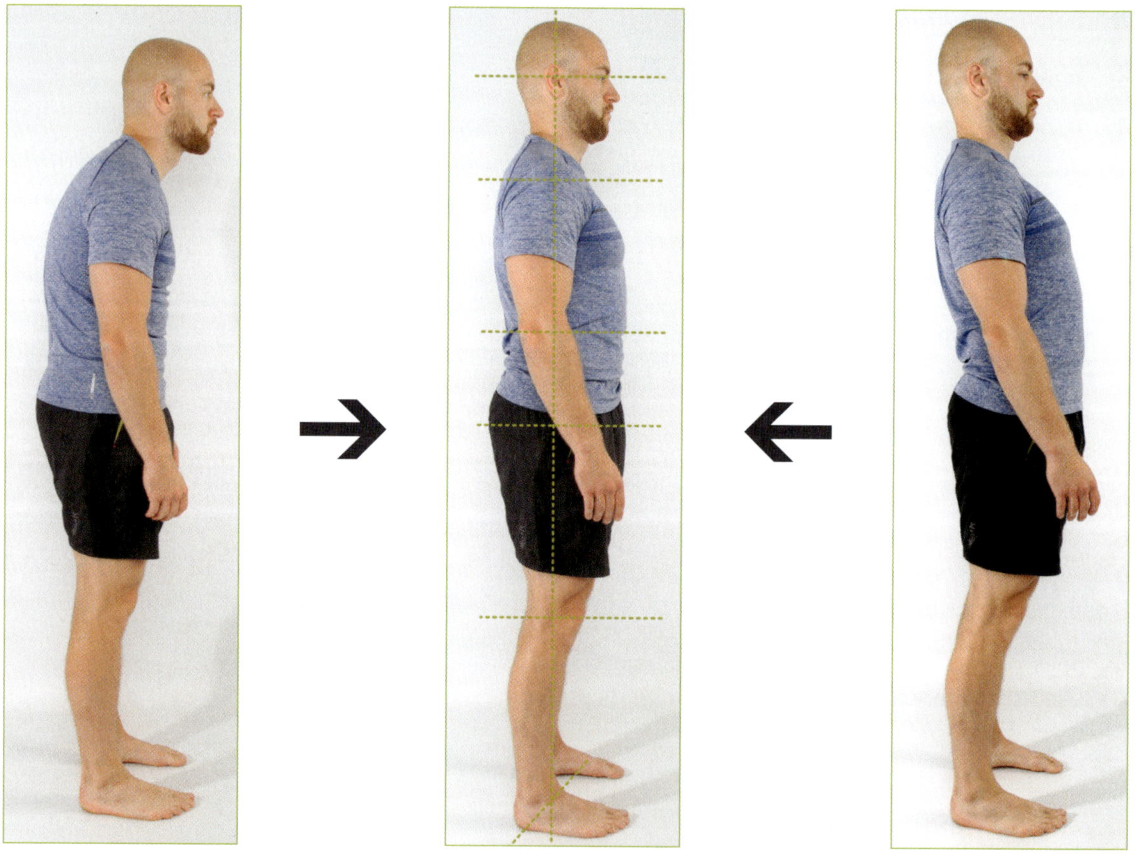

Die korrekte Ausrichtung deiner Gelenke, der Wirbelsäule und deines Kopfs ist entscheidend für die optimale Beweglichkeit jedes Areals, jedes Segments und jeder Zone. Da du nun weißt, dass die meisten Probleme am Bewegungsapparat durch Haltungs- und Bewegungsdefizite entstehen, solltest du diesen konsequent entgegenwirken. Der Erfolg oder Fortschritt einer Übung hängt entscheidend von der Körperhaltung ab.

Je optimaler deine Körperhaltung ist, desto nachhaltiger wirken die Übungen und desto wahrscheinlicher bleibst du von Verletzungen verschont.

TIPP

Falls dir bei der einen oder anderen Übung die nötige Körperwahrnehmung fehlt, so filme dich bei der Ausführung, um sicherzugehen, nichts falsch zu machen. Diese Methode dient als Feedback für dich, aber auch für uns und verbessert dein Verständnis für deinen eigenen Körper. Die durch Gewohnheiten entstandenen Fehlhaltungen lassen sich oft nicht direkt erkennen, insbesondere wenn man in ungünstigen Positionen viel Zeit verbringt, wie es typisch bei sitzenden, oder generell bewegungsarmen Tätigkeiten oder bei einem körperlich inaktiven Lifestyle der Fall ist.

4.1.11 BEKOMME ICH VOM MOBILITÄTSTRAINING MUSKELKATER?

Das ist ganz unterschiedlich. Beweglichkeitstraining kann, wie jede Form der Bewegung, die du nicht tagtäglich ausübst, Muskelkater verursachen und eine gewisse Festigkeit des Gewebes hervorrufen. Dies passiert vor allem, wenn du damit neu beginnst oder besonders intensiv an deiner Beweglichkeit gearbeitet hast. Prinzipiell entsteht der verzögerte Muskelschmerz (Volksmund: Muskelkater) bei erhöhter oder ungewohnter Belastung des Bewegungsapparats, bestimmter Körperabschnitte und Muskeln und ist per se kein negatives Zeichen.

Das Gefühl von Muskelkater entsteht laut aktuellem Stand der Wissenschaft durch sechs Mechanismen, die simultan bzw. verzögert ablaufen und den spürbaren, anhaltenden Schmerz verursachen[10]. Die schnelle Form des Muskelschmerzes setzt relativ zeitnah nach Beendigung der Belastung ein, während der verzögerte Muskelschmerz erst 24-48 Stunden nach der Belastung spürbar wird und im Laufe von 5-7 Tagen wieder abklingt[11]. Beide Formen können durch Mobilitätstraining, sowohl durch Gelenkmobilisationen als auch Gewebsmobilisationen, entstehen, sollten jedoch nicht das Ziel einer Trainingseinheit sein. Dies gilt auch insgesamt für jede Art des körperlichen Trainings. Da Muskelschmerz den aktiven Bewegungsapparat (Muskeln, Sehnen, Bänder, Faszien) einschränkt in Bezug auf Kraft-, Reaktions- und Leistungsfähigkeit, ist er eher hinderlich an den folgenden Tagen und wirkt sich nicht nur nachteilig auf die Mobilität aus, sondern erhöht auch insgesamt die Verletzungsgefahr.

Hier unsere Empfehlungen zur Linderung des Muskelschmerzes:

1. kontinuierliches Weiterbewegen und moderate Trainingsbelastung;
2. kontrolliertes Flexibilitäts- und Mobilitätstraining auch an den Folgetagen;
3. Saunagänge oder lauwarme Umschläge um die betroffenen Bereiche.

4.2 RICHTLINIEN ZUR ANWENDUNG: SCHMERZ

4.2.1 SCHMERZ IST GRUND ZUR VERÄNDERUNG

Natürlich möchtest du eine bessere Körperwahrnehmung erlangen, deine Regeneration verbessern und deinen Leistungsoutput steigern. Aber wie, wenn Schmerzen vorhanden sind?

Zur Erinnerung
Ganz einfach ausgedrückt, Schmerz ist ein körperinternes Signal, ausgehend vom zentralen Nervensystem (dem Gehirn), das uns signalisiert, dass eine Schädigung entstanden ist oder entstehen kann, wenn keine aktuelle Veränderung auftritt. Dies kann sich auf eine Angewohnheit, den Lifestyle, eine Bewegung, Ess- und Trinkverhalten, Regenerationsverhalten und vieles mehr beziehen.
„Bist du bereit, etwas zu ändern?", ist unsere Eingangsfrage bei Schmerzpatienten in der Therapie, denn ein wahrgenommener Schmerz, projiziert auf bestimmte Stellen des Bewegungsapparats, impliziert immer eine Veränderung.

Nur, wenn du bereit bist, etwas zu ändern, kannst du den Schmerz auch nachhaltig loswerden. Dies gilt insbesondere für chronische Schmerzen, hier sprechen wir fachlich von Schmerzgeschehnissen, die länger als drei Monate anhalten. Zugegeben, nicht alle Schmerzarten lassen sich über die Wiederherstellung von Mobilität lösen. Dennoch sind es sehr viele. Grundsätzlich entsteht ein Großteil an Schmerzen und Restriktionen am Bewegungsapparat durch Mobilitätsdefizite – qualitativ und quantitativ. **„Nicht nur, dass wir uns zu wenig bewegen, wir bewegen uns auch nicht gut!"** Diese Grunderkenntnis ist international unter Kollegen bekannt und wird auch von aktuellen deutschen Krankheitsstatistiken bestätigt[12].

Das Potenzial der von uns gezeigten Techniken und Übungen ist sehr groß, so lassen sich nicht nur offensichtliche Beschwerden beheben. Wir nehmen damit auch Einfluss auf innere Organe, die Blutzirkulation, beeinflussen Nervenleitgeschwindigkeiten, regen das Lymphgefäßsystem an, können persistierende Kopfschmerzen und Schwindel lösen und stellen ein physiologisches Gangbild wieder her.

Wichtig
Wir wissen, dass die meisten Schmerzen am Körper nicht von schweren Unfällen oder von ernsthaften Katastrophen stammen.

Solltest du dennoch das Gefühl haben, etwas ist ernsthaft an deinem Bewegungsapparat beschädigt, so suche zur Sicherheit einen medizinischen Experten, wie einen Physiotherapeuten, einen Orthopäden oder einen Sportmediziner, auf. Als Entscheidungshilfe dient dir hier die **Schmerzskala in Kap. 2.2**. Orientiere dich stets daran.

TIPP

Auskunft beim Arzt oder Therapeuten bezüglich deines Schmerzes in Form der Schmerzskala zu geben, ist sehr sinnvoll und bringt eine Erleichterung bei der Befragung und Befunderhebung und kann schneller für eine optimale Behandlung sorgen.

Zurück zum *Guide*: Gehen wir also davon aus, einen oder mehrere Tests musstest du mit **P** kennzeichnen, gegebenenfalls waren bereits vor den Tests schon Schmerzen spürbar. Ob akut oder chronisch, grundsätzlich gilt die folgende **Vier-Punkte-Hierarchie**.

4.2.2 MUSKULOSKELETALER SCHMERZ — WIE GEHE ICH VOR?

1. Auflösen der Schonhaltung und optimale Körperhaltung zurückgewinnen

Schmerzen am Bewegungsapparat lösen sofort einen Schutzmechanismus aus, der meist in einer Schonhaltung endet – so z. B. im Hinken nach einem Trauma am Fuß oder im Vorneigen des Kopfs bei Kopf- oder Nackenschmerzen. Eine Schon- oder Schutzhaltung ist es auch, bei Kälte den Nacken anzuspannen und die Schultern nach oben zu ziehen. Dies sind körpereigene Mechanismen, die unwillkürlich ablaufen, um möglichst alle Funktionen effektiv aufrechterhalten zu können. Nur durch **willentliche Änderung** ist das Abbauen einer Schon- und Schutzhaltung möglich. Dieser erste Schritt bei der Schmerzbehandlung ist meist der schwierigste, jedoch der wichtigste. Denn sonst funktionieren die Regeln 2-4 nicht. So „bringst du dir selbst bei", dass alles in Ordnung ist und du an deinem Problem arbeitest. Die Schonhaltung, entstanden nach dem Auftreten von Schmerzen, bringt meist größere Schwierigkeiten mit sich, als das eigentliche Problem. Andere Strukturen werden überlastet und die betroffene Struktur wird falsch oder zu wenig belastet.

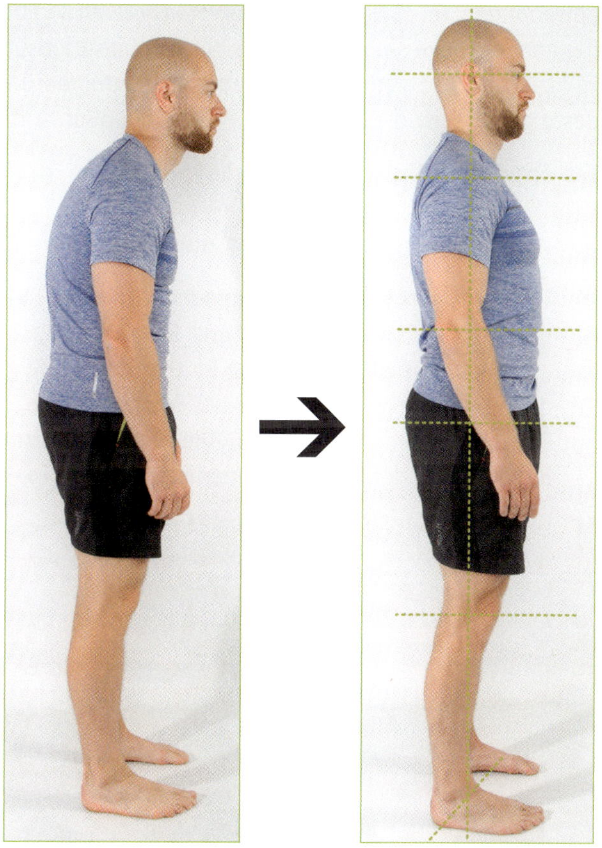

DAS GEHIRN, DER ÜBELTÄTER

Haltungen und Bewegungen werden in Mustern im zentralen Nervensystem (Gehirn) gespeichert, genauer im Motorkortex. Dieses Areal ist verantwortlich dafür, dass wir über viele Bewegungen nicht bewusst nachdenken müssen und diese dennoch tagtäglich ausführen können, mit genau dem richtigen Maß an Kraft, Ausdauer und mit allen erforderlichen koordinativen Fähigkeiten.

In genau diesem motorischen Gedächtnis geschehen Millionen von Prozessen, noch bevor wir eine Bewegung ausführen, um diese Bewegung überhaupt ausführen zu können[13]. Eine vorhandene Schonhaltung hat großen Einfluss auf Bewegungsmuster und kann, wie beim genannten Beispiel, dem Hinken nach einem Umknicktrauma des Fußes, schnell zu einem neu erlernten Gangbild werden. Es ist also erforderlich und von größter Wichtigkeit, eine Schonhaltung zu verhindern, oder, so schnell es geht, rückgängig zu machen. Dies geschieht am allerbesten durch das Lösen vorhandener Schmerzen.

Die Herausforderung liegt oft genau hier, Schmerzen sind alles andere als hilfreich beim Erlernen von Bewegungen, sei es das Auflösen einer Schonhaltung oder das Neulernen anderer Bewegungsmuster. Auf der anderen Seite sind Bewegungs- und Mobilisationsübungen genau richtig, um die Schmerzen sukzessive abzubauen. Je schneller die Wiederherstellung natürlicher Haltungs- und Bewegungsmuster geschieht, desto geringer ist die Nachsorge und desto größer ist die Erfolgschance auf Schmerzfreiheit.

Die optimale Körperhaltung wiederherzustellen, trotz Anwesenheit von Schmerzen, ist hier das Ziel!

2. Was sich nicht bewegen lässt, muss bewegt werden

- Eine Bewegungseinschränkung oder Schmerzen haben oft verminderte Bewegungsaktivitäten zur Folge. Aufgrund von Schmerzen und Schonhaltung fährt der Körper eine Vermeidungsstrategie, greift auf Ersatzmuskeln und andere Strukturen zurück, um die beschädigten Muskeln zu schützen und in gewisser Form zu ersetzen. Diese Muster jedoch müssen durchbrochen werden, um die natürliche Bewegung wiederherzustellen. Alle beteiligten Strukturen (Muskel, Sehne, Band, Gelenk u. a.) können hierdurch wieder normal funktionieren.
- Verbringe die erste Hälfte deines Mobilitytrainings mit aktiven Techniken innerhalb der entsprechenden Zone!
- Dieser Abschnitt bezieht sich auf alle Übungen des *Guides* aus dem Bereich **Gelenkmobilisation**.

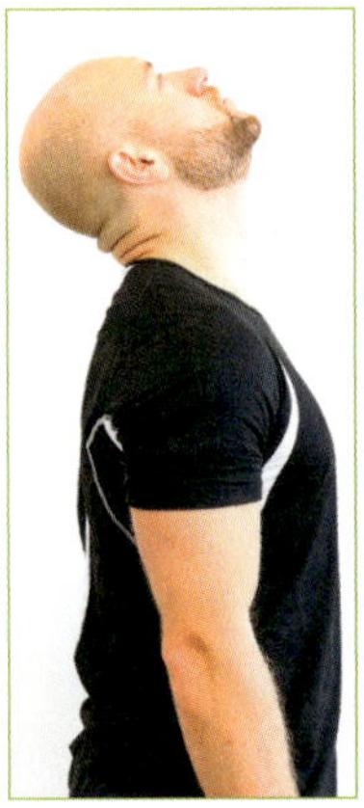
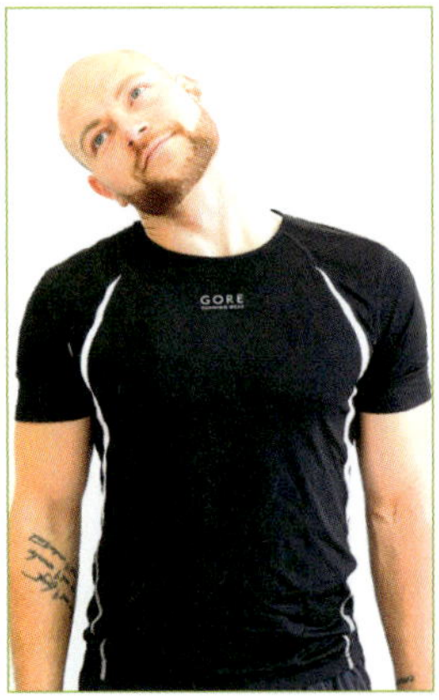
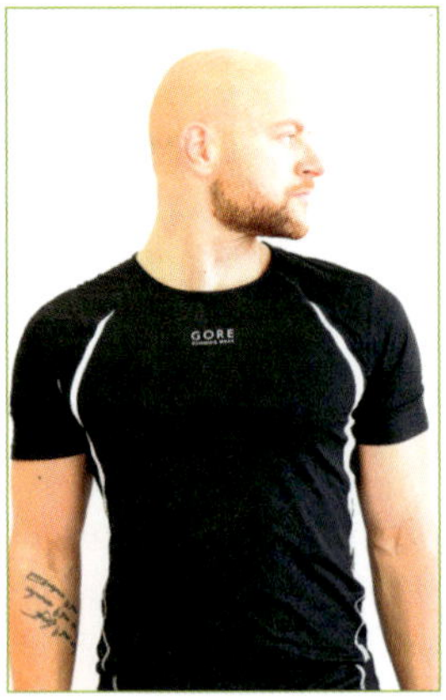
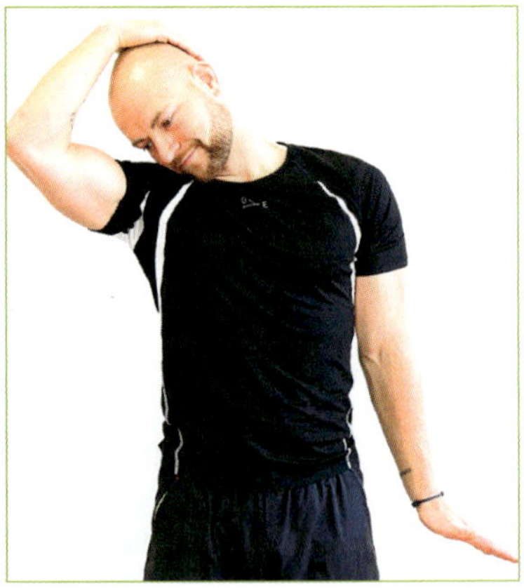

3. **Mobilisiere den schmerzhaften Bereich**

Das Gewebe, vor allem Muskeln, Faszien und Bänder, wird im Schmerzgebiet adaptiv fest und unbeweglich, wenn die Muskeln es nicht schon waren, bevor es zu Schmerzen geführt hat. Eine Mobilisation des Gewebes ist hier unabdingbar. Wir sprechen in der Sportmedizin von **Triggerpoints** und **Myogelosen**, die es hier zu beseitigen gilt. Das Mobilisieren ist hier oft schmerzhaft, doch nötig zur Entlastungen und Verbesserung des Gewebszustandes.

- Verbringe die zweite Hälfte deines Mobilitytrainings mit aktiven und passiven Techniken innerhalb der entsprechenden Zone.
- Dieser Abschnitt bezieht sich auf alle Übungen des *Guides* aus dem Bereich **Gewebsmobilisation**.

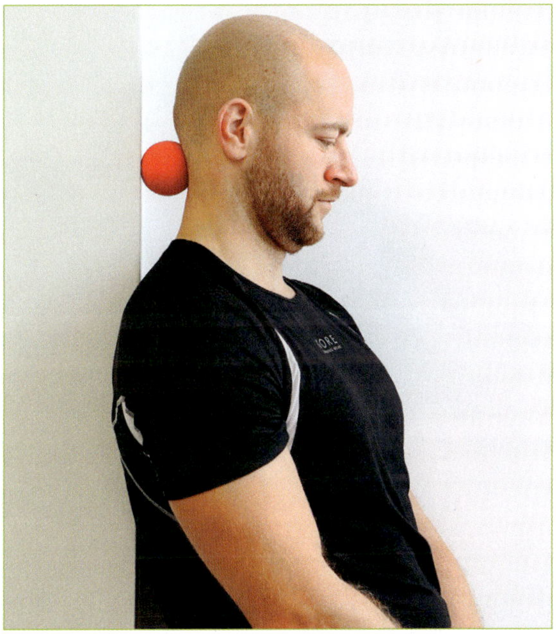

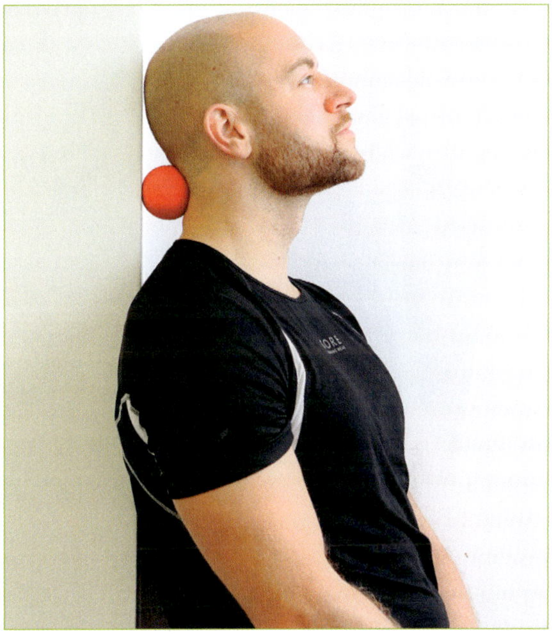

4. Mobilisiere auf- und absteigend und um den schmerzhaften Bereich herum

Benachbarte Areale, insbesondere Muskulatur und Sehnen, übernehmen die Aufgabe der schmerzhaften Struktur und erhöhen dadurch ihre Festigkeit und Spannkraft, da sie mehr arbeiten müssen und zudem unter ungünstigeren Bedingungen. Hier ist es das Ziel, diese ausfindig zu machen und deren erhöhte Spannung durch Mobilisationen zu normalisieren.

- Suche nach weiteren schmerzhaften Arealen und Punkten über, unter und um den eigentlichen Schmerzbereich. Diese liegen oft in denselben Zonen, können aber auch in der benachbarten Zone liegen.
- Dieser Abschnitt bezieht sich ebenfalls auf alle Übungen des *Guides* aus dem Bereich **Gewebsmobilisation**.

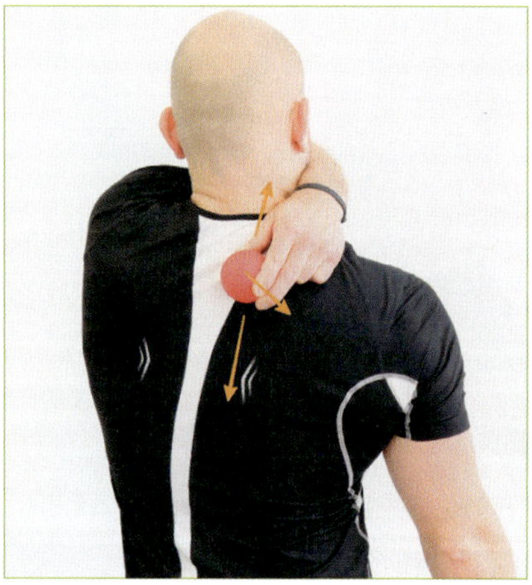

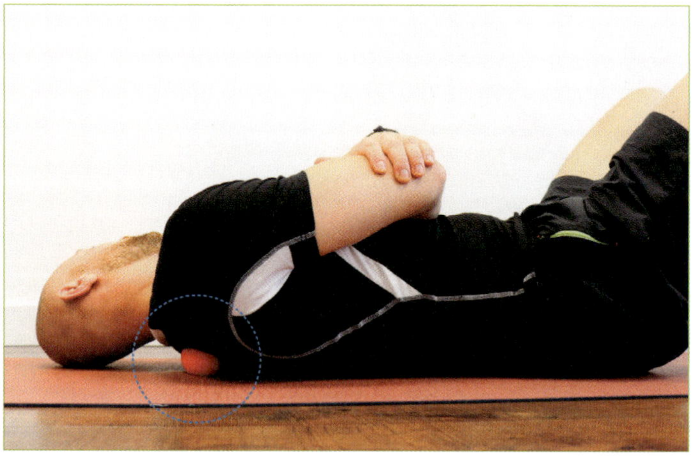

KAPITEL 5

Equipment

5 EQUIPMENT

Wir arbeiten bei Movewell® mit Equipment, ja. Allerdings reicht eine gewisse Grundausstattung, um die effektivsten Formen des Mobilitätstrainings abzudecken. So empfehlen wir, sich nach und nach ein paar nützliche Tools zuzulegen. Es macht viele Übungen schlichtweg praktischer, effektiver, angenehmer und zum Teil auch erst möglich.

Außerdem sei gesagt, dass wir es häufig erleben, dass erst nach Anschaffung solchen Equipments die entsprechenden Übungen auch ausgeführt werden.

5.1 DIE EMPFEHLUNG VON EXPERTEN

YOGAMATTE

Drinnen wie draußen ein absolutes Must-have – macht alle Übungen im Sitzen, Liegen und Knien deutlich komfortabler und gibt dir zusätzlich das Gefühl, gleichgültig, wo du dich befindest, deinen eigenen Trainingsraum zu haben.

LACROSSEBALL

Handlicher geht es kaum – ein kleiner, fester Gummiball, der sich ideal für viele Gewebsmobilisationen nutzen lässt.

Alternativ eignet sich auch das Kinderspielzeug „Flummi" sowie auf kleineren Körperarealen ein Golfball.

DUOBALL (FOAMBALL)

Dieser hat die praktische Aussparung für die Dornenfortsätze der Wirbelsäule und eignet sich somit hervorragend für Mobilisationstechniken im Bereich Hals- und Brustwirbelsäule. Alternativ kannst du zwei Tennisbälle zusammentapen. Dies ist sicher nicht so fest und langlebig, aber erfüllt seinen Zweck.

FOAMROLL

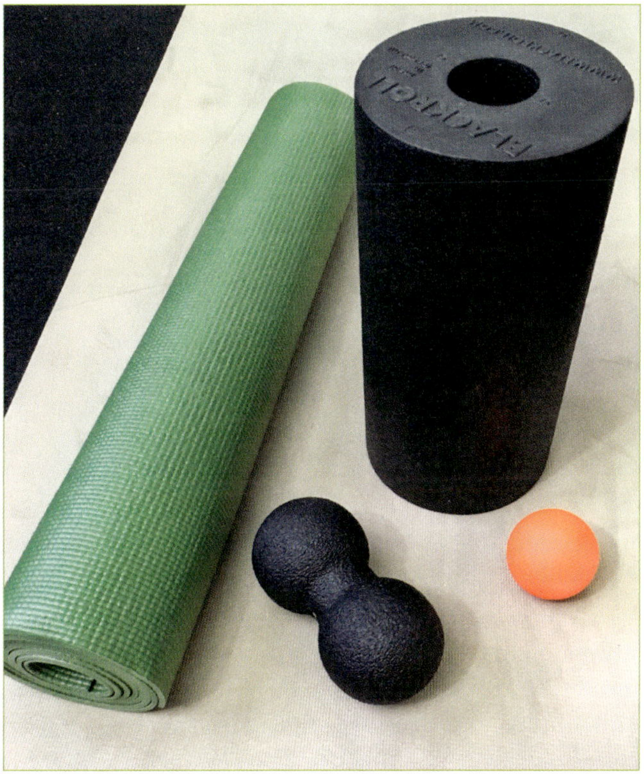

Eine feste, 30 cm lange Rolle, erinnert an die Form eines Nudelholzes – für die Anwendung von Techniken direkt auf der Muskulatur und dem Gewebe perfekt geeignet. Insbesondere die Beine, das Gesäß und der Rücken profitieren von diesem Tool.

WIDERSTANDSBAND (RESISTANCE BAND)

Das Widerstandsband gibt es in verschiedenen Stärken und eignet sich insbesondere für die Technik „Banded Flossing". Mit anderen Worten, dieses Band ermöglicht bei korrekter Anlage eine deutliche stärkere Mobilisation in der Gelenkkapsel. Die Effekte hierbei sind bemerkenswert und werden aus diesem Grund auch sehr oft in der Physiotherapie und in vielen Sportstätten eingesetzt. Darüber hinaus kannst du das Band z. B. auch als Unterstützung für Zugübungen, wie Klimmzüge, nutzen. Wir sprechen hier von einem geschlossenen Band, das je nach Stärke und Widerstand in verschiedenen Farben lieferbar ist – für uns bei Movewell® ein dankbares Tool. Es gehört für uns zum Standardequipment, ist jedoch im Basic Guide nicht berücksichtigt.

TIPP ALLGEMEIN

Zur Mobilisation und punktuellen Behandlung von schmerzhaften Verspannungen im Bereich der Hände und Unterarme funktioniert auch die stumpfe Rückseite eines dickeren Stifts, oder auch die Finger der jeweils anderen Hand. Sei kreativ, der Haushalt bietet für gewöhnlich einige brauchbare Optionen, um an kleinen Verspannungen arbeiten zu können.

KAPITEL 6

Techniken

6 TECHNIKEN

Für die Nutzung des *Mobility Guides* sind zwei Grundkategorien der Mobilisation von Relevanz.

Wir unterscheiden die **Gelenkmobilisation** von der **Gewebsmobilisation**. Jede für sich bietet unschätzbare Vorteile, zusammengenommen bilden diese ein System zur Wiederherstellung von Funktionalität und Beweglichkeit. Da du **Kap. 3.1** gelesen hast, weißt du, dass wir grundsätzlich die tatsächliche Bewegung in Form der Gelenkmobilisation bevorzugen. Das bedeutet aber nicht, dass eine Gewebstechnik nicht genauso erfolgreich sein kann. Zum Lösen von Schmerzpunkten in der Muskulatur oder zum besseren Einschlafen empfehlen wir sogar vorrangig die Gewebsmobilisation, allgemein bekannt als **Faszientraining**. Dieses hat in den letzten Jahren international an Popularität gewonnen und beschreibt die Arbeit mit Foambällen, Foamrollern und anderen Tools zur Mobilisierung verklebten Gewebes.

Nun erklären wir dir die Mobilisationen und die daran beteiligten Techniken im Detail, denn sie helfen dabei, einen schmerzfreien und leistungsstarken Körper aufzubauen.

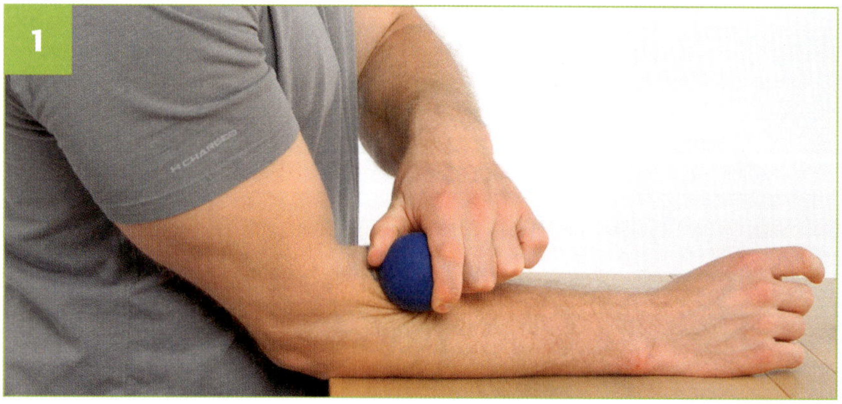

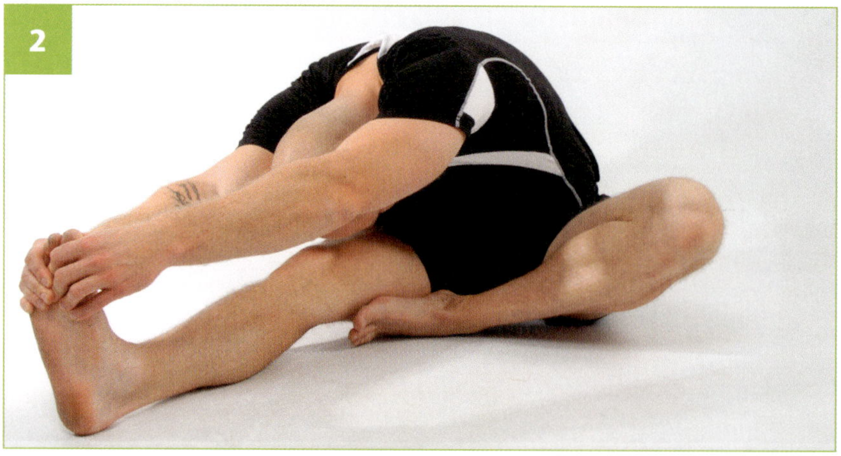

6.1 JOINT MOBILIZATION – DIE MOBILISATION VON GELENKEN UND GEWEBE

Gelenkmobilisation definiert jede tatsächliche Art von Gelenkbewegung am und im Endbereich einer möglichen Bewegungsrichtung. Die Bewegungsverbesserung eines Gelenkkomplexes, wie zum Beispiel die der Wirbelsäule, zählt ebenfalls dazu. Die hierunter aufgeführten Techniken zielen also auf eine Verbesserung und Erweiterung einer limitierten Bewegungsrichtung eines Gelenks ab. Gleiches gilt für die hiermit verbundene Mobilisation der kollagen-elastischen Gewebsanteile, somit die von Muskulatur, Sehne, Band und Faszie.

Muskeln bewegen Gelenke und nicht umgekehrt. Damit ist klar, dass auch Muskulatur der limitierende Faktor eines Gelenks sein kann und das zumeist auch ist.

Zur Begriffsklärung

Mobilität ist der Grad an Beweglichkeit in eine Bewegungsrichtung innerhalb eines Gelenks. **Flexibilität** ist die Beweglichkeit und Nachgiebigkeit von Weichteilen, wie insbesondere von Muskulatur und Sehnen (am Ende einer Bewegung eines Gelenks).

6.1.1 ATEMBETONTE MOBILISATION (BREATHING MOBILIZATION) – ATMUNG STEUERT BEWEGLICHKEIT

Atembetonte Mobilisation (Breathing Mobilization) – Atmung steuert Beweglichkeit

Die **atembetonte Mobilisation (Breathing Mobilization – BM)** hat wohl die größte Ähnlichkeit mit dem klassischen Yoga. Dabei liegt die Priorität auf einem zeitgleichen Bewegen in den Endbereich eines Gelenks bei gleichzeitig fließender Atmung. Vor allem durch die Ausatmung lässt sich jede Bewegung im restriktiven Bereich erweitern.

Hierbei liegt der Fokus bewusst darauf, die Einschränkung zu mobilisieren und diese zu tolerieren. Mobilisation am Bewegungsende ist oft mit Diskomfort und oder leichtem Dehnschmerz verbunden – diesen gilt es, durch kontrollierte Atmung zu steuern, „auszuhalten" und schließlich komfortabel zu machen.

Wichtig

Eine Bewegung, in der du nicht mehr atmen kannst, versetzt deinen Körper automatisch und binnen Sekunden in einen Stresszustand, in dem du die Position und Technik nicht mehr erlebst, sondern nur noch „überlebst". Hierbei entsteht ein Plus an Gewebsspannung und erreicht das Gegenteil vom gewünschten Ziel. Positionen, in denen du nicht in der Lage bist, komfortabel zu atmen, bewirken im Körper Anspannung und keine Relaxation und sind daher zu vermeiden.

Anwendung der Technik

Diese intensive Technik sorgt generell für eine große Bewegungsamplitude (ROM – Range of Motion) und findet Anwendung sowohl bei komplexeren Bewegungsübungen als auch bei Übungen, die das Ziel der Muskelentspannung haben.

So funktioniert die Technik

Die magische Zahl der BM ist 5. Fünf Atemzüge (ein Atemzug = Ein- und Ausatmung), bei denen du dich mit jeder Ausatmung weiter in die limitierte Richtung bewegst. Beginnen zu zählen wirst du dort, wo die Bewegung zunächst für dich endet, das Gelenk sein Limit erreicht hat oder die bewegende Muskulatur das erträgliche Maximum an Spannung erreicht hat. Während jeder Ausatmung versuchst du, dich tiefer in die Einschränkung zu bewegen; mit jeder Einatmung hältst du die neu erreichte Position. Die Gesamtzahl an Wiederholungen (fünf Atemzüge = eine Wiederholung) findest du unter „Frequenz | Dauer" der einzelnen Übung, die unter „Technik" mit BM (Breathing Mobilization) markiert ist. Wir verwenden hier ausschließlich Zeitangaben, so können die Wiederholungen bei der Atmung von Übung zu Übung variieren. Eine Person, die Schwierigkeiten mit ruhiger und entspannter Atmung hat und somit vielleicht mehr ein- und ausatmen muss, kann dies tun. So können also die Zeitangaben in den Übungsbeschreibungen durch bis zu sieben Atemzüge angepasst werden. Im Video siehst du, wie es aussehen soll.

Beispiel:
Die **Adduktoren Übungssequenz I** hat die Angabe „1,5 Minuten pro Seite", das bedeutet, dass du pro Seite circa zweimal fünf AZ (Atemzüge) innerhalb dieser Zeit verbringen kannst. Also zwei Durchgänge mit jeweils fünf Atemzügen auf jeder Seite. Diese führst du idealerweise im Wechsel durch:
links fünf AZ – rechts fünf AZ – links fünf AZ – rechts fünf AZ.

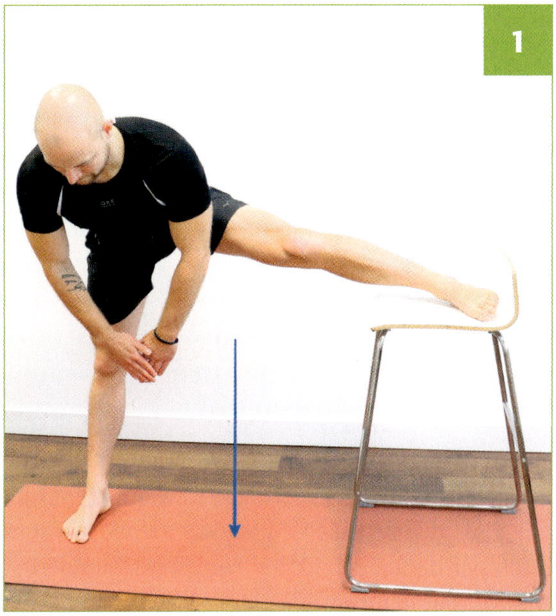

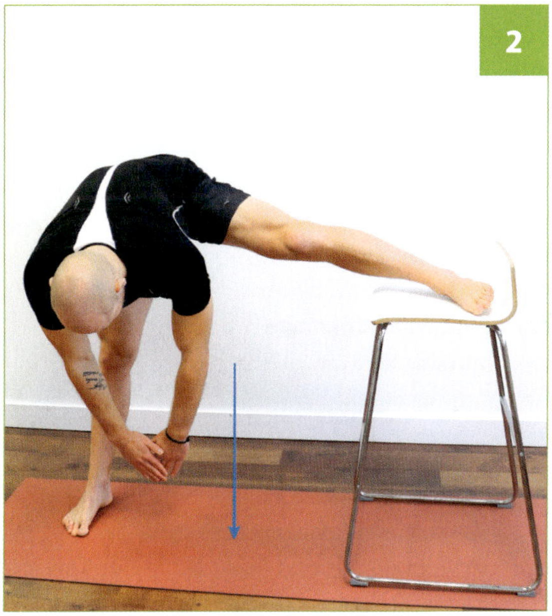

6.1.2 BEWEGUNGSBETONTE MOBILISATION (DYNAMIC MOBILIZATION) – BESSER BEWEGEN, MEHR BEWEGEN

Bewegungsbetonte Mobilisation (Dynamic Mobilization) – besser bewegen, mehr bewegen

Die **bewegungsbetonte Mobilisation (Dynamic Mobilization – DM)** gilt als aktivste Form der Bewegungsverbesserung und hat den positiven Nebeneffekt der Körpererwärmung. Neben der allgemeinen Erwärmung durch Anregung des Herz-Kreislauf-Systems werden auch lokal die entsprechenden Gelenke und Gelenkkomplexe sehr deutlich erwärmt und durchblutet. Zusätzlich arbeiten Muskulatur und Bewegungsapparat intensiver und so wird bei der DM auch die Koordination, die Stabilität und die Kraft gefördert.

Der entscheidende Unterschied dieser Technik zur atembetonten Mobilisation (BM) ist, dass du dich am Ende der Bewegung direkt oder innerhalb von 1-3 Sekunden wieder zurück in die Startposition bewegst. Diese Form der Mobilisation wirkt also über größere Wiederholungszahlen und höhere Frequenzen. Selbstredend erklärt das auch die Begrifflichkeit „Dynamic" (dt. dynamisch).

Anwendung der Technik

Diese Form der Gelenkmobilisation wirkt insbesondere in allen gelenknahen Strukturen, wie Gelenkkapseln, Bändern und Sehnen. Diese regt hervorragend die Produktion von Gelenkflüssigkeit an und erwärmt überdies Muskulatur und Gewebe. In der Therapie nutzen wir diese Technik bei Funktionsstörungen in Gelenken, Restriktionen, nach Traumata, so auch bei Arthritis und Arthrose.

So funktioniert die Technik

„Das Spiel geht: In die Einschränkung und wieder heraus." –, kein langes Halten und kein Nachdrücken. Die DM wird dennoch an die Atmung gekoppelt und findet im Atemrhythmus statt, jedoch folgt nach der Bewegung in die Einschränkung mit der folgenden Einatmung ein Zurückbewegen in die Startposition. Grundsätzlich kannst du dich immer an Wiederholungszahlen halten, so ist hier die magische Zahl 10.

Die Zeitangabe im Bereich „Frequenz | Dauer" im Übungskatalog verrät, dass mehrmals 10 Wiederholungen in den vorgegebenen Zeitrahmen passen. Im Video kannst du dir die Technik genauer anschauen.

Beispiel:
Die **Kopf Übungssequenz II** hat die Angabe: „Verweile eine Minute in dieser Mobilisation", das bedeutet, dass du hier circa zweimal 10 WH (Wiederholungen) zu jeder Seite schaffst. So wäre es gestaffelt: links – rechts im Wechsel bis 10, das Ganze zweimal.

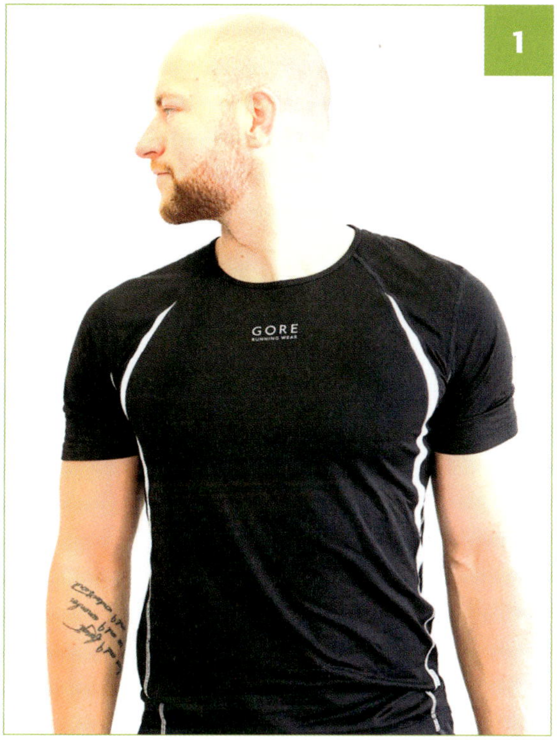
1
GORE

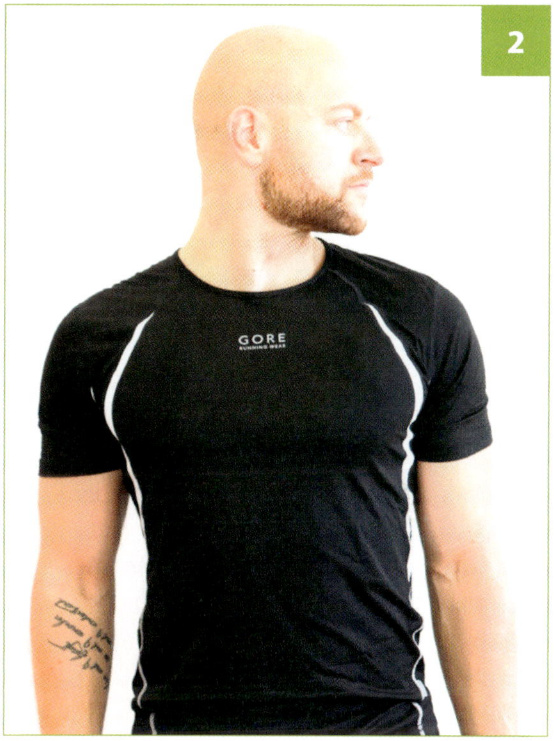
2
GORE

6.2 TISSUE MOBILIZATION – DIE MOBILISATION VON GEWEBE

WAS GENAU IST „FASZIENTRAINING"?

Eine Frage, die dieser Tage unumgänglich ist im Sport. Eine **Faszie** ist eine die Muskulatur umgebende, bindegewebsartige Struktur und hat eine formgebende und stützende Funktion innerhalb des gesamten Körpers. Faszien verbinden bandartig Kopf bis Fuß und bestehen überwiegend aus kollagenen Fasern. In den letzten 5-10 Jahren gewannen diese immer mehr an Bedeutung und erfahren nun eine große Aufmerksamkeit.

„Faszientraining", „Faszienball", „Faszienrolle" sind Vermarktungsnamen und erhöhen den Verkaufswert. Diese könnten auch ebensogut „Muskelball", „Muskelrolle", „Nerventraining" oder „Hautball" heißen. Doch klingen diese Begriffe nicht so gut. Generell entspricht das Applizieren von Druck auf bestimmte Gewebsbereiche dem Setzen von Stimuli, welche Veränderungen in Haut, Muskulatur, Bindegewebe, Nerv und selbst am Periost (Knochenhaut) und im Knochen bewirken können. Um den Effekt zu verdeutlichen, stellen wir uns einen Kampfkünstler vor, der ein Holzbrett mit der Faust durchschlagen kann. Nicht nur, dass Bewegung, Timing, Koordination und Atmung perfekt aufeinander abgestimmt sind, sondern eine adaptierte und damit eine abgehärtete Knochenhaut und dichteres Knochengewebe sorgen für den Erhalt einer intakten Hand. So liegt der große Vorteil bei Gewebsmobilisationen darin, dass die Applikation eines ausreichend starken Reizes, welcher als solcher vom zentralen Nervensystem gedeutet wird, folglich zu einer Muskelentspannung führt.

WAS GENAU IST GEWEBSMOBILISATION (TISSUE MOBILIZATION - TM) UND WELCHES GEWEBE WIRD HIER MOBILISIERT?

Alle Gewebsschichten werden hierbei mobilisiert und massiert – Haut, Unterhaut, Muskulatur, Faszien, Bänder, Sehnen, Nerven, Blutgefäße, Lymphgefäße und selbst Periost (Knochenhaut) und Knochen.

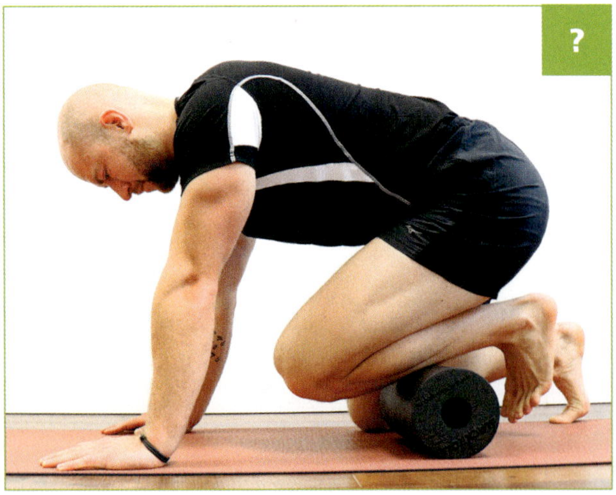

Es ist die Mobilisation durch Druck in das Gewebe. Dieser Druck wird mit den in Kap. 5 beschriebenen Tools aufgebracht. Nichts anderes nimmt sich auch der Physiotherapeut, Osteopath, Chiropraktiker oder Sportmediziner zu Hilfe.

WAS IST DAS ZIEL DER GEWEBSMOBILISATION (TISSUE MOBILIZATION - TM)?

Das Hauptziel ist die Mobilisation einzelner Gewebsschichten gegeneinander und untereinander. Die Spannungslösung in der Muskulatur und die Verbesserung der Beweglichkeit aller Schichten aufeinander ist hierbei entscheidend. Mehrere Mechanismen laufen gleichzeitig ab und geben das typische Entspannungsgefühl, welches von einer klassischen Massage bekannt ist. Eine Gewebsmobilisation wirkt grundsätzlich auf alle Gewebe gleich, jedoch liegt der Wert natürlich in der Spannungsveränderung von Muskulatur, Sehnen, Bändern und Faszien. Muskeln können anspannen und entspannen, die Signalgebung kommt hierfür vom zentralen Nervensystem. Verspannungen und Verhärtungen in der Muskulatur entstehen durch Fehlbelastung, Schutzhaltung oder Überlastung, bei denen die Signale zur Anspannung permanent überwiegen, was einen Muskel schließlich dazu bringt, in einer angespannten (kontrahierten) Position zu verriegeln – Schmerzen sind oft die Folge. Die Anwendung der Muskelentspannungstechniken, wie **Smash**, **Smash und Rollen** und **Anspannen und Entspannen**, hat die Aufgabe, diese verriegelte Position eines Muskels in seiner Anspannung aufzulösen und den Normalzustand wiederherzustellen. Dies ist auch bekannt als **Trigger-Point-Behandlung**. Was geschieht außerdem, wenn auf einen Gewebsbereich, wie zum Bespiel den Oberschenkel, Druck appliziert wird?

Durch starke Kompression ins Gewebe ergibt sich für diesen lokalen Bereich eine Verlängerung (Stretch) von Gewebsschichten bei gleichzeitiger Verdrängung von Blut in diesem Bereich. Nach der Verdrängung des Bluts erfolgt die sogenannte *Hyperämie* (Mehrdurchblutung), die zu mehr Stoffwechselaktivität in diesem Bereich führt. Zeitgleich geschieht auf neurophysiologischer Ebene ein hoher Austausch an Informationen. So ist es dank Rezeptoren im Muskel (Muskelspindel) und in der Muskelsehne (Golgi-Organ) möglich, durch Kommunikation mit dem Gehirn eine Spannungsreduktion zu erzielen[14]. Ein Verschwinden des schmerzhaften und funktionsbeschränkten Muskelpunkts/Areals ist die Folge, wodurch der entsprechende Muskel seine eigentliche Tätigkeit wieder aufnehmen kann.

REGELN DER ANWENDUNG

- Da die TMs ausschließlich auf Weichteilgewebe (Muskulatur, Sehne, Band, Nerv, Lymph- und Blutgefäß) angewandt werden, gilt es, generell jegliche Knochenpunkte zu meiden! Oberflächliche Gefäßstrukturen, wie die im Bereich des Handgelenks, der Kniekehle oder der Halsschlagader, sollten ebenfalls ausgelassen werden.
- **Kontraindikation:** Lediglich bei Schwangerschaft, ab Mitte des zweiten Trimesters, raten wir davon ab, im Bauch und unteren Rückenbereich mit TMs zu arbeiten, da diese frühzeitige Wehen und Komplikationen auslösen können.
- **Anwendung:** Wir zielen bei der TM auf schmerzhaftes, verspanntes und eingeschränktes Gewebe ab. Diese geben uns schnell und zuverlässig Rückkopplung über Spannungsänderungen. Verschwindet dort also der Schmerz oder Diskomfort – siehe Kap. 4 –, so ist lang und intensiv genug Druck auf diesen Bereich aufgebracht worden und es ist Zeit, zum nächsten Punkt überzugehen.

- **Dauer:** Grundsätzlich gilt, bis der Schmerz oder Diskomfort verschwunden oder abgeschwächt ist. Das kann in verschiedenen Bereichen unterschiedlich lange dauern, da die Sensibilität einzelner Körperareale stark variiert und der jeweilige Grad der Verspannung, Verhärtung und Verklebung eine große Rolle spielt. So kann es von wenigen Sekunden bis hin zu über 30-40 Sekunden dauern, bis eine spürbare Linderung eintritt. Beachte hierzu die einzelnen Zeitangaben in Kap. 7. Alle Zeitangaben sind reine Richtlinien und können individuell abweichen.
- **Atmung und Entspannung:** Wir empfehlen, sich hier noch einmal **Kap. 2.1** in Erinnerung zu rufen. Eine konstante und bewusste Atmung (über die Nase, gegebenenfalls Mund) fördert eine bessere Relaxation, welche nötig ist, um die zum Teil eher unbequemen Techniken auszuhalten. Überdies ermöglicht eine bewusste und regelmäßige Atmung eine schnelle Entspannung des vegetativen Nervensystems (weniger Stress) und sorgt lokal im Bereich der Anwendung für weniger Gegenspannung. Gegenspannung ist sehr hinderlich bei der Anwendung der Technik und erlaubt kein tieferes Einsinken des Tools in den Bereich des Gewebes. Dies führt meist nicht zu einer Spannungsreduktion in diesem Areal.
- Dort, wo ein Schmerzpunkt ist, ist oft ein weiterer: Hierzu schaue bitte noch einmal in **Kap. 4**. Wir empfehlen immer, bei Verwendung der TMs in einem schmerzhaften bzw. unangenehmen Bereich nach weiteren Punkten zu suchen. Diese müssen im Alltag oder bei sportlichen Aktivitäten nicht spürbar sein, sind jedoch potenzielle Gefahrenquellen, wenn sie in der Anwendung der TMs deutlich spürbar werden.
- **Gewebe, was bei Druck keine Schmerzen auslöst, kann generell als intakt und funktionell angesehen werden.**
- **Wie baue ich Druck auf dem Gewebe auf?** Wir machen uns hier die Physik, insbesondere die Gravitation und Hebelwirkung, zunutze. Nutze also dein Körpergewicht und baue Druck gegen eine Wand, einen Türrahmen oder eine harte Unterlage auf, wie z. B. den Boden. Nur im Bereich von feiner Muskulatur, wie diejenige am Unterarm, empfehlen wir, mit der jeweils anderen Hand den Druck aufzubringen.

6.2.1 SMASH

Smash

Der **Smash** ist die Grundform der TM und beschreibt die ursprüngliche Form der Triggerpunktbehandlung. Durch punktuellen Druck und Einsinken des Tools in das Gewebe wird eine Lösung des in der Anspannung verriegelten Muskels erzielt. Der Schlüssel hierbei ist die Konzentration auf die Atmung – erst sie ermöglicht das Eindringen in tiefere Gewebsschichten. Der Smash funktioniert grundsätzlich mit dem Ball, der Rolle, einem Stift oder mit dem Finger.

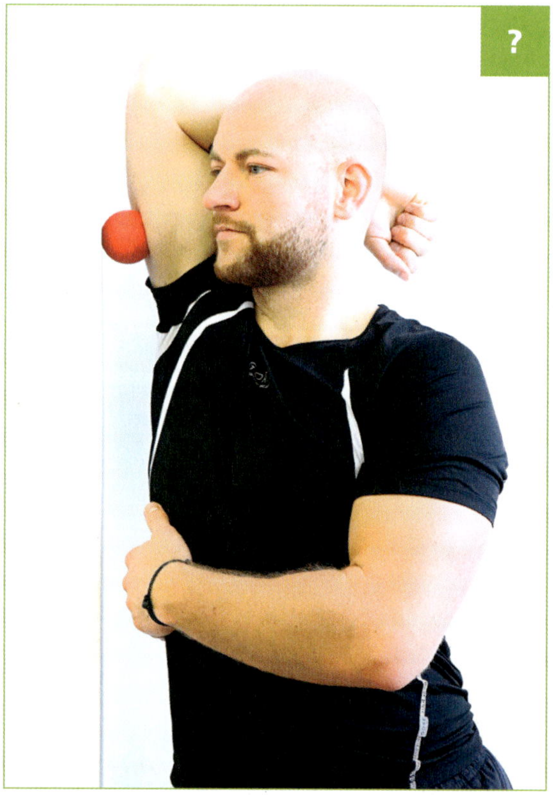

Wo wende ich den Smash an?

Diese Technik funktioniert überall: auf Muskulatur, Sehnen und Bändern. Die Größe des Tools sollte jedoch beachtet werden, so eignet sich ein großer Ball wenig für die Arbeit auf kleinen Muskeln wie die des Unterarms.

Hinweis

Je kleiner das Tool zum Bearbeiten ist, desto höher ist der punktuelle Druck.

„Verschwende" keine Zeit auf Areale, in denen du kein unangenehmes Gefühl, Diskomfort oder Schmerz spürst. Hier ist der Gewebszustand scheinbar in Ordnung und eine Anwendung der Technik wird gegebenenfalls auch keine große Wirkung zur Verbesserung deiner Beweglichkeit erzielen.

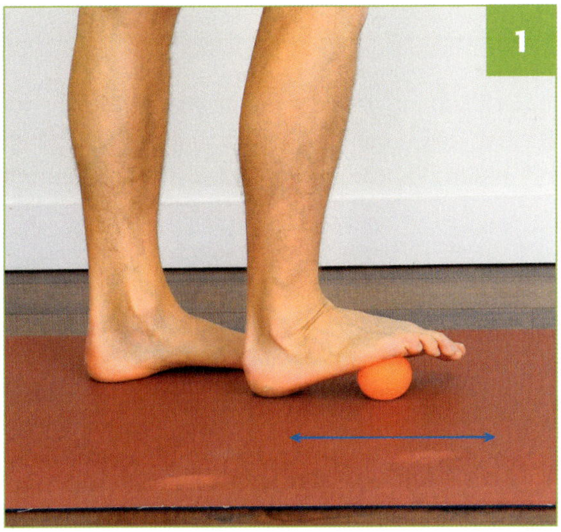

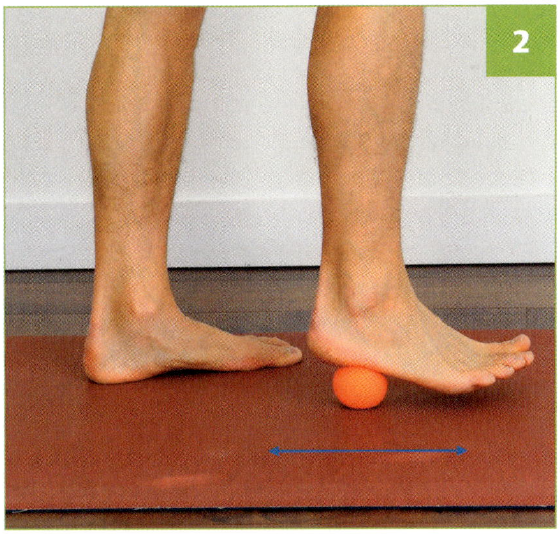

6.2.2 SMASH UND ROLLEN

Smash und Rollen

Diese Technik erinnert vielleicht am stärksten an die in der Werbung gezeigte Benutzung der Rolle oder des Balls. Im Grunde verbinden wir hier den Smash mit einer langsamen und konstanten Rollbewegung. Eine Verteilung des Drucks über mehrere Schichten und entlang (auch quer) von Muskeln, Sehnen und anderem Gewebe ist hierbei das Ziel.

Wo wende ich Smash und Rollen an?

Diese Technik eignet sich am besten im Bereich von größeren Muskeln und Gewebsflächen, wie z. B. vordere Oberschenkel- oder Wadenmuskulatur.

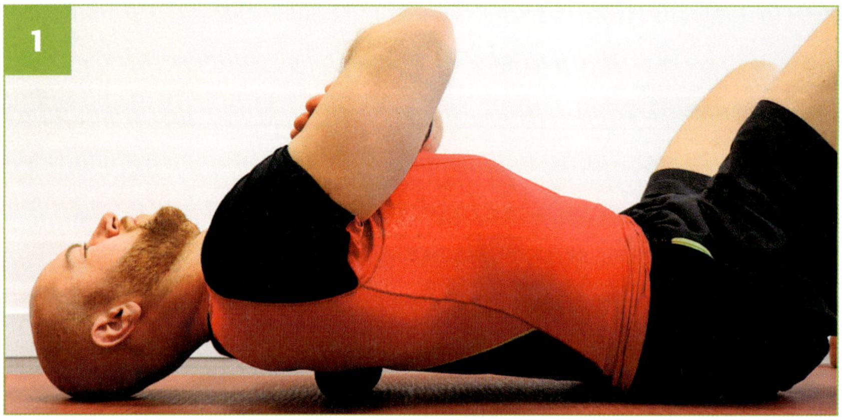

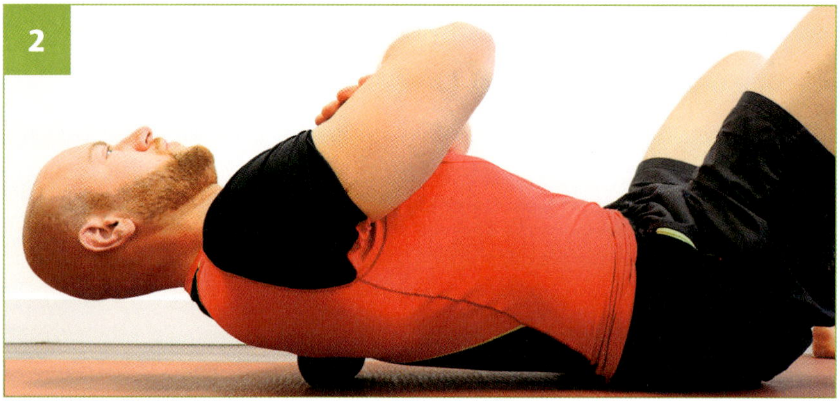

6.2.3 ANSPANNEN UND ENTSPANNEN (CONTRACT AND RELAX)

Anspannen und Entspannen (Contract and Relax)

Contract and Relax ist eine sehr effektive Technik der Gewebsmobilisation. Sie verbindet Druck auf einem Areal, insbesondere auf der Muskulatur, mit gleichzeitiger Gegenspannung (Anspannung = Kontraktion) und mit nachfolgender Entspannung (Relaxation) desselben Muskels.

Wir empfehlen, so viel Gewicht, wie du aushalten kannst, auf den Ball oder die Rolle zu geben, die darunter liegende Muskelgruppe für fünf Sekunden anzuspannen und danach bewusst zu entspannen. Wiederhole den Vorgang, bis du in der Lage bist, das gesamte Körpergewicht darauf zu platzieren oder bis du merkst, dass du keine Veränderungen mehr erzielst bzw. kein unangenehmes Gefühl mehr vorhanden ist. Grob helfen dir hier auch unsere individuellen Zeitrichtlinien bei den einzelnen Übungen in Kap. 7. Die Technik ist am besten geeignet, um in die Muskeltiefe zu gelangen.

Wo wende ich den Contract and Relax an?

Wir haben unter „Technik" der einzelnen TM-Übungen jeweils gekennzeichnet, wo sie sinnvoll anzuwenden ist. Im Grunde überall dort, wo ich eine Muskelkontraktion ausüben kann, funktioniert diese „Deep-Layer-Technik".

KAPITEL 7

Übungskatalog

7 ÜBUNGSKATALOG

KÖRPERKARTE

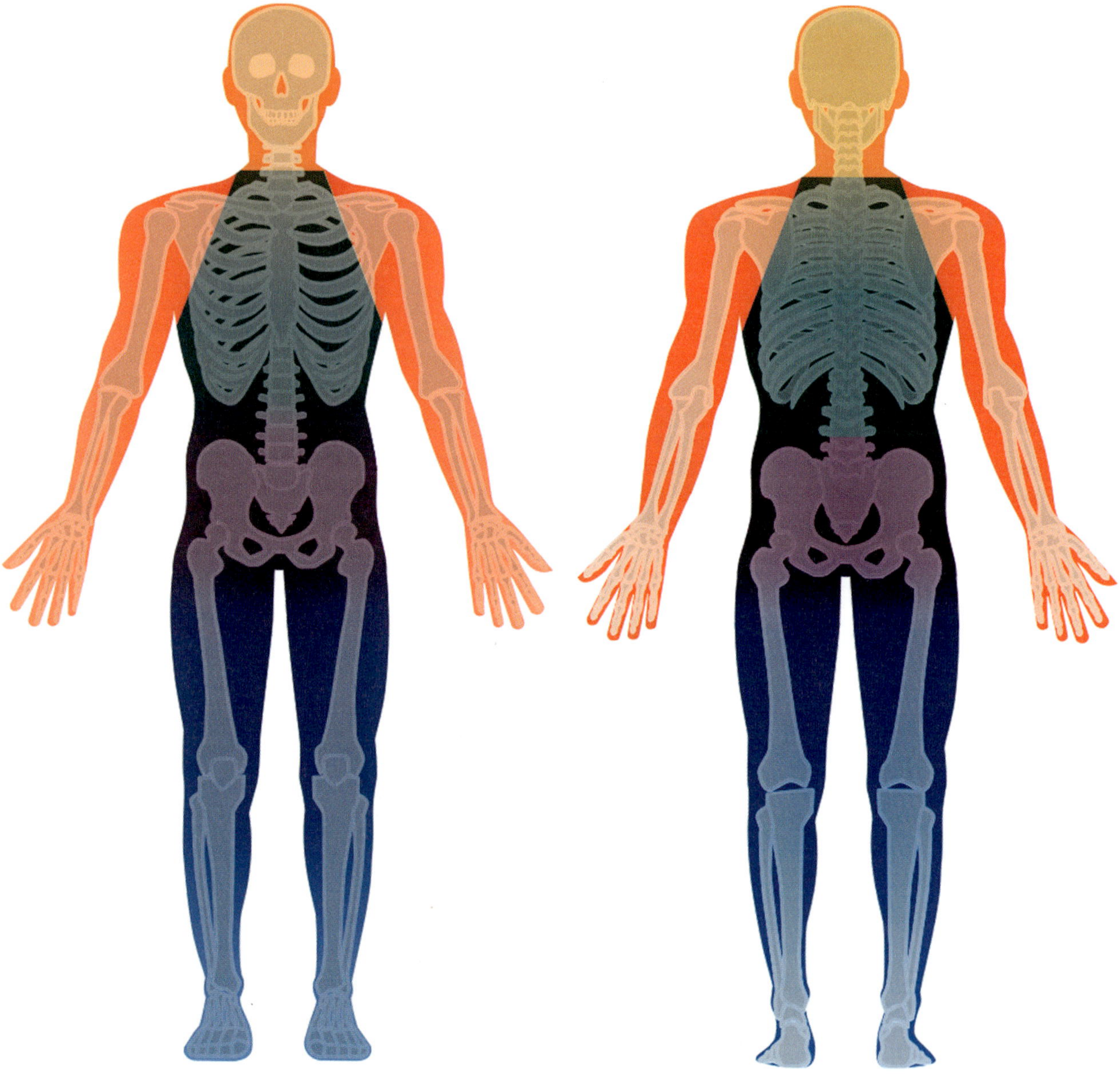

ZONE I

KOPF | HALS | NACKEN

ZONE II

SCHULTER | ARM | HAND

ZONE III

WIRBELSÄULE

ZONE IV

HÜFTGELENK | GESÄSS

ZONE V

BEIN | SPRUNGGELENK | ZEHEN

ZONE I

7.1 KOPF | HALS | NACKEN

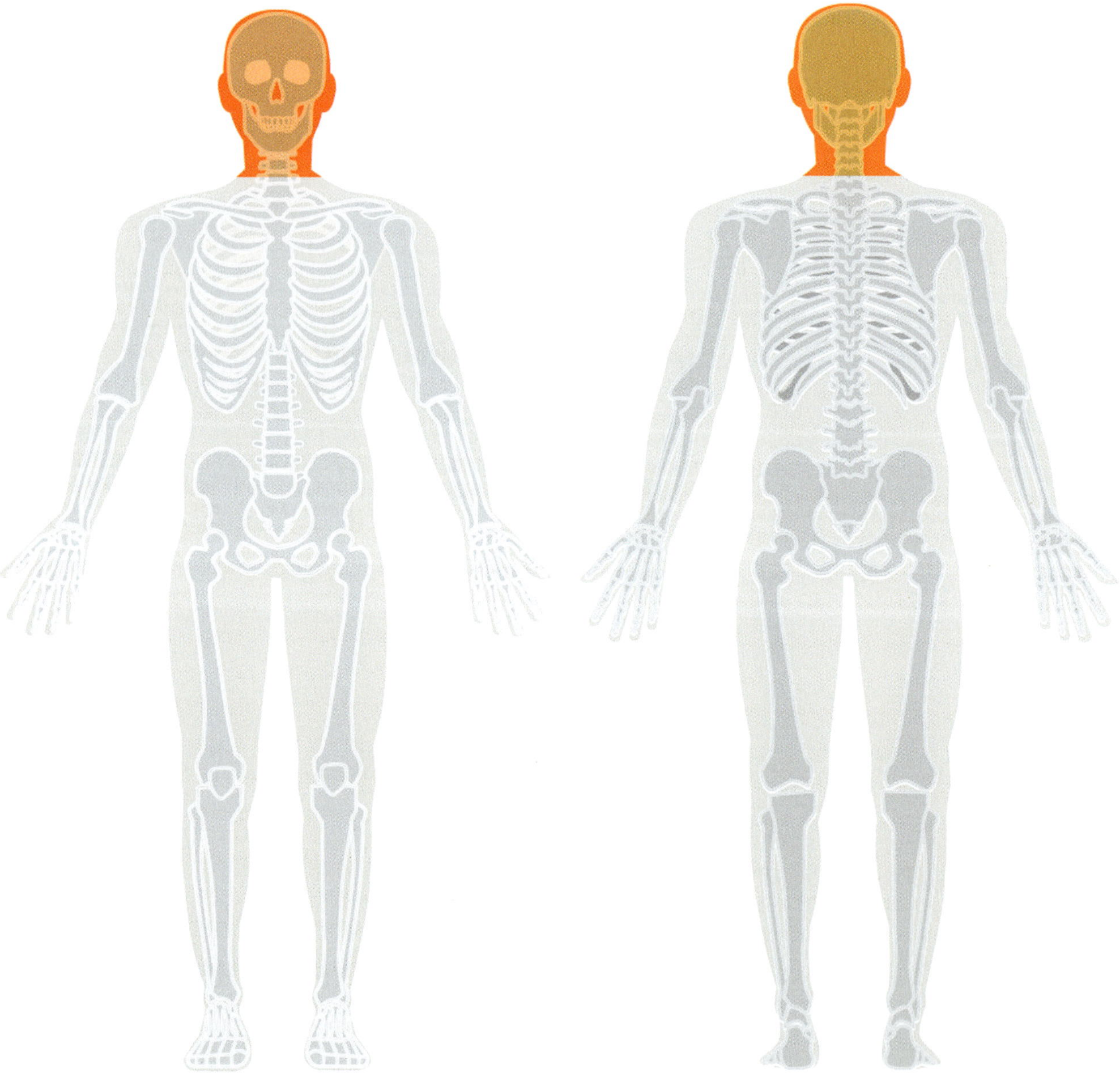

ALLGEMEINE VORTEILE

- Optimierung von Biomechanik, Haltung und Kopfbewegung
- Verbesserung der Körperwahrnehmung und Konzentration
- Vorbereitung auf Sport und Aktivitäten
- Bessere Regeneration nach Sport und Aktivitäten
- Verletzungsprävention in Bezug auf Hals, Kiefer, Wirbelsäule
- Stressreduktion

ANWENDUNG BEI BESCHWERDEN

- Blockade der ersten Rippe
- Blockade der Kopfgelenke (Head Joints)
- Akute und chronische Kopfschmerzen, Spannungskopfschmerzen
- Chronische Nackenschmerzen, Schluckbeschwerden
- Stress und Schonhaltungen (Nacken, Kiefer, Schläfe)
- Nach Kiefer- und Hals-OPs, Bandscheibenvorfälle NPP, Bandscheibenvorwölbungen

MOBILISATIONSÜBUNGEN

GELENKMOBILISATION

ATEMBETONTE MOBILISATION

- Nackenübung II

BEWEGUNGSBETONTE MOBILISATION

- Doppelkinn
- Kopfrotation
- Kopfseitneige
- Kopfstreckung
- Kopfübung I
- Kopfübung II

ZONE I

GEWEBSMOBILISATION

SMASH | SMASH UND ROLLEN | ANSPANNEN UND ENTSPANNEN

- Kiefer
- Schläfe
- Vorderer Hals

- Hinterhaupt I
- Kopfgelenke I

- Erste Rippe
- Schulter | Nacken I

GELENKMOBILISATION

ATEMBETONTE MOBILISATION

NACKENÜBUNG II (NECK DRILL II)

Nackenübung II (Neck Drill II)

Ausgangsposition
Nimm einen stabilen, schulterbreiten Stand ein, der Kopf ist mittig ausgerichtet, die Augen schauen geradeaus und die Arme hängen neben dem Körper. Eine leichte Doppelkinnposition ist hier empfohlen.

Bewegungsablauf
Bewege deinen Kopf mit der Ausatmung in die Seitneige – „Ohr in Richtung Schulterdach". Anschließend ziehst du den gegenüberliegenden Handrücken nach oben und schiebst den Arm in Richtung Boden.

Bewegungsablauf für Fortgeschrittene
Lege nun den gleichseitigen Arm vorsichtig auf deinem Kopf ab, um die Wirkung auf die Nackenmuskulatur zu erhöhen. Ziehe jedoch dabei nicht am Kopf, sondern lege deine Hand nur ab. Von hier aus kannst du nun durch ein leichtes Rotieren (links und rechts) des Kopfs andere Muskelstränge und Gewebsstrukturen erreichen.

Endposition
Löse den Arm vom Kopf (Fortgeschrittene), löse die Spannung aus dem Arm, welcher zum Boden bewegt wurde und bringe den Kopf zurück in die Ausgangsstellung. Nun kannst du die Seite wechseln.

Hinweis
Führe die gesamte Bewegung in einem langsam-moderaten Tempo durch und lasse die Augen offen. Diese Mobilisation bewirkt meist ein leichtes bis starkes Dehngefühl in der Nacken- und Halsmuskulatur.

Wirkung
Diese Bewegung löst Verklebungen und Restriktionen aus der Hals- und Nackenmuskulatur und verbessert die Beweglichkeit der Halswirbelsäule.

Frequenz | Dauer

Verbringe bis zu zwei Minuten in dieser Mobilisationsübung pro Seite. Dies entspricht pro Seite circa dreimal fünf AZ.

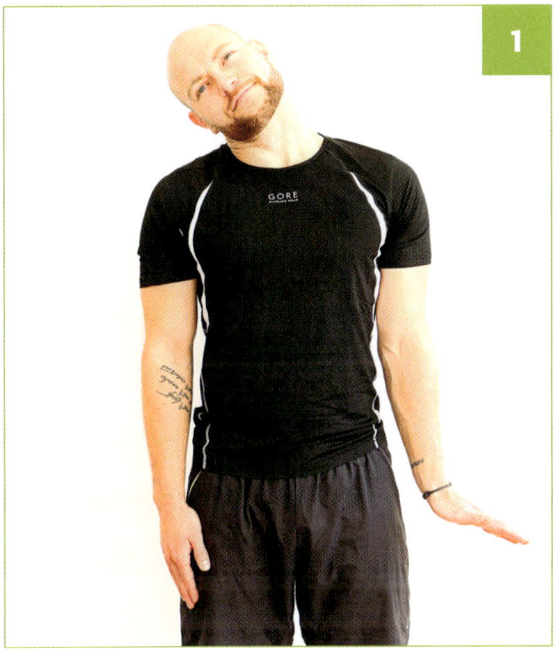

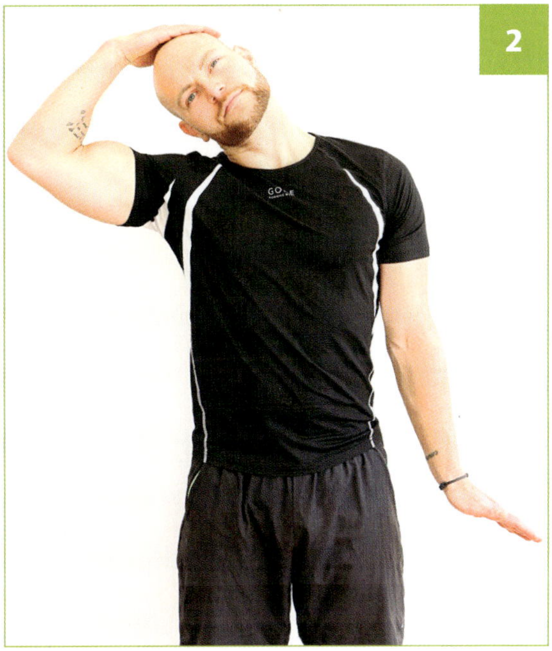

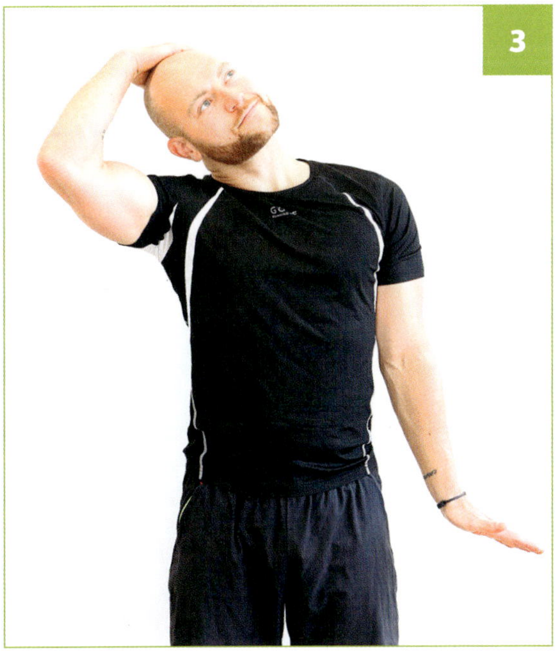

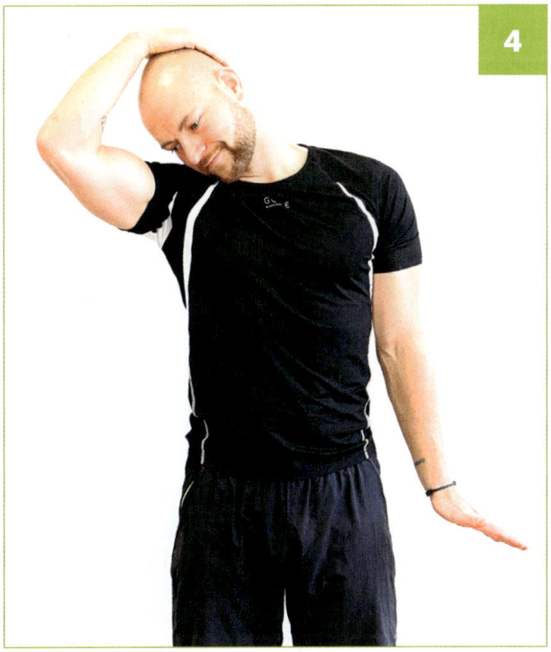

BEWEGUNGSBETONTE MOBILISATION

DOPPELKINN (DOUBLE HEAD)

Doppelkinn (Double Head)

Ausgangsposition
Nimm einen stabilen, schulterbreiten Stand ein, der Kopf ist mittig ausgerichtet, die Augen schauen geradeaus und die Arme hängen neben dem Körper. Eine leichte Doppelkinnposition ist hier empfohlen.

Bewegungsablauf
Forme ein Doppelkinn, indem du dein Kinn in Richtung Hals ziehst (nicht in Richtung Brust), verweile dort für 1-3 Sekunden und bewege dann dein Kinn weiter in Richtung Brustbein. Ist das Kinn dem Brustbein angenähert oder liegt es sogar auf, verweile hier für 1-3 Sekunden.

Endposition
Kehre in die Ausgangsposition zurück und wiederhole die Ausführung, wie angegeben.

Hinweis
Führe die gesamte Bewegung in einem langsam-moderaten Tempo durch. Diese Bewegung mobilisiert die gesamte Halswirbelsäule und die Kopfgelenke in die Beugung. Halte die Augen durch den angegebenen Bewegungszeitraum hindurch geradeaus gerichtet. Ein Dehnzug im Bereich des Haaransatzes kann spürbar sein, sobald Restriktionen („Verspannungen") vorhanden sind.

Wirkung
Ziel dieser Übung ist vor allem die Verbesserung der Dehnfähigkeit und Beweglichkeit der oberen Nackenextensoren. Wichtig für frei bewegliche Kopfgelenke.

Frequenz | Dauer
Verbringe circa eine Minute in dieser Mobilisationsübung. Das entspricht zweimal 8-10 WH.

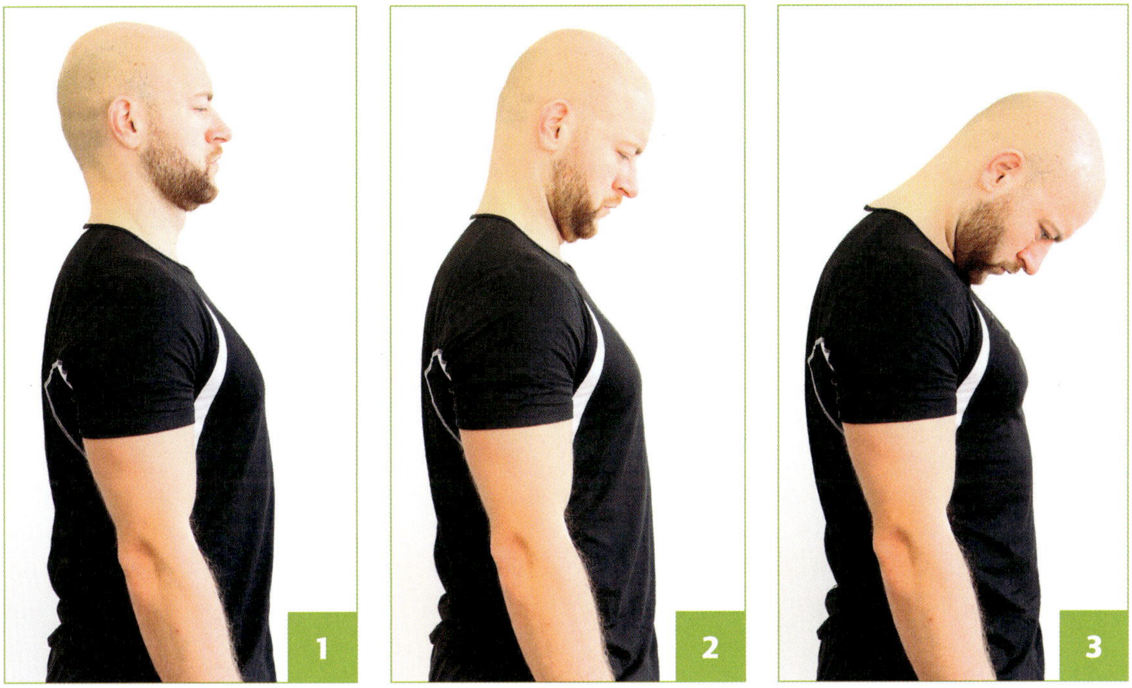
1
2
3

KOPFROTATION (HEAD ROTATION)

Kopfrotation (Head Rotation)

Ausgangsposition

Nimm einen stabilen, schulterbreiten Stand ein, der Kopf ist mittig ausgerichtet, die Augen schauen geradeaus und die Arme hängen neben dem Körper. Eine leichte Doppelkinnposition ist hier empfohlen.

Bewegungsablauf

Bewege deinen Kopf mit der Ausatmung in die Rotation zu einer Seite, mit Blick dabei über die jeweilige Schulter. Verweile dort für 1-3 Sekunden und bewege den Kopf mit der Einatmung zurück in die Ausgangsposition, wobei du den Blick geradeaus richtest. Versuche, mit jeder Wiederholung weiter in die Bewegungsrichtung zu gelangen.

Endposition

Kehre mit der Einatmung in die Ausgangsposition – der Kopf ist geradeaus ausgerichtet – zurück und wechsle dann auf die Gegenseite.

Hinweis

Führe die gesamte Bewegung in einem langsam-moderaten Tempo durch. Die Augen leiten die Bewegung zur jeweiligen Seite ein. Die Betonung auf nur einer Seite verstärkt die Wirkung dieser Technik. Eine Kombination beider Richtungen ist die Kopfübung II.

Wirkung

Diese Bewegung mobilisiert die gesamte Halswirbelsäule und die Kopfgelenke in die Rotation zur jeweiligen Seite.

Frequenz | Dauer

Verbringe bis zu einer Minute in dieser Übung pro Seite. Das entspricht circa zweimal 8-10 WH pro Seite.

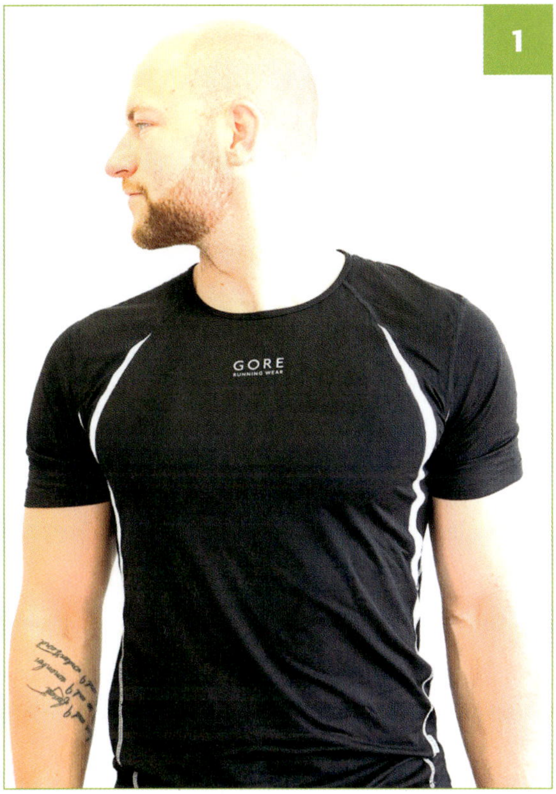
1
GORE
RUNNING WEAR

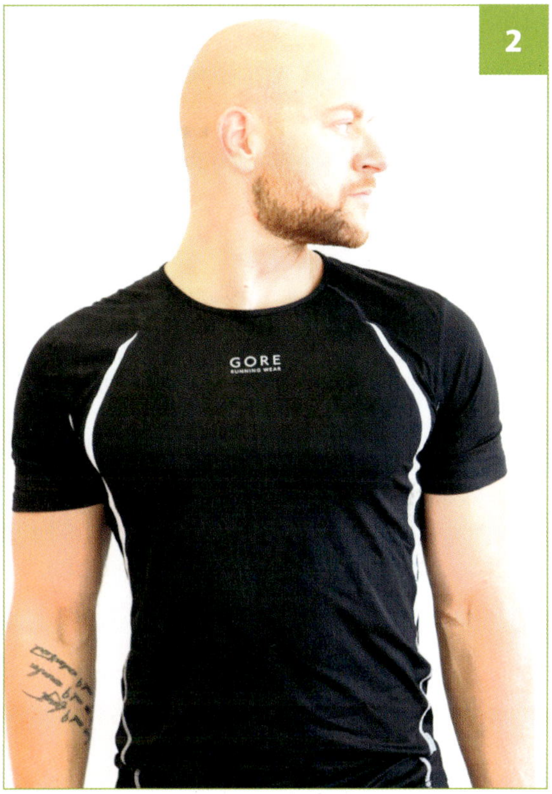
2
GORE
RUNNING WEAR

KOPFSEITNEIGE (HEAD LATERAL FLEXION)

Kopfseitneige (Head Lateral Flexion)

Ausgangsposition
Nimm einen stabilen, schulterbreiten Stand ein, der Kopf ist mittig ausgerichtet, die Augen schauen geradeaus und die Arme hängen neben dem Körper. Eine leichte Doppelkinnposition ist hier empfohlen.

Bewegungsablauf
Bewege deinen Kopf mit der Ausatmung in die Seitneige – „Ohr in Richtung Schulterdach" – zu einer Seite, mit Blick geradeaus. Verweile dort für 1-3 Sekunden und kehre mit der Einatmung zurück in die Ausgangsposition. Wiederhole die Technik zur gleichen Seite.

Endposition
Kehre mit der Einatmung in die Ausgangsposition – der Kopf ist geradeaus ausgerichtet – zurück und wechsle dann auf die Gegenseite.

Hinweis
Führe die gesamte Bewegung in einem langsam-moderaten Tempo durch. Halte die Augen durch den angegebenen Bewegungszeitraum hindurch geradeaus gerichtet und offen.

Wirkung
Diese Mobilisationsübung verbessert die Beweglichkeit der Halswirbelsäule in die Seitneige und löst Restriktion aus der seitlichen Hals- und Nackenmuskulatur.

Frequenz | Dauer
Verbringe bis zu einer Minute in dieser Übung pro Seite. Das entspricht circa zweimal 8-10 WH pro Seite.

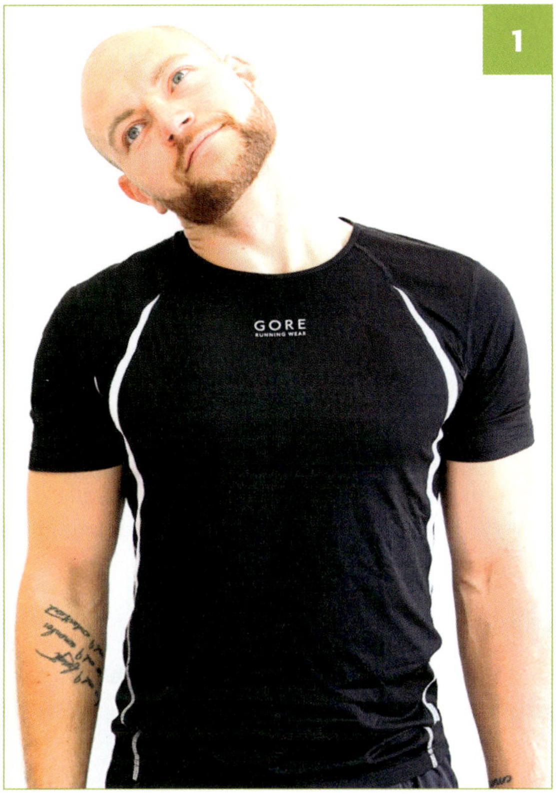

1

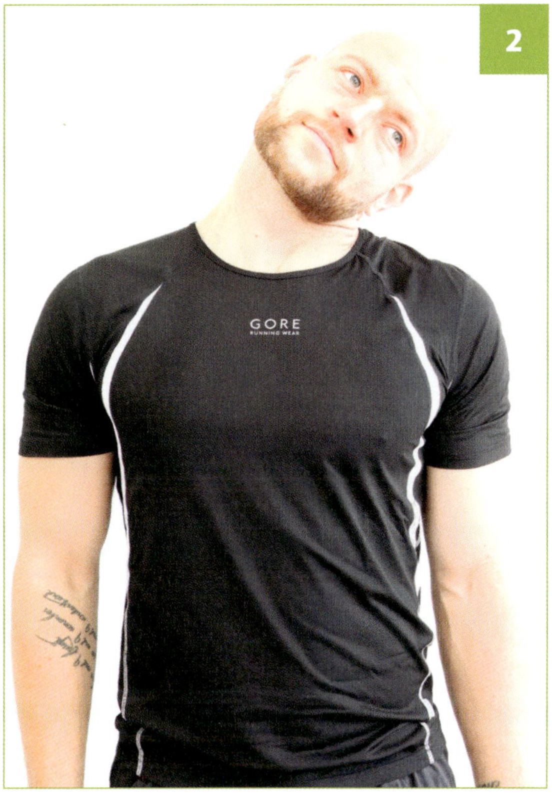

2

KOPFSTRECKUNG (HEAD EXTENSION)

Kopfstreckung (Head Extension)

Ausgangsposition
Nimm einen stabilen, schulterbreiten Stand ein, der Kopf ist mittig ausgerichtet, die Augen schauen geradeaus und die Arme hängen neben dem Körper. Eine leichte Doppelkinnposition ist hier empfohlen.

Bewegungsablauf
Bewege den Kopf mit der Ausatmung geradlinig nach hinten oben (mit Blick nach oben), verweile dort für 1-3 Sekunden und bewege ihn zurück in die Ausgangsposition mit der Einatmung. Versuche, mit jeder Wiederholung weiter in die Bewegungsrichtung zu gelangen.

Endposition
Kehre mit der Einatmung in die Ausgangsposition – der Kopf ist geradeaus ausgerichtet – zurück.

Hinweis
Führe die gesamte Bewegung in einem langsam-moderaten Tempo durch. Die Augen leiten die Bewegung nach hinten oben ein, so beginne immer mit dem Blick, bevor die Kopfbewegung folgt und ende in der Ausgangsstellung. Als Variation dieser Übung könntest du in der gestreckten Position den Kiefer leicht öffnen und versuchen, dich weiter hinein in die Streckung zu bewegen.

Wirkung
Diese Mobilisationsübung fördert die Streckung der gesamten Halswirbelsäule und hilft, Restriktionen im Bereich der vorderen Halsmuskulatur zu lösen.

Frequenz | Dauer
Verbringe circa eine Minute in dieser Mobilisationsübung. Das entspricht zweimal 8-10 WH.

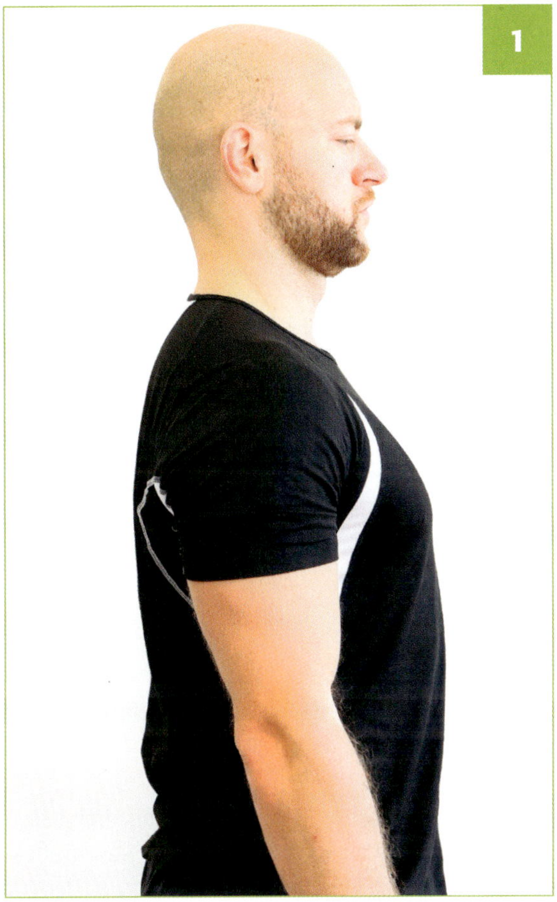
1

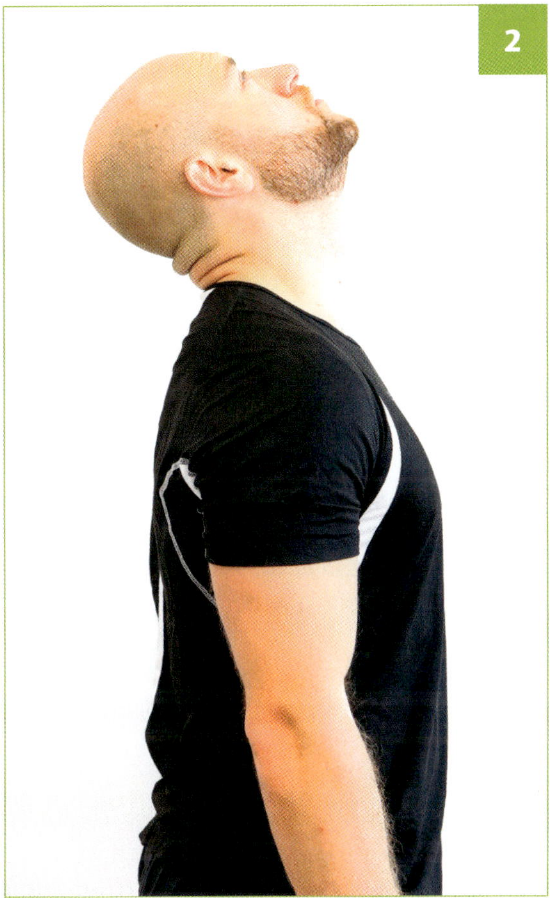
2

KOPFÜBUNG I (HEAD DRILL I)

Kopfübung I (Head Drill I)

Ausgangsposition

Nimm einen stabilen, schulterbreiten Stand ein, der Kopf ist mittig ausgerichtet, die Augen schauen geradeaus und die Arme hängen neben dem Körper. Eine leichte Doppelkinnposition ist hier empfohlen.

Bewegungsablauf

Bewege den Kopf mit der Ausatmung geradlinig nach hinten oben (mit Blick nach oben), verweile dort für 1-3 Sekunden und bewege diesen mit der nächsten Einatmung in die Gegenrichtung, in die Beugung. Verweile auch hier für 1-3 Sekunden und wiederhole die gesamte Bewegung, wie angegeben. Versuche, mit jeder Wiederholung weiter in die Bewegungsrichtung zu gelangen.

Endposition

Kehre mit der Einatmung in die Ausgangsposition – der Kopf ist geradeaus ausgerichtet – zurück.

Hinweis

Führe die gesamte Bewegung in einem langsam-moderaten Tempo durch. Diese Bewegung mobilisiert sowohl die gesamte Halswirbelsäule als auch die Kopfgelenke. Zusätzlich wirkt hierbei oft am Bewegungsende ein angenehmer Zugreiz auf die umgebende Muskulatur und löst Verspannungen. Die Kopfübung I ist die Kombination aus Kopfstreckung und Kopfneigung.

Wirkung

Diese Mobilisationsübung fördert die Beugung und Streckung der gesamten Halswirbelsäule und hilft, Restriktionen im Bereich der Nackenmuskulatur und des Halses zu lösen.

Frequenz | Dauer

Verbringe circa eine Minute in dieser Mobilisationsübung. Das entspricht zweimal 8-10 WH.

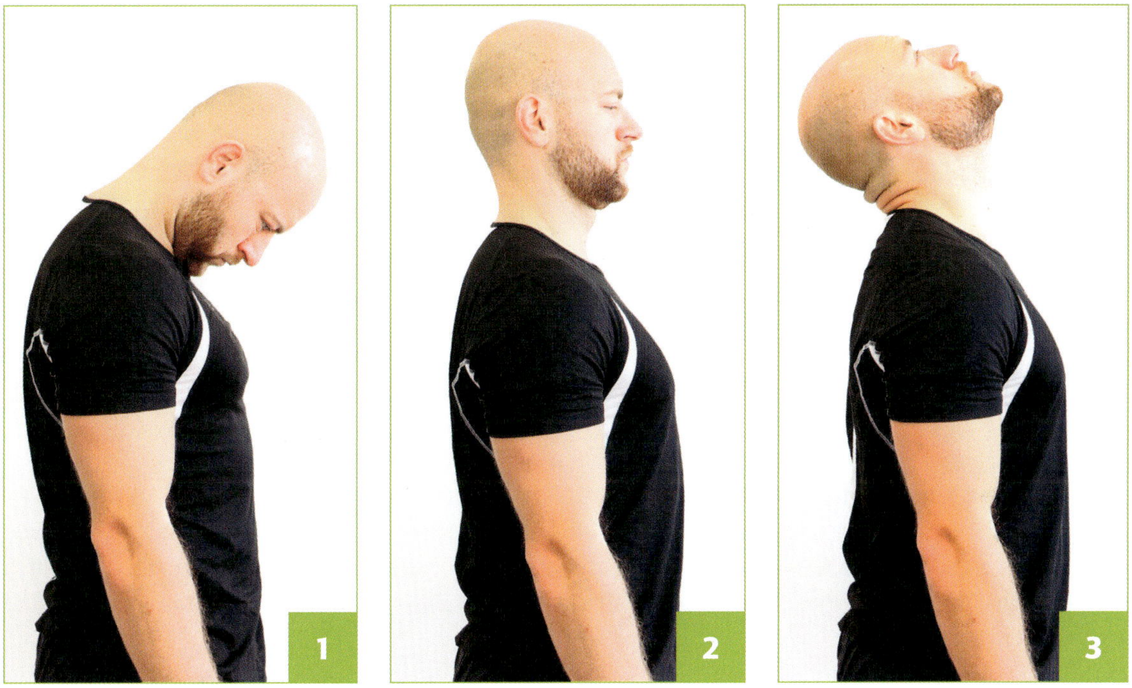
1
2
3

KOPFÜBUNG II (HEAD DRILL II)

Kopfübung II (Head Drill II)

Ausgangsposition
Nimm einen stabilen, schulterbreiten Stand ein, der Kopf ist mittig ausgerichtet, die Augen schauen geradeaus und die Arme hängen neben dem Körper. Eine leichte Doppelkinnposition ist hier empfohlen.

Bewegungsablauf
Bewege deinen Kopf mit der Ausatmung in die Rotation zu einer Seite, mit Blick über eine Schulter. Verweile dort für 1-3 Sekunden und bewege den Kopf mit der nächsten Einatmung zur Startposition und von dort aus mit einer weiteren Ausatmung zur Gegenseite. Verweile auch dort 1-3 Sekunden und wiederhole die gesamte Übung, wie angegeben. Versuche, mit jeder Wiederholung weiter in die Bewegungsrichtung zu gelangen.

Endposition
Kehre mit der Einatmung in die Ausgangsposition – der Kopf ist geradeaus ausgerichtet – zurück.

Hinweis
Führe die gesamte Bewegung in einem langsam-moderaten Tempo durch. Die Augen leiten die Bewegung zur jeweiligen Seite ein. Diese Übung ist die Steigerung der Kopfrotation und setzt eine gute Ausführung voraus.

Wirkung
Diese Bewegung mobilisiert die gesamte Halswirbelsäule und die Kopfgelenke in die Rotation zu beiden Seiten.

Frequenz | Dauer
Verbringe bis zu einer Minute in dieser Übung. Das entspricht circa zweimal 8-10 WH (links und rechts).

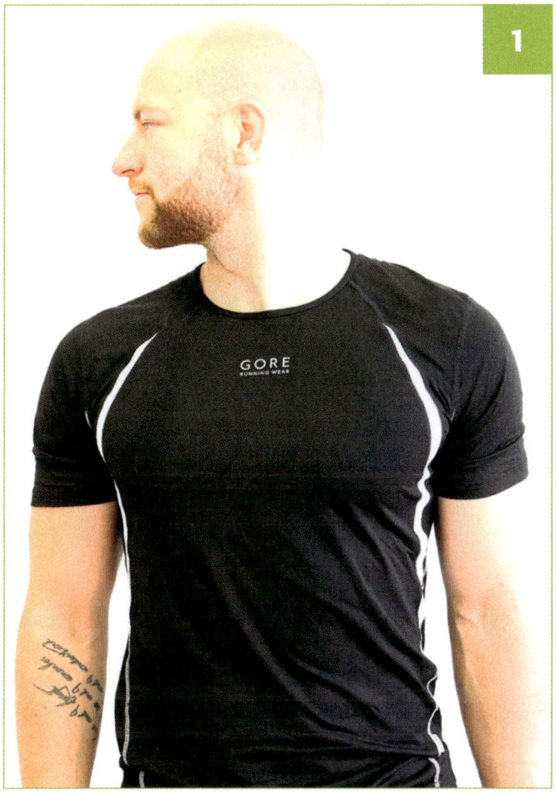
1
GORE
RUNNING WEAR

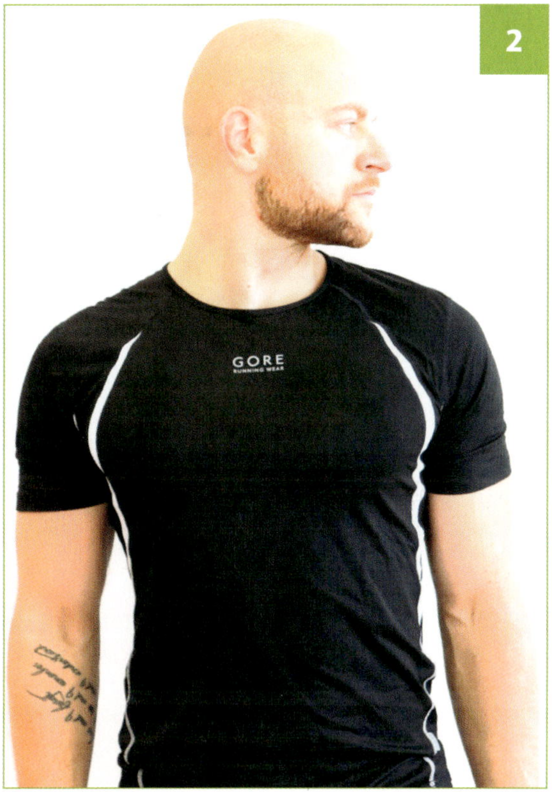
2
GORE
RUNNING WEAR

GEWEBSMOBILISATION

SMASH | SMASH UND ROLLEN | ANSPANNEN UND ENTSPANNEN

KIEFER (JAW)

Kiefer (Jaw)

Technik
Smash

Ausgangsposition
Nimm einen stabilen, schulterbreiten Stand ein, der Kopf ist mittig ausgerichtet und die Augen schauen geradeaus. Appliziere den Ball auf der Kiefermuskulatur mit gleichseitiger Hand im festen Griff.

Bewegungsablauf
Verweile mit Druck auf entsprechenden Schmerzpunkten bzw. Triggerpunkten, so lange, bis diese sich lösen. Alternativ kannst du leichte Öffnungs- und Schließbewegungen mit dem Mund durchführen.

Endposition
Nach dem Auflösen von Triggerpunkten löse langsam den Druck des Balls und beende die Technik auf der jeweiligen Seite.

Hinweis
Führe die Technik im langsamen Tempo durch und bearbeite sorgfältig empfindliche, verspannte und schmerzhafte Punkte.

Alternativ empfehlen wir, diese Mobilisation im Sitzen durchzuführen, da bei aktiven Triggerpunkten ein deutlicher Schmerz spürbar sein kann. Die Augen bleiben offen. Wende so viel Druck auf, wie du ertragen kannst.

Wirkung
Diese Übung dient der Spannungslösung der Kiefermuskulatur und erleichtert dem Kiefer dadurch eine normale Schließbewegung. Hilft sehr gut bei Bissasymmetrien und Stressreaktionen durch Zähneknirschen.

Frequenz | Dauer
Verbringe bis zu zwei Minuten in dieser Mobilisation pro Seite.

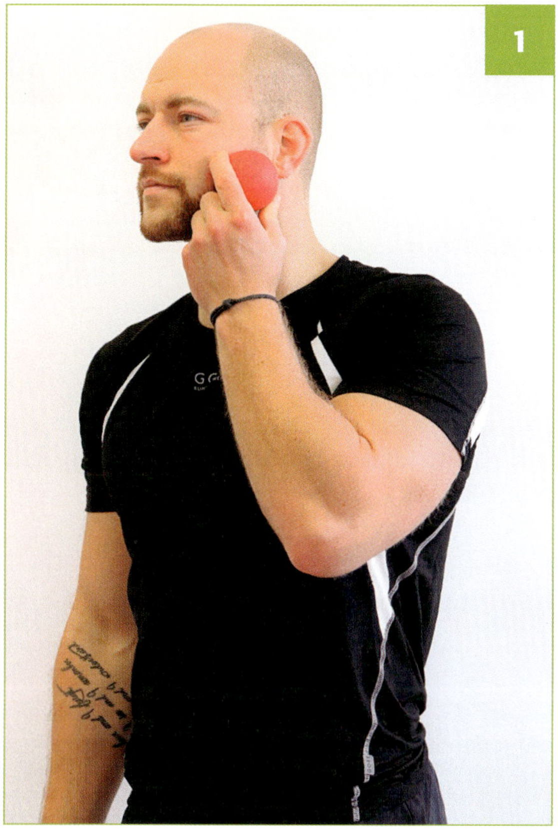
1

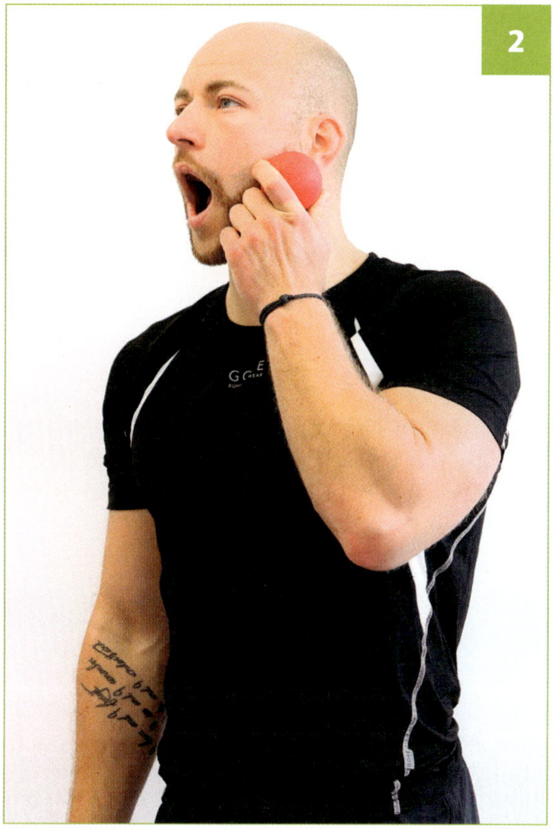
2

SCHLÄFE (TEMPLE)

Schläfe (Temple)

Technik
Smash (leicht)

Ausgangsposition
Lege dich für diese Technik auf den Boden oder setze dich ganz bequem hin. Schließe die Augen, falls keine Kreislaufbeschwerden vorhanden sind. Befinde dich in Ruhe.

Bewegungsablauf
Zirkuliere den Ball, oder wie hier, mit deinen Fingerspitzen mit leichtem Druck im Bereich der Schläfe, so lange, bis eine Entspannung spürbar wird.

Endposition
Beende langsam die Technik. Arbeite gegebenenfalls auf jeder Seite einzeln oder simultan an der linken und rechten Schläfe.

Hinweis
Dieses Areal ist etwas sensibel und umgeben von druckempfindlichen Strukturen, daher sei hier etwas vorsichtig mit Druck und Tempo. Sanfte Kreise empfehlen wir. Eine leichte Müdigkeit kann nach einer Anwendung mehrere Minuten lang auftreten.

Wirkung
Ideale Anwendung bei Spannungskopfschmerzen, Migräne, zur Senkung des Blutdrucks, gegebenenfalls auch bei Kreislaufbeschwerden.

Frequenz | Dauer
Verbringe bis zu fünf Minuten in dieser Mobilisation pro Seite; bzw. fünf Minuten gleichzeitig links und rechts.

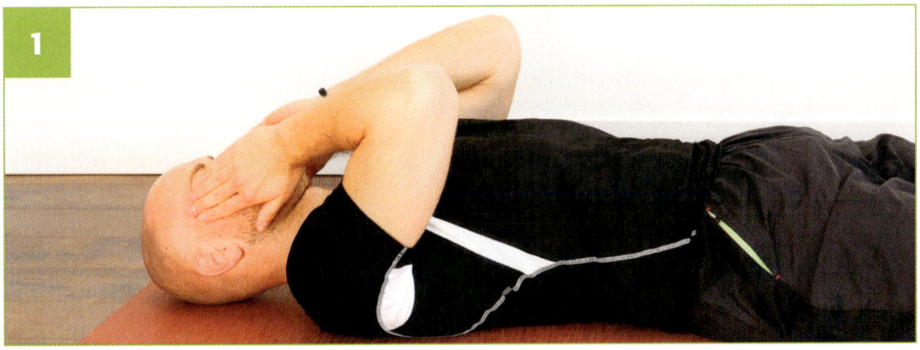
1

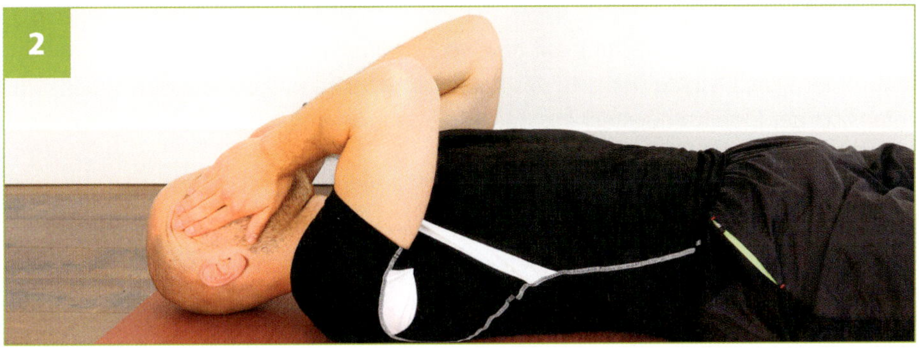
2

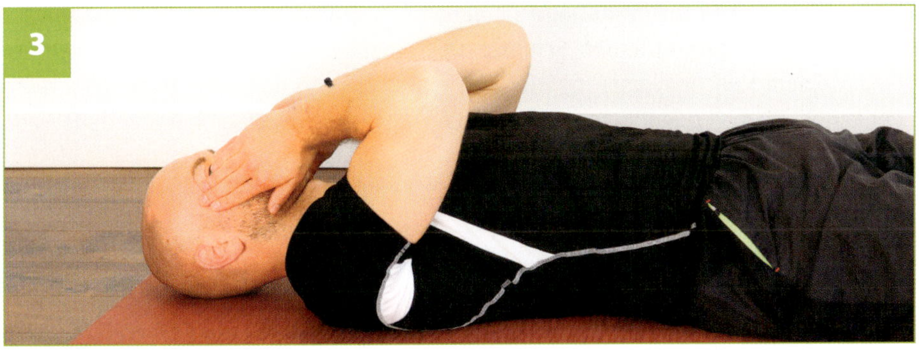
3

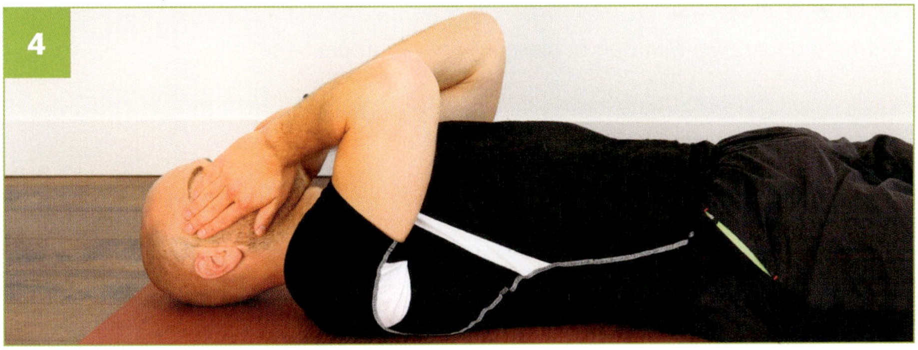
4

VORDERER HALS (FRONTAL NECK)

Technik

Smash | Anspannen und Entspannen

Ausgangsposition

Nimm einen stabilen, schulterbreiten Stand ein, der Kopf ist mittig ausgerichtet und die Augen schauen geradeaus. Appliziere den Ball auf der vorderen Halsmuskulatur mit gegenseitiger oder gleichseitiger Hand im festen Griff. **Wichtig:** Spare aus Sicherheitsgründen die Kehlkopfregion komplett aus.

Bewegungsablauf

Wende die angegebene Technik auf bzw. seitlich an allen empfindlichen Punkten der vorderen Halsmuskulatur an. Durch leichte Drehung des Kopfs (Anspannen und Entspannen) erhöhst du gegebenenfalls die Intensität der Mobilisationstechnik; auch eine Seitneige oder eine Streckung des Kopfs nach hinten kann die Intensität deutlich erhöhen.

Endposition

Löse sanft den Druck des Balls von den empfindlichen und schmerzhaften Punkten und wechsle die Seite.

Hinweis

Dieses Areal ist etwas sensibel und umgeben von druckempfindlichen Strukturen, daher sei hier etwas vorsichtig mit Druck und Tempo. Schließe die Augen nicht. Der Ansatz des Muskels liegt direkt hinter dem Ohr an einem Knochenvorsprung, der sich typischerweise durch deutliche Druckempfindlichkeit äußert. Hier kannst du dich orientieren und abwärts in Richtung Schlüsselbein arbeiten. Wende so viel Druck auf, wie du ertragen kannst.

Wirkung

Diese Technik eignet sich sehr gut bei Kiefer- und Halsbeschwerden, Verspannungen im Bereich Mundboden und bei Schluckbeschwerden. Außerdem wirkt sie spannungslösend in der vorderen Halsmuskulatur.

Frequenz | Dauer

Verbringe bis zu zwei Minuten in dieser Mobilisation pro Seite.

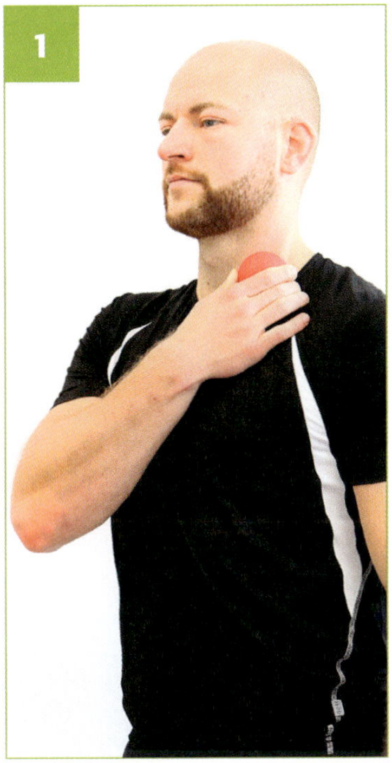
1

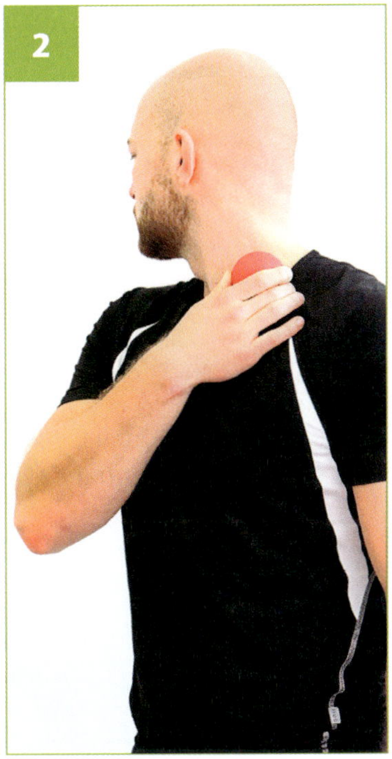
2

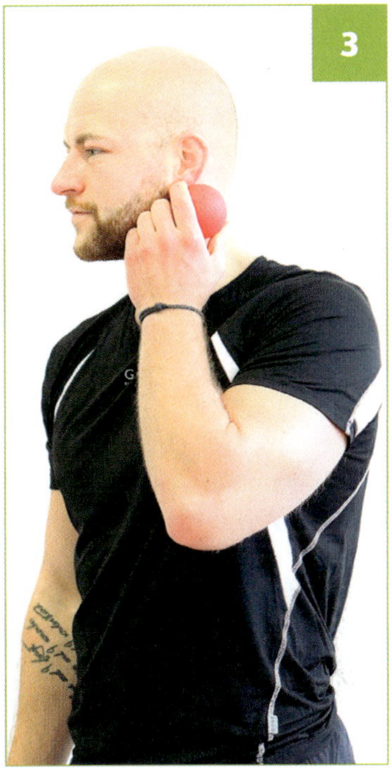
3

HINTERHAUPT I (HAIRLINE MOBILIZATION I)

Technik
Smash

Ausgangsposition
Nimm einen stabilen, schulterbreiten Stand ein, der Kopf ist mittig ausgerichtet und die Augen schauen geradeaus. Appliziere den Ball auf der hinteren, oberen Nackenmuskulatur mit gleichseitiger Hand im festen Griff.

Bewegungsablauf
Nutze den Smash, um entlang der Haarlinie von Ohr zu Ohr nach schmerzhaften Punkten zu suchen. Eine leichte Rotation oder Neigung des Kopfs verstärkt den Smash und lässt ein weiteres Eindringen des Balls in tiefere Muskelschichten zu.

Endposition
Beende langsam die Technik und halte stets die Augen geöffnet.

Hinweis
Dieses Areal ist etwas sensibel und umgeben von druckempfindlichen Strukturen, daher sei hier etwas vorsichtig mit Druck und Tempo. Für einige Punkte von der linken zur rechten Seite eignet sich auch das Anlehnen an eine Wand, an einen Türrahmen. Man kann sogar die gesamte Technik liegend durchführen. Wende so viel Druck auf, wie du ertragen kannst.

Wirkung
Löst schmerzhafte und verspannte Muskulatur und Gewebe im Bereich der Kopfgelenke und der oberen Halswirbelsäule. Verbessert die Beweglichkeit der Kopfgelenke.

Frequenz | Dauer
Verbringe bis zu drei Minuten in dieser Mobilisation.

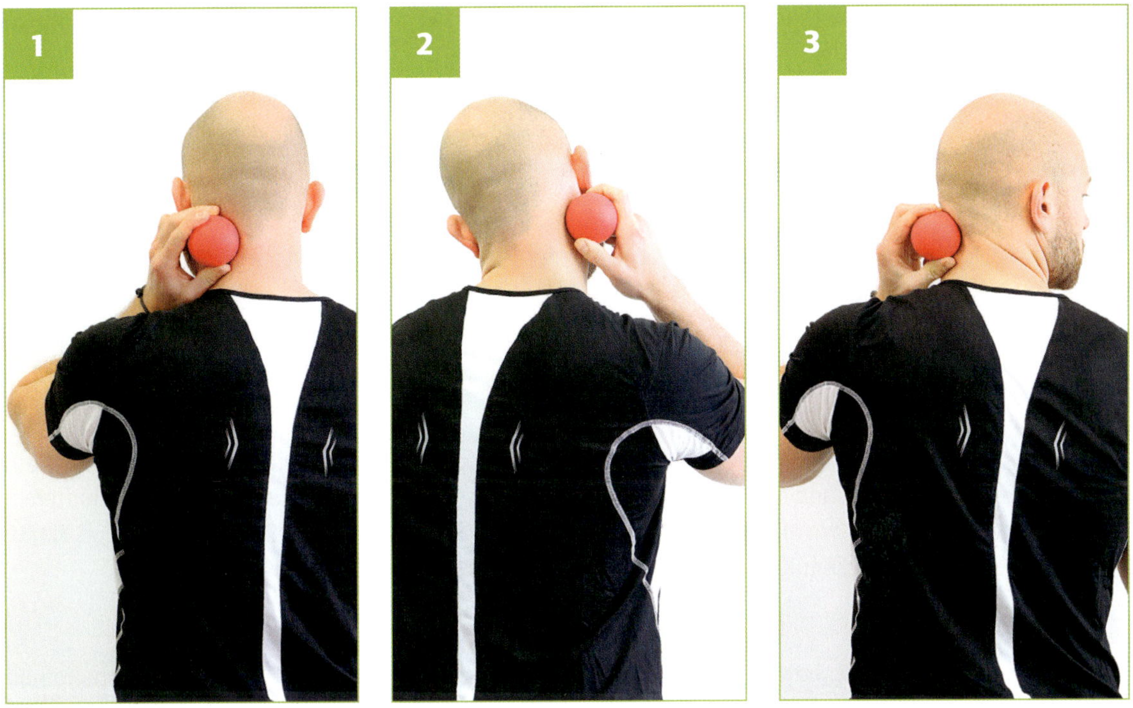
1
2
3

KOPFGELENKE I (HEAD JOINTS I)

Kopfgelenke I (Head Joints I)

Technik
Anspannen und Entspannen

Ausgangsposition
Nimm einen stabilen, schulterbreiten Stand gegen eine Wand oder einen Türrahmen gelehnt ein. Dein Kopf ist mittig ausgerichtet und die Augen schauen geradeaus. Appliziere den Ball direkt auf der hinteren, oberen Nackenmuskulatur am Haaransatz und unter deinem Schädelknochen. Danach löse deine Hand, sodass beide Arme neben dem Körper hängen.

Bewegungsablauf
Durch langsame Doppelkinnbewegungen gelangst du mit dem Ball in tiefere Gewebsschichten. Sobald ein Areal von Verspannungen befreit ist, nutze deine Hand und platziere den Ball entlang der Haarlinie auf anderen Punkten.

Endposition
Beende langsam die Technik und halte stets die Augen geöffnet.

Hinweis
Dieses Areal ist etwas sensibel und umgeben von druckempfindlichen Strukturen, daher sei hier etwas vorsichtig mit Druck und Tempo. Wende so viel Druck auf, wie du ertragen kannst.

Wirkung
Löst schmerzhafte und verspannte Muskulatur und Gewebe im Bereich der Kopfgelenke und der oberen Halswirbelsäule. Verbessert die Beweglichkeit der Kopfgelenke und lindert Kopfschmerzen.

Frequenz | Dauer
Verbringe bis zu vier Minuten in dieser Mobilisation.

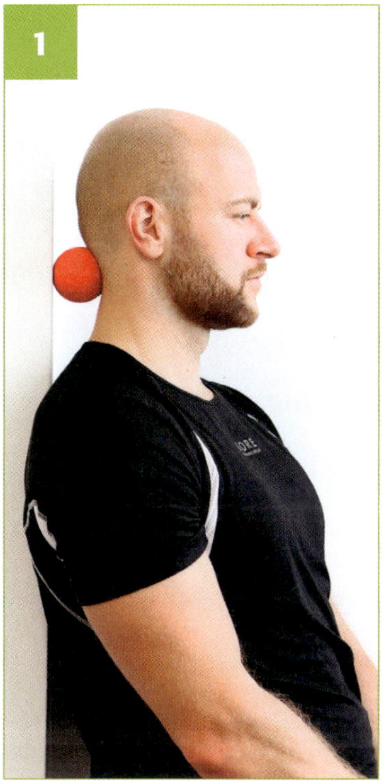
1

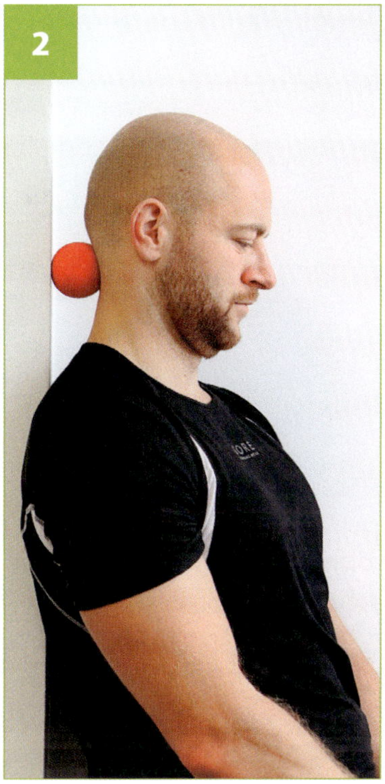
2

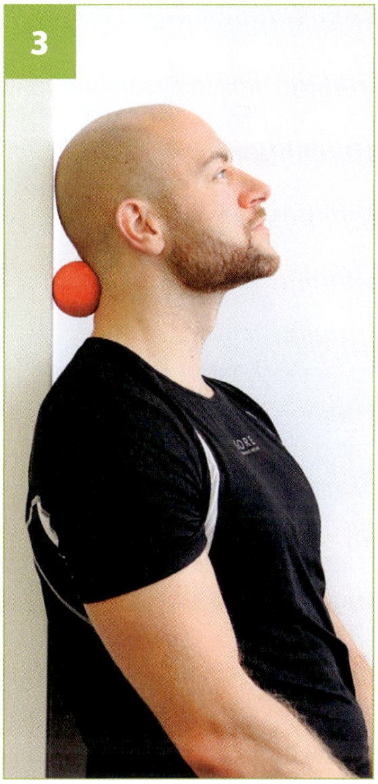
3

ERSTE RIPPE (FIRST RIB MOBILIZATION)

Erste Rippe (First Rib Mobilization)

Technik
Anspannen und Entspannen

Ausgangsposition
Nimm einen stabilen, schulterbreiten Stand ein, der Kopf ist mittig ausgerichtet und die Augen schauen geradeaus. Platziere den Ball im Bereich oberhalb des Schlüsselbeins (lat. Clavicula) bzw. in der dahinterliegenden Vertiefung (Grube). Lehne dich nun gegen eine Wand oder einen Türrahmen und löse die Hand vom Ball, sodass beide Arme locker neben dem Körper hängen.

Bewegungsablauf
Wende so viel Druck auf, wie du aushalten kannst. Übe die Ein- und Ausatmung in die Lungenspitzen, also gegen die erste Rippe, und mobilisiere diese dabei. Falls ein unerwarteter Schmerz auftritt, so repositioniere den Ball und versuche, diesen dabei am Muskelberg über der ersten Rippe vorbeizuschieben.

Endposition
Löse langsam den Druck von der ersten Rippe und beginne, danach wieder in den Bauch zu atmen.

Hinweis
Eine feste und unbewegliche erste Rippe kann sehr intensive Schmerzen bzw. Halswirbelsäulenblockaden verursachen. Habe Geduld bei dieser Technik, durch sanftes Mobilisieren über die Atmung löst sich die Spannung, du musst nichts weiter beachten, außer ruhig in die Lungenspitzen zu atmen.

Wirkung
Löst Blockaden in der ersten Rippe, verbessert die Lungenbeweglichkeit und die Wirbelsäulenmobilität.

Frequenz | Dauer
Verbringe bis zu drei Minuten in dieser Mobilisation pro Seite oder bis der Schmerz nachlässt.

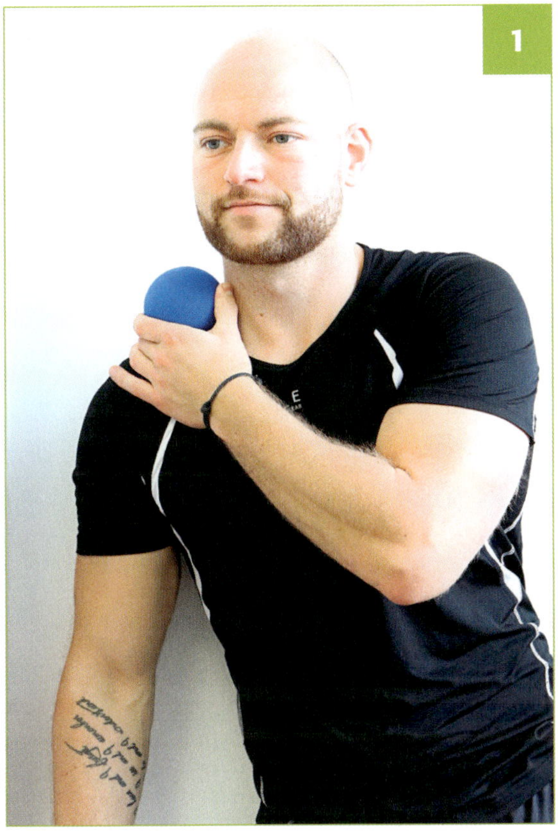
1

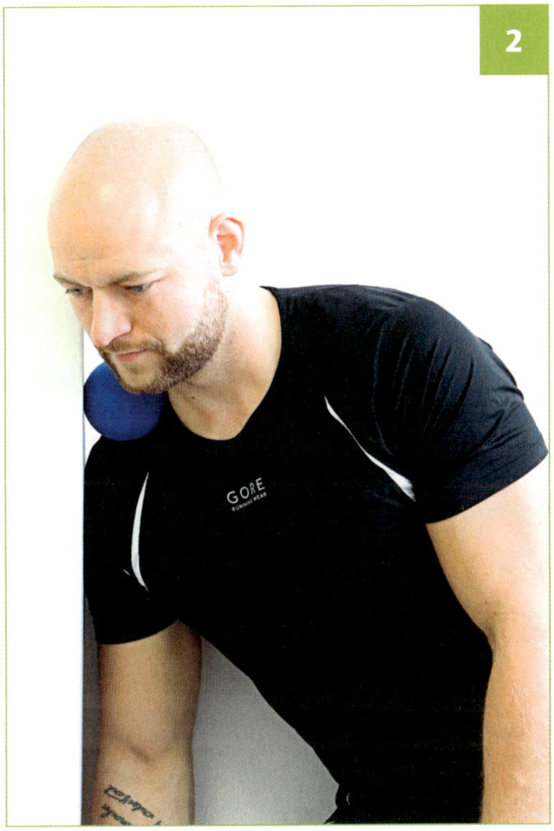
2
GORE
RUNNING WEAR

SCHULTER | NACKEN I (TRAPEZIUS I)

Technik
Smash

Ausgangsposition
Du beginnst in der Rückenlage, der Kopf liegt flach auf und die Beine sind angestellt, sodass dein unterer Rücken ebenfalls flach und entspannt aufliegen kann. Den Ball platzierst du jetzt neben deiner Wirbelsäule unter deinem oberen Nacken, also zwischen dem Schulterblatt und der Wirbelsäule.

Bewegungsablauf
Nutze den Smash auf Punkten im Bereich der Markierung auf dem Bild.

Endposition
Beende langsam die Technik und halte stets die Augen geöffnet.

Hinweis
Meide direkte Anwendung des Smashs auf der Wirbelsäule und auf Knochenpunkten des Schulterblatts.

Wirkung
Löst schmerzhafte und verspannte Muskulatur und Gewebe im Bereich der Hals- und Brustwirbelsäule. Verbessert die Beweglichkeit des Kopfs in alle Richtungen. Entspannt die gesamte thorakozervikale Faszie.

Frequenz | Dauer
Verbringe bis zu zwei Minuten in dieser Mobilisation pro Seite.

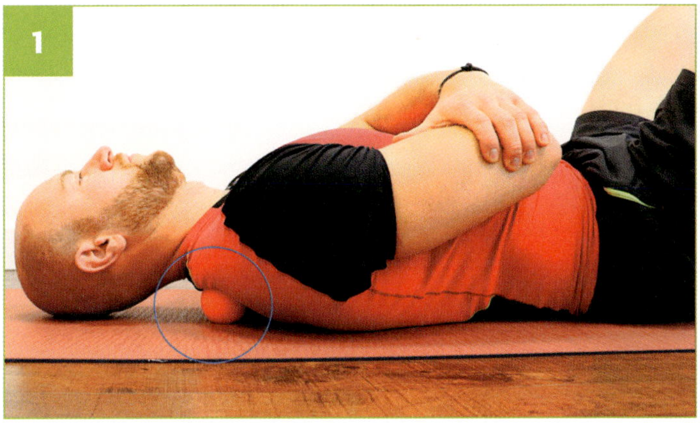
1

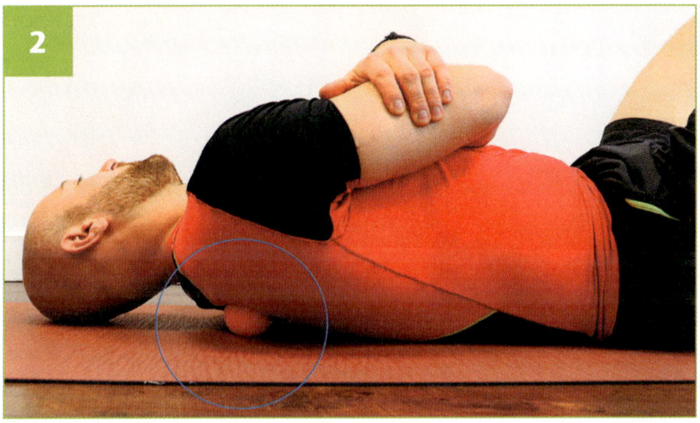
2

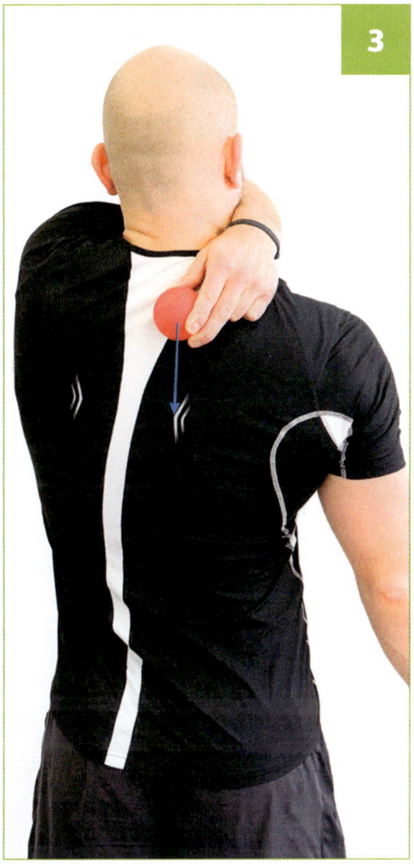
3

ZONE II

7.2 SCHULTER | ARM | HAND

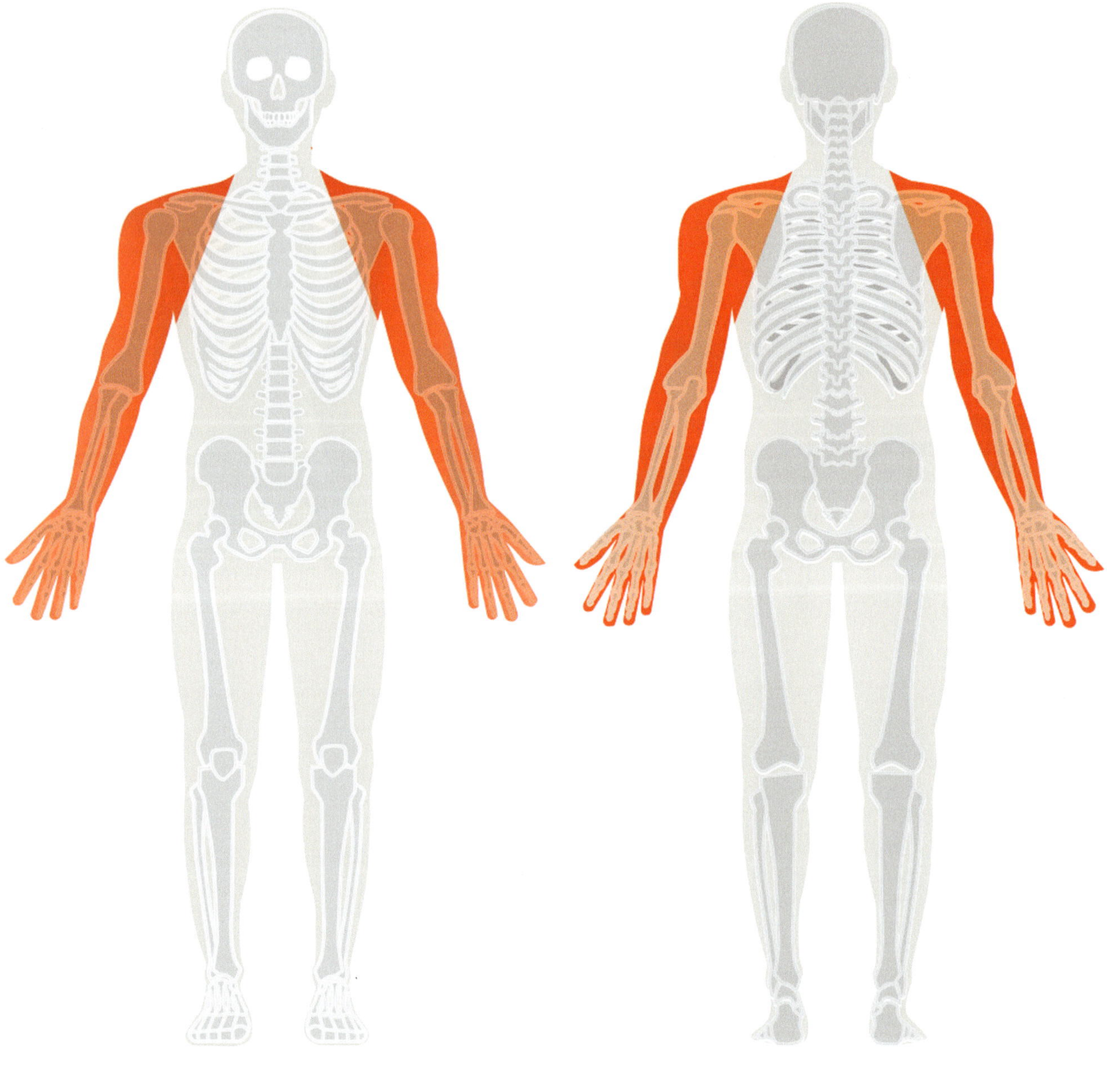

ALLGEMEINE VORTEILE

- Optimierung von Biomechanik, Haltung und Armbewegung
- Verbesserung der Körperwahrnehmung
- Vorbereitung auf Sport und Aktivitäten
- Bessere Regeneration nach Sport und Aktivitäten
- Optimierung der Feinmotorik
- Verletzungsprävention in Bezug auf Schulter, Ellbogen, Unterarm

ANWENDUNG BEI BESCHWERDEN

- Schulterimpingement, starre Schulter (Frozen Shoulder)
- Tennis- und Golferellbogen
- Arthrose und Arthritis in der Schulter, im Ellbogen, in der Hand und in den Fingern
- Chronische Nackenschmerzen
- Maus-Hand, Rheuma
- Zustand nach Schulter-OPs, Kapselsprengung, Rotatorenmanschettenrupturen, Frakturen der oberen Extremität, Muskelfaserrissen

MOBILISATIONSÜBUNGEN

GELENKMOBILISATION

ATEMBETONTE MOBILISATION

- Unterarmbeugerübung I
- Unterarmstreckerübung I
- Einseitiger Schulteröffner
- Horizontale Schultermobilisation
- Rotatorenmanschettenmobilisation
- Schultergelenkinnenrotation I
- Brustöffner I
- Brustöffner II

BEWEGUNGSBETONTE MOBILISATION

- Handgelenkdrehung
- Handgelenkübungssequenz I
- Schulteröffner
- Schulterinnenrotation
- Schulterkreise
- Schulterheben

ZONE II

GEWEBSMOBILISATION

SMASH | SMASH UND ROLLEN | ANSPANNEN UND ENTSPANNEN

- Brustmuskulatur
- Rotatorenmanschette I
- Schulterdachmuskulatur
- Breite Rückenmuskulatur

- Dreiköpfige Oberarmmuskulatur
- Unterarmbeuger
- Unterarmstrecker

- Handballen
- Daumen

GELENKMOBILISATION

ATEMBETONTE MOBILISATION

UNTERARMBEUGER ÜBUNG I (FOREARM FLEXORS DRILL I)

Ausgangsposition
Begib dich in den Vierfüßlerstand, die Hände zeigen geradeaus und stehen mit den Ellbogen und mit der Schulter in einer Linie. Die Knie stehen direkt unter den Hüftgelenken und der gesamte Rücken befindet sich in stabiler und neutraler Position. Der Blick geht nach unten auf den Boden.

Bewegungsablauf
Drehe nun eine Hand über die Handaußenseite um 180° in Richtung Knie zeigend. Stütze nun deinen gesamten Handballen auf und bringe Körpergewicht auf dieses Handgelenk. Durch minimales Bewegen des Gesäßes in Richtung der Fersen erhöht sich die Zugwirkung auf die Unterarmflexoren deutlich.

Endposition
Bringe zuerst das Gesäß wieder nach vorne in die Vierfüßlerstartposition und löse Körpergewicht von der jeweiligen Hand. Nun drehe die jeweilige Hand zurück in die Startposition und wechsle auf die andere Hand.

Hinweis
Führe die gesamte Bewegung in einem langsam-moderaten Tempo durch. Versuche, mit jeder Atmung das Gesäß weiter nach hinten in Richtung Fersen zu schieben. Der Handballen bleibt während der gesamten Übung in Kontakt zum Boden. Ideale Anwendung bei Golferellbogen.

Wirkung
Ziel dieser Übung ist die Mobilisierung beanspruchter und unbeweglicher Handgelenke mit jeweils mehr als 10 gelenkigen Verbindungen. Zusätzlich zielt sie auf verklebtes und unbewegliches Gewebe im Bereich der Handbeugemuskulatur ab.

Frequenz | Dauer
Verbringe circa eine Minute in dieser Mobilisationsübung pro Seite. Das entspricht zweimal fünf AZ pro Seite.

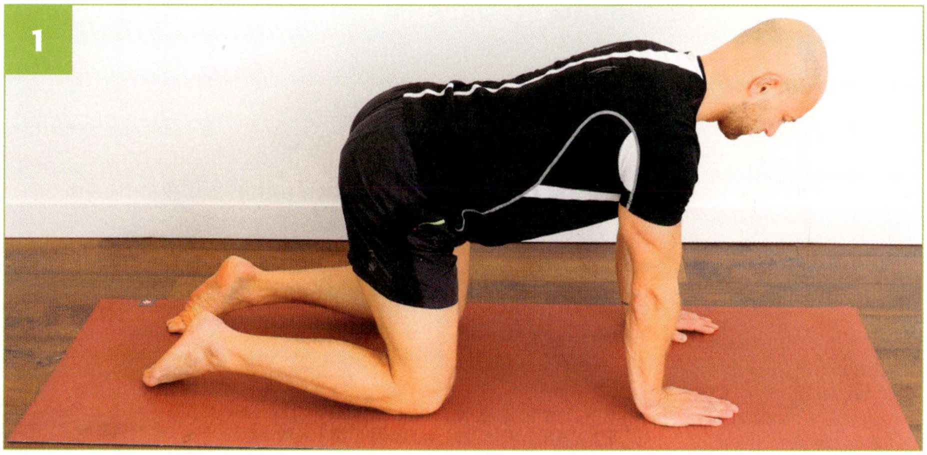
1

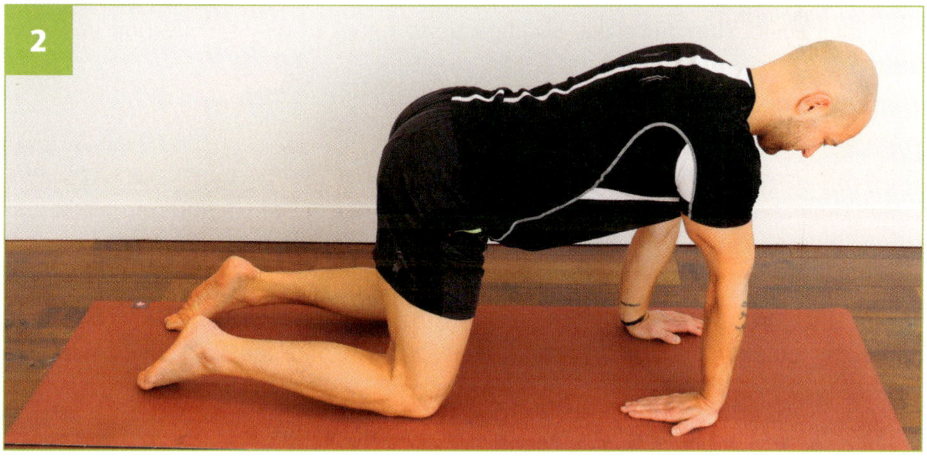
2

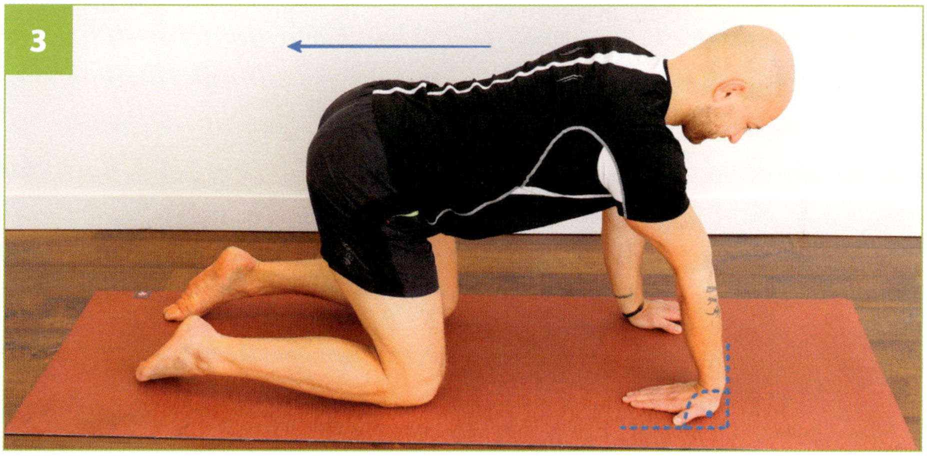
3

UNTERARMSTRECKERÜBUNG I (FOREARM EXTENSOREN DRILL I)

Ausgangsposition

Begib dich in den Vierfüßlerstand, die Hände zeigen geradeaus und stehen mit dem Ellbogen und mit der Schulter in einer Linie. Die Knie stehen direkt unter den Hüftgelenken und der gesamte Rücken befindet sich in stabiler und neutraler Position. Der Blick geht nach unten auf den Boden.

Bewegungsablauf

Löse die jeweilige Hand vom Boden und lege sie mit dem Handrücken zurück auf den Boden. Hierbei zeigt die Hand nun mit den Fingern in Richtung Knie. Der Ellbogen bleibt durchgestreckt. Mit jeder Atmung bewegst du nun das Gesäß weiter in Richtung Fersen, ohne dass sich der Handrücken vom Boden löst.

Endposition

Bringe zuerst das Gesäß wieder nach vorne in die Vierfüßlerstartposition und löse Körpergewicht von der jeweiligen Hand. Nun drehe die jeweilige Hand zurück in die Startposition und wechsle auf die andere Seite.

Hinweis

Führe die gesamte Bewegung im langsam-moderaten Tempo durch. Versuche, mit jeder Atmung das Gesäß weiter nach hinten in Richtung Fersen zu schieben. Der Handrücken bleibt während der gesamten Übung in Kontakt zum Boden. Ideale Anwendung bei Tennisellbogen.

Wirkung

Ziel dieser Übung ist die Mobilisierung beanspruchter und unbeweglicher Handgelenke. Zusätzlich zielt sie auf verklebtes und unbewegliches Gewebe im Bereich der Handstreckermuskulatur ab.

Frequenz | Dauer

Verbringe circa eine Minute in dieser Mobilisationsübung pro Seite. Das entspricht zweimal fünf AZ pro Seite.

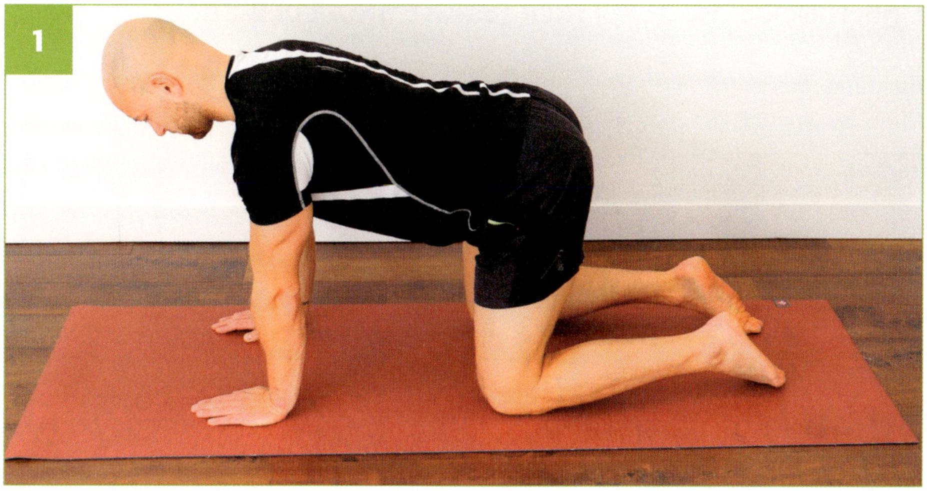
1

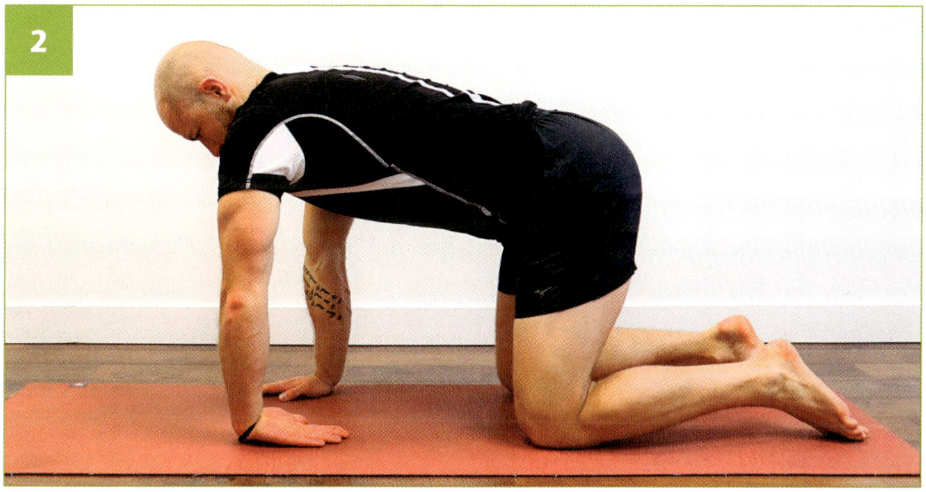
2

EINSEITIGER SCHULTERÖFFNER (SINGLE SHOULDER STRETCH)

Ausgangsposition

Nimm einen stabilen, schulterbreiten Stand ein, der Kopf ist mittig ausgerichtet, die Augen schauen geradeaus und ein Arm ist in Richtung Decke gestreckt. Beuge den gestreckten Arm an und platziere deine Hand mittig auf deinem Nacken.

Bewegungsablauf

Greife mit deiner freien Hand an den Ellbogen des angewinkelten Arms und ziehe diesen weiter hinter den Kopf. Gleichzeitig versuchst du, mit der Hand, die auf dem Rücken platziert ist, weiter nach unten entlang der Wirbelsäule zu gelangen.

Endposition

Löse langsam die Hand vom Ellbogen und bringe beide Arme neben den Körper. Nun wechsle den Arm.

Hinweis

Sobald beide Arme in der Startposition sind, erhöhe die Bauchspannung, um ein Überstrecken des unteren Rückens zu vermeiden. Meide ebenfalls das Nach-vorne-Strecken des Kopfs und achte darauf, dass die Arme hinter dem Kopf sind, diesen aber nicht berühren.

Wirkung

Ziel ist die Öffnung der vorderen Gelenkkapsel der Schulter, zusätzlich öffnen sich die Rippen und die Oberarm- und Schultermuskulatur wird gedehnt.

Frequenz | Dauer

Verbringe circa eine Minute in dieser Mobilisationsübung. Das entspricht zweimal fünf AZ pro Seite.

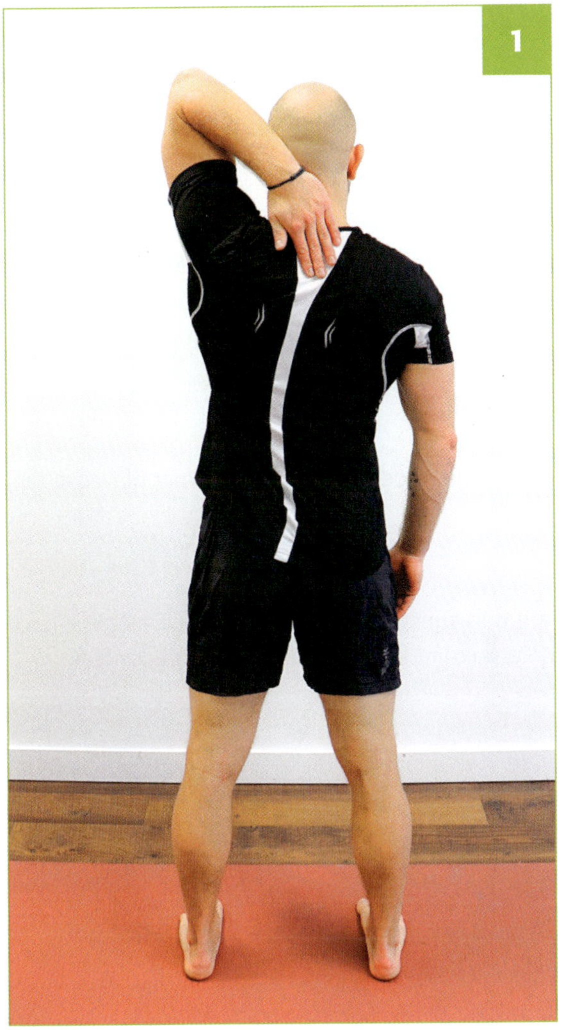
1

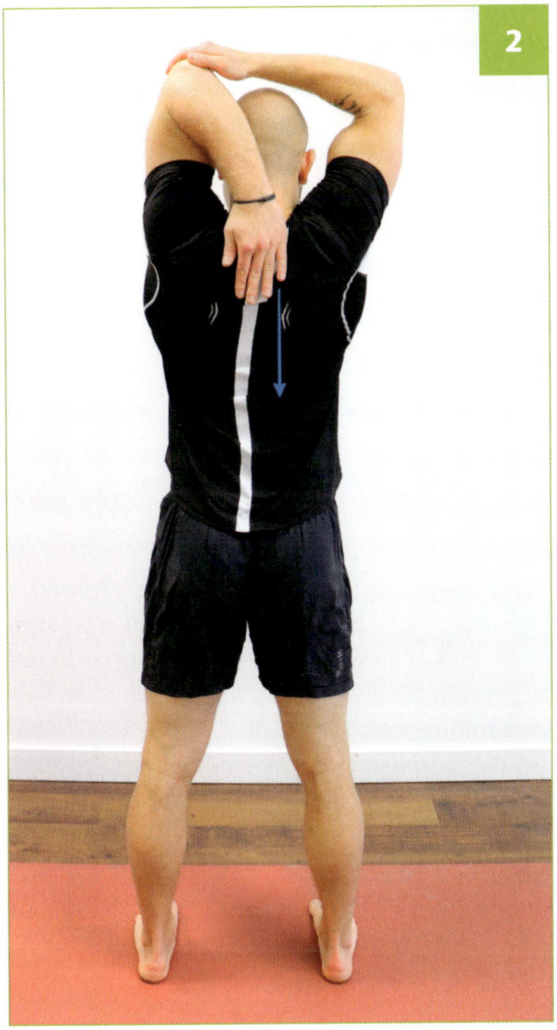
2

HORIZONTALE SCHULTERMOBILISATION (HORIZONTAL PUSH-OUT)

Ausgangsposition

Nimm einen stabilen, schulterbreiten Stand ein, der Kopf ist mittig ausgerichtet, der Blick geht nach schräg unten vor den Körper. Die Hände sind gefaltet und die Arme sind horizontal vor dem Körper ausgestreckt.

Bewegungsablauf

Bewege langsam deinen Kopf nach unten (Kinn in Richtung Brustbein) und schiebe mit der Ausatmung die gefalteten Arme nach vorne heraus, während du deinen oberen Rücken (Brustwirbelsäule) nach hinten drückst. Verweile in dieser Position für 1-3 Sekunden und bewege dich mit der Einatmung zurück in die Startposition.

Endposition

Kehre zurück in die Startposition, indem du die gestreckten Arme wieder zurück zum Körper bewegst, den Rücken wieder aufrichtest und den Kopf hebst.

Hinweis

Löse den „Slack", die Spannung aus den Schultern, so gut du kannst, indem du so weit wie möglich nach vorne herausdrückst. Halte dein Körpergewicht auf den Fersen und vermeide das Abheben der Füße.

Wirkung

Ziel dieser Übung ist die Mobilisation der Brustwirbelsäule. Außerdem löst diese Übung Verklebungen im Gewebe zwischen den Schulterblättern und Rippenbögen.

Frequenz | Dauer

Verbringe circa 1,5 Minuten in dieser Mobilisationsübung. Das entspricht dreimal fünf AZ.

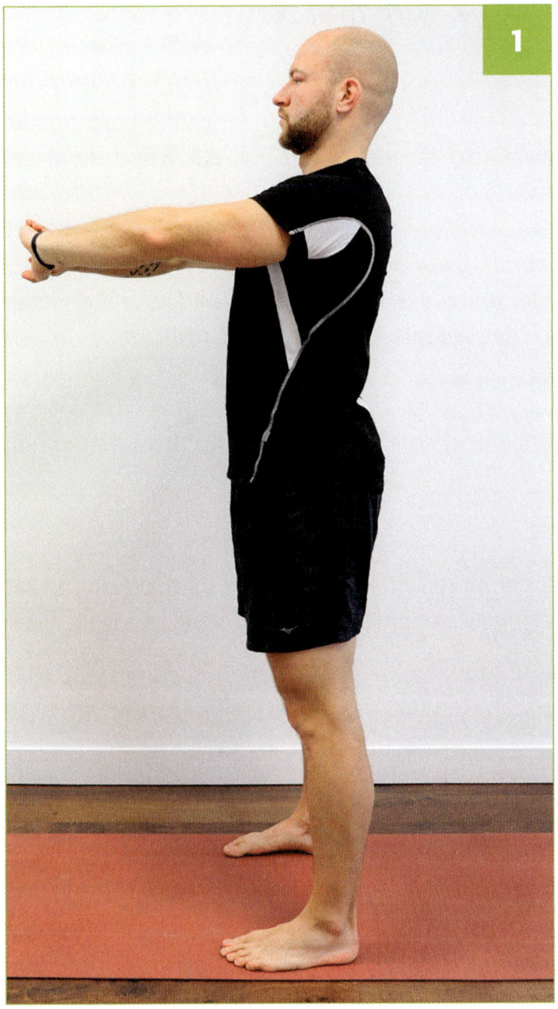
1

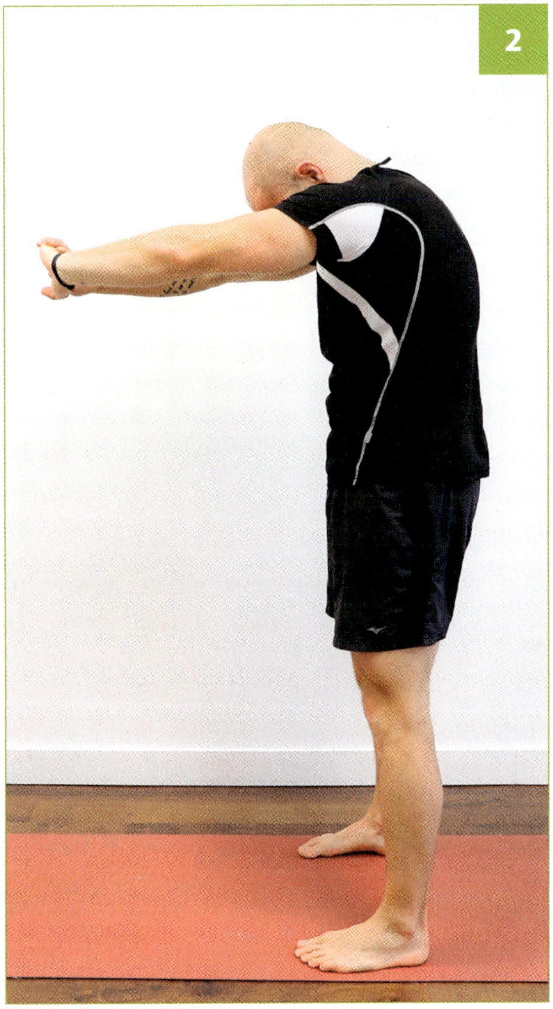
2

ROTATORENMANSCHETTENMOBILISATION (ROTATOR CUFF STRETCH)

Ausgangsposition

Nimm einen stabilen, schulterbreiten Stand ein, der Kopf ist mittig ausgerichtet und der Blick geht geradeaus. Bewege einen gestreckten Arm über die Körpermitte und fixieren diesen mit der freien Hand am Brustkorb. Spanne beide Schultern bewusst nach unten.

Bewegungsablauf

Mit jeder Ausatmung ziehst du nun den gestreckten Arm weiter aus dessen Gelenk heraus, mit anderen Worten, zur Seite des ziehenden Arms. Dabei erhöht sich der Kontakt ebenfalls zum Brustkorb.

Endposition

Löse langsam die Spannung aus beiden Armen und hänge beide zurück neben den Körper. Wechsle nun die Seite.

Hinweis

Löse den „Slack", die Spannung aus der jeweiligen Schulter, so gut du kannst, indem du den Arm so weit wie möglich seitlich herausziehst. Halte beide Schultern bewusst unten und verhindere ein Heben der Schultern in Richtung Ohr.

Wirkung

Ziel dieser Übung ist die Mobilisation der Rotatorenmanschette und der primären Schultermuskulatur. Außerdem löst diese Übung Verklebungen im Gewebe zwischen den Schulterblättern und Rippenbögen.

Frequenz | Dauer

Verbringe circa eine Minute in dieser Mobilisationsübung. Das entspricht zweimal fünf AZ pro Seite.

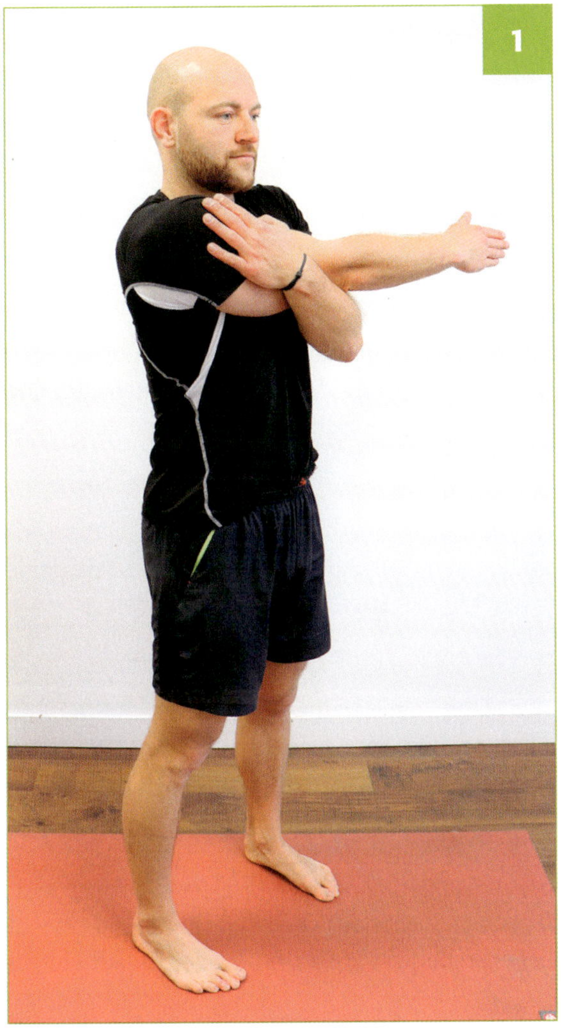
1

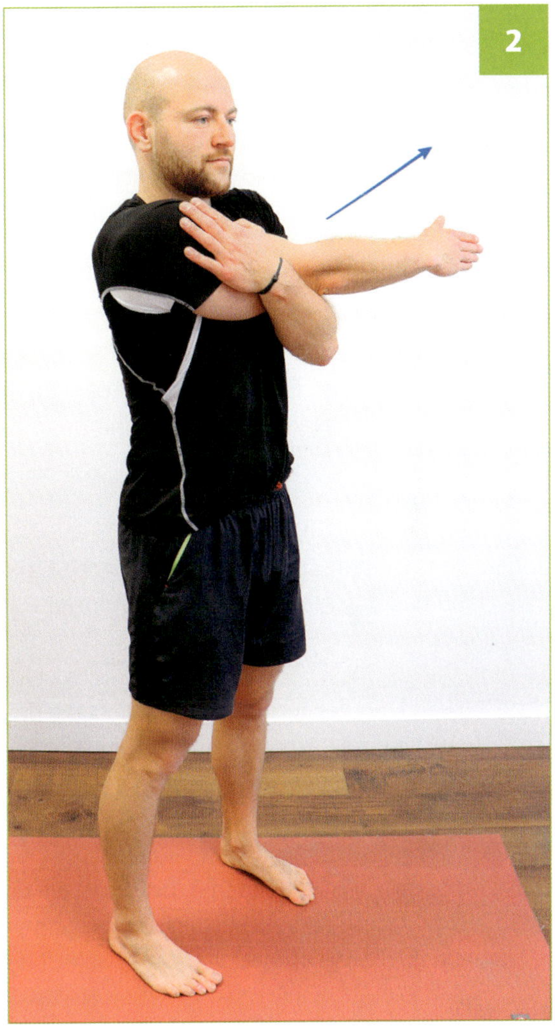
2

SCHULTERGELENKINNENROTATION I (ROTATOR CUFF INTERNAL ROTATION I)

**Schultergelenkinnenrotation I
(Rotator Cuff Internal Rotation I)**

Ausgangsposition
Beginne in der Seitlage und schiebe die Schulter, auf der du liegst, so weit weg vom Ohr (in Richtung Gesäß), wie du kannst. Der Oberarm, auf dem du liegst, ist vom Körper aus 90° nach vorne gerichtet und der Ellbogen ist angewinkelt, sodass deine Hand zur Decke zeigt. Deine Hand bleibt während der Übung ausgestreckt.

Bewegungsablauf
Rotiere den Oberarm, sodass sich deine flache Hand dem Boden nähert. Ab dieser Stelle benutzt du deine freie Hand und drückst den Arm am Handgelenk sanft weiter in den Stretch in Richtung Boden.

Endposition
Nach Anwendung der Technik löst du sanft die drückende Hand vom Handgelenk und bewegst den Arm aktiv zurück in die Startposition. Nun kannst du dich auf die andere Seite legen und mit dieser Seite beginnen.

Hinweis
Diese Mobilisation ist sehr intensiv und kann ein unangenehmes Gefühl oder einen leichten Schmerz auslösen. Achte darauf, dass sich deine Schulter während der Übung nicht nach oben in Richtung Ohr bewegt – hier wird die Range of Motion (ROM) zwar größer, aber erreicht nicht mehr die richtigen Strukturen.

Wirkung
Ziel dieser Übung ist die Mobilisation der Rotatorenmanschette, insbesondere die Dehnfähigkeit der Außenrotatoren. Sie wirkt positiv auf viele Beschwerdebilder, wie Schulterimpingement, Rotatorenmanschettendysfunktionen u. a.

Frequenz | Dauer
Verbringe circa 1,5 Minuten in dieser Mobilisationsübung. Das entspricht dreimal fünf AZ pro Seite.

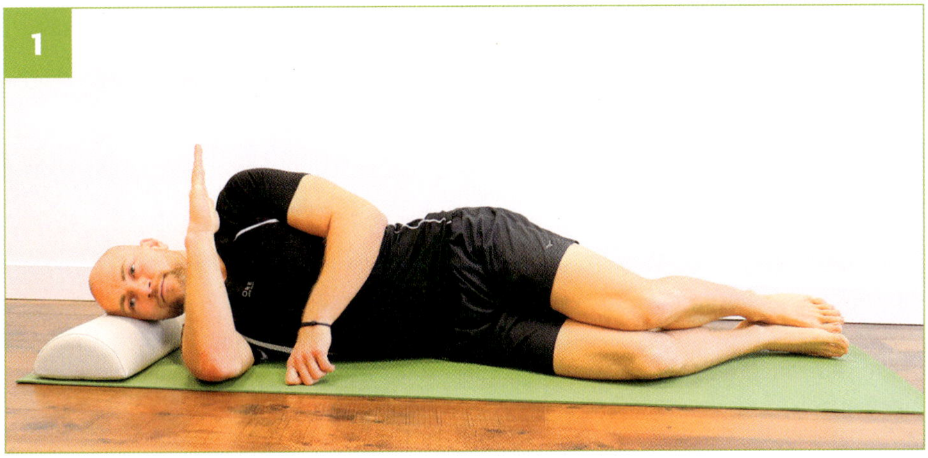
1

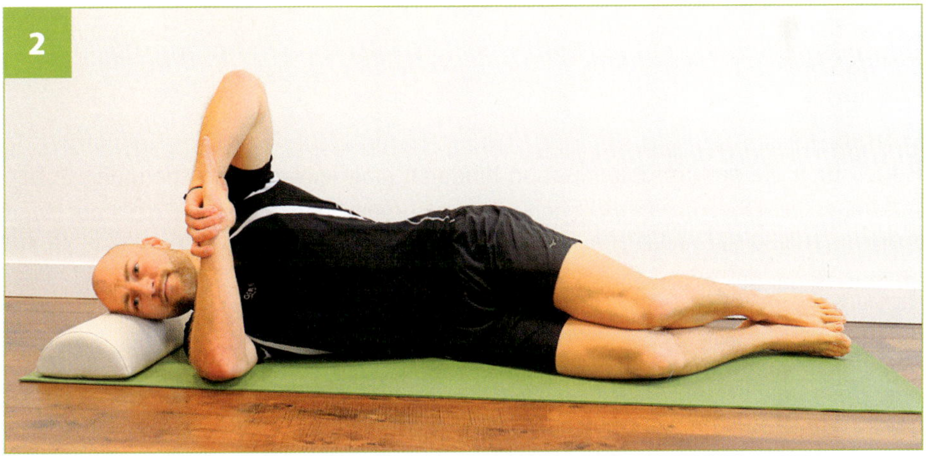
2

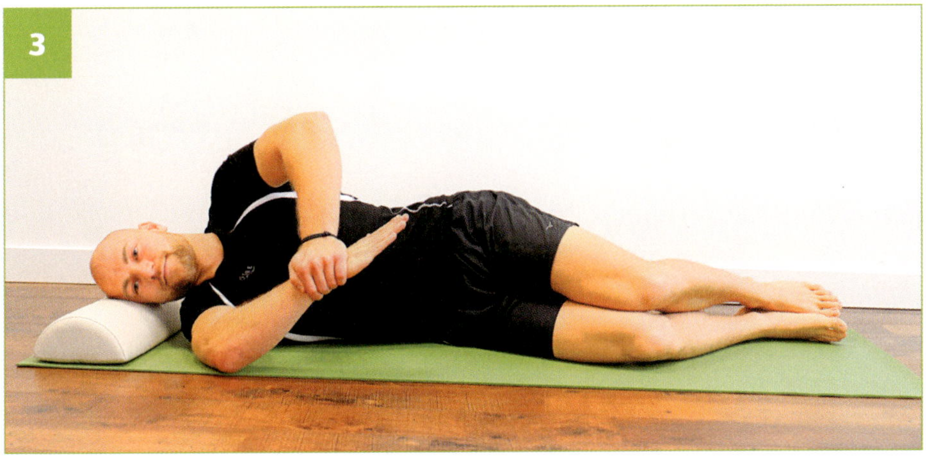
3

BRUSTÖFFNER I (CHEST OPENER I)

Ausgangsposition

Stelle dich parallel in Schrittstellung an eine Wand oder an einen Türrahmen. Lege nun deinen angewinkelten Arm an die Wand, sodass der gesamte Unterarm einschließlich Hand flach an dieser anliegt. In dieser Position könnte bereits eine leichte Spannung in der vorderen Schulter- und Brustmuskulatur spürbar sein.

Bewegungsablauf

Du stehst bereits abgewandt vom Arm an der Wand. Drehe dich mit deinem Oberkörper nun noch weiter in die Gegenrichtung, also weg vom Körper, und versuche, mit jeder Ausatmung weiter in die Dehnung hineinzugehen.

Endposition

Drehe deinen Oberkörper zurück und löse den gebeugten Arm von der Wand. Jetzt kannst du auf die andere Seite wechseln.

Hinweis

Halte durch die gesamte Mobilisation hindurch eine leichte Bauchspannung aufrecht, sodass du beim Aufdrehen des Oberkörpers nicht den unteren Rücken überstreckst. Die gesamte Handfläche des zu mobilisierenden Arms liegt flach auf der Wand auf. Eine deutliche Dehnung sollte beim Aufdrehen des Körpers im Bereich der großen Brustmuskulatur spürbar sein (primär: Brustmuskulatur).

Wirkung

Ziel ist die Mobilisation der Brustmuskulatur und der vorderen Schultermuskulatur. Diese Übung hilft bei der Haltungskorrektur von Oberkörper und Schulterstellung.

Frequenz | Dauer

Verbringe circa 1,5 Minuten in dieser Mobilisationsübung. Das entspricht dreimal fünf AZ pro Seite.

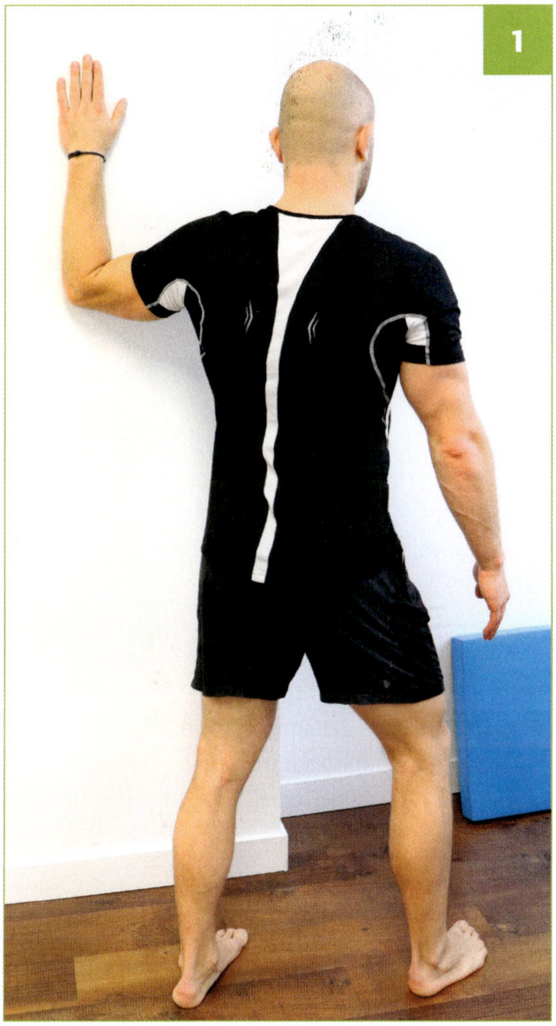
1

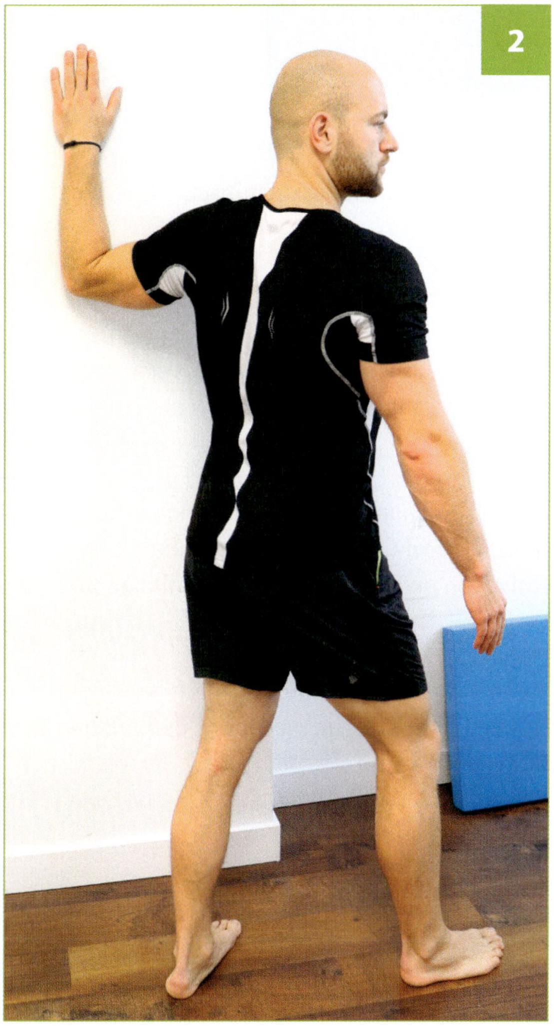
2

BRUSTÖFFNER II (CHEST OPENER II)

Ausgangsposition

Stelle dich parallel in Schrittstellung an eine Wand oder an einen Türrahmen. Lege nun die Hand deines gestreckten Arms an die Wand. In dieser Position könnte bereits eine leichte Spannung in der vorderen Schulter- und Brustmuskulatur spürbar sein.

Bewegungsablauf

Du stehst bereits abgewandt vom Arm an der Wand. Drehe dich mit deinem Oberkörper nun noch weiter in die Gegenrichtung, also weg vom Körper. Zusätzlich neigst du nun noch deinen Kopf zur Gegenseite, also ebenfalls weg von der Wand. Versuche, mit jeder Ausatmung weiter in die Dehnung hineinzugehen. Circa 90° kann der Brustkorb von der Wand gedreht sein.

Endposition

Löse die Spannung aus der Nackenmuskulatur, indem du den Kopf in die Startposition bringst. Nun drehe wieder in Richtung Wand, um die Spannung aus dem gesamten vorderen Oberkörper zu nehmen, löse die Hand von der Wand bzw. vom Türrahmen und wechsle die Seite.

Hinweis

Halte durch die gesamte Mobilisation hindurch eine leichte Bauchspannung aufrecht, sodass du beim Aufdrehen des Oberkörpers nicht den unteren Rücken überstreckst. Die gesamte Handfläche des zu mobilisierenden Arms liegt flach auf der Wand auf. Eine deutliche Dehnung könnte beim Aufdrehen des Körpers im Bereich der Brustmuskulatur, Oberarmmuskulatur und Nackenmuskulatur spürbar sein (primär: Brustmuskulatur).

Wirkung

Ziel ist die Mobilisation der Brustmuskulatur und der vorderen Schultermuskulatur. Diese Übung hilft bei der Haltungskorrektur von Oberkörper und Schulterstellung.

Frequenz | Dauer

Verbringe circa 1,5 Minuten in dieser Mobilisationsübung. Das entspricht dreimal fünf AZ pro Seite.

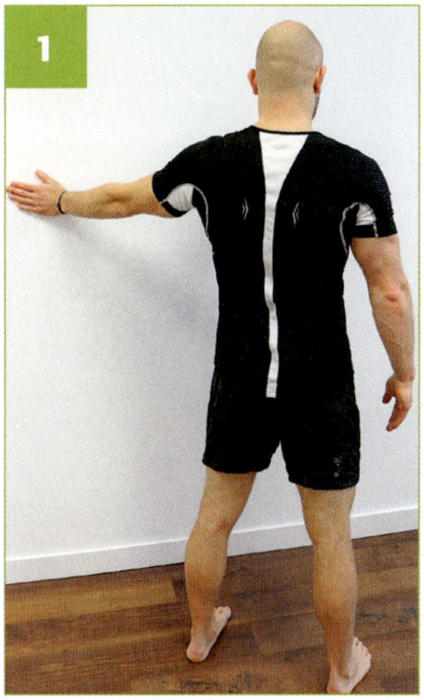
1

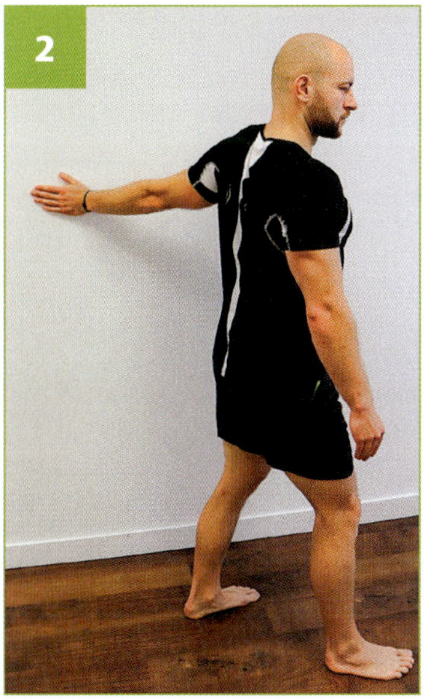
2

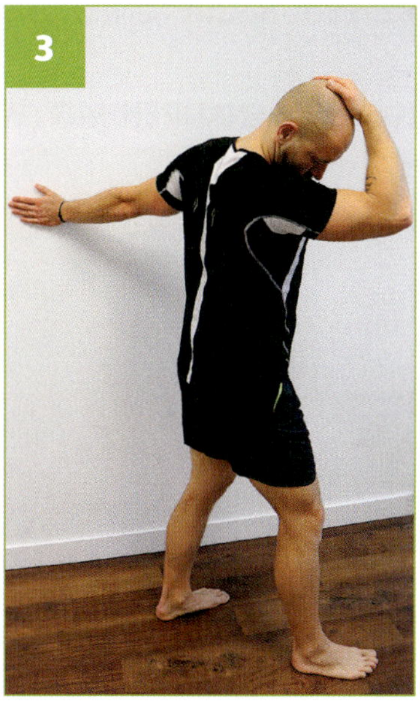
3

BEWEGUNGSBETONTE MOBILISATION

HANDGELENKDREHUNG (WRIST TWIST)

Handgelenkdrehung (Wrist Twist)

Ausgangsposition
Nimm einen stabilen, schulterbreiten Stand ein, der Kopf ist mittig ausgerichtet, die Augen schauen geradeaus und die Arme hängen neben dem Körper. Verschränke nun deine Finger ineinander und führe die Ellbogen dicht an den Brustkorb heran.

Bewegungsablauf
Bewege beide Hände gleichzeitig in Kreisen, so steuert die Bewegung einer Hand jeweils die der anderen. Führe mit den Handgelenken komplette Kreise aus (360°).

Endposition
Kehre in die Startposition zurück und wechsle die Bewegungsrichtung.

Hinweis
Führe die gesamte Bewegung in einem langsam-moderaten Tempo durch und nutze das volle Bewegungsausmaß beider Handgelenke. Löse die Finger während der Übung nicht voneinander.

Wirkung
Ziel dieser Übung ist die Mobilisierung beanspruchter und unbeweglicher Handgelenke mit jeweils mehr als 10 gelenkigen Verbindungen.

Frequenz | Dauer
Verbringe circa eine Minute in dieser Mobilisationsübung. Das entspricht zweimal 8-10 WH je Richtung.

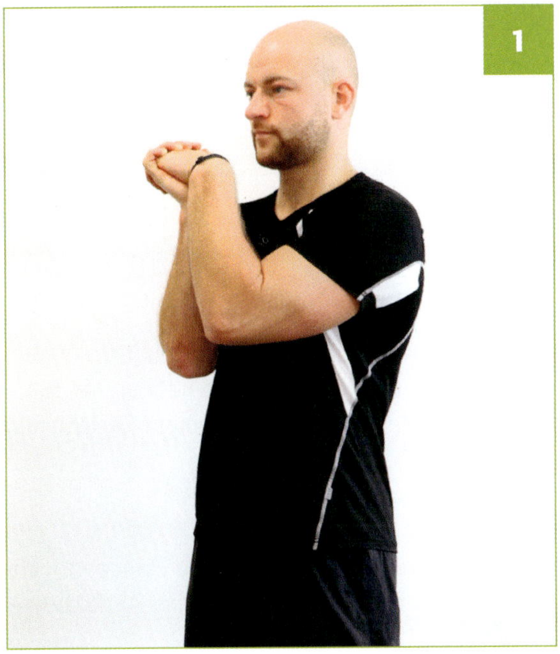
1

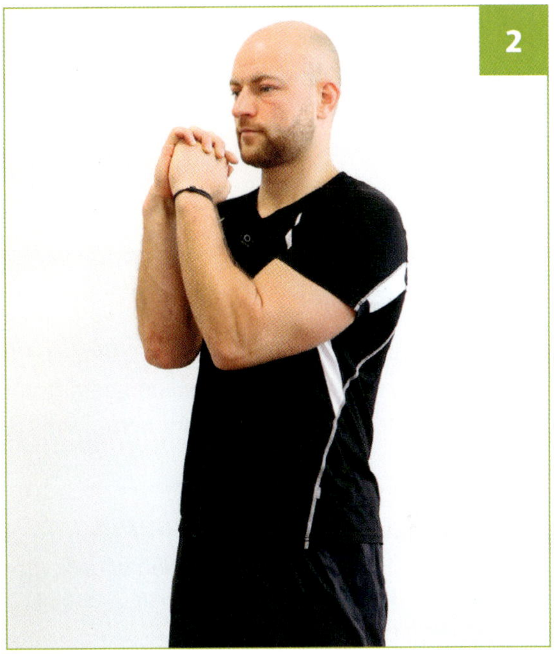
2

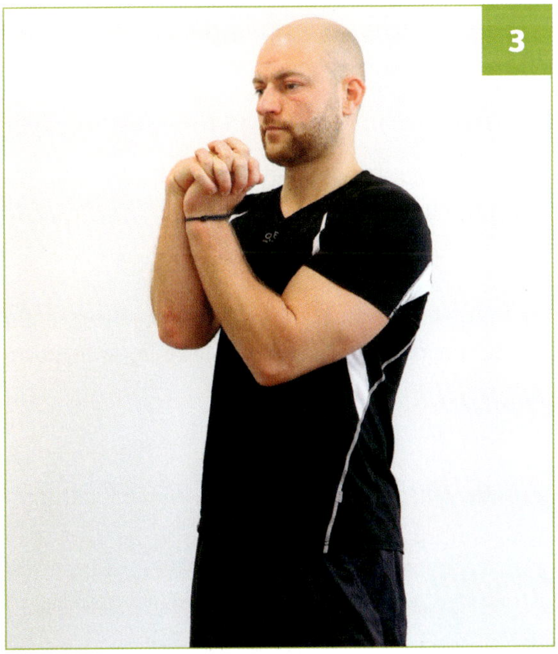
3

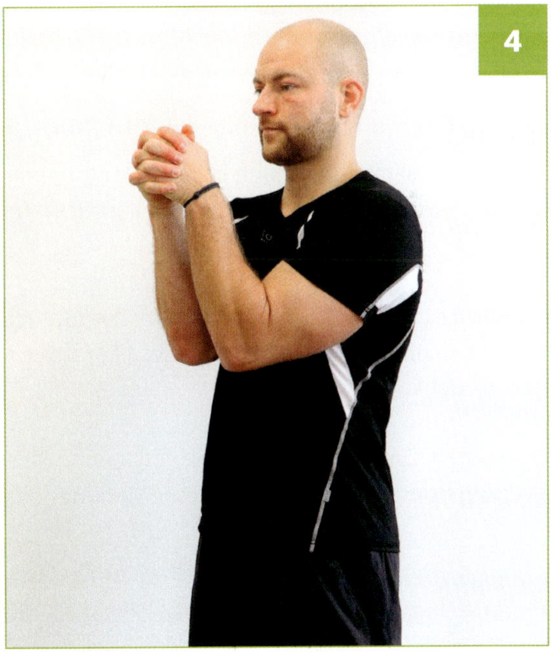
4

HANDGELENK ÜBUNGSSEQUENZ I (WRIST DRILL I)

Handgelenk Übungssequenz I (Wrist Drill I)

Ausgangsposition

Nimm einen stabilen, schulterbreiten Stand ein, der Kopf ist mittig ausgerichtet, die Augen schauen geradeaus und die Arme hängen neben dem Körper. Verschränke nun deine Finger ineinander und führe die Ellbogen dicht an den Brustkorb heran, sodass sich deine gefalteten Hände vor deinem Gesichtsfeld befinden.

Bewegungsablauf

Bewege beide Hände geschlossen weg vom Körper. Das bedeutet, dass du die gefalteten Hände in Richtung der Kleinfingerseite bewegst („Ulnar-Abduktion") und danach heran zur Brust („Radial-Abduktion"), für jeweils fünf WH. Anschließend bewege die Hände von links nach rechts.

Endposition

Kehre in die Startposition zurück und wiederhole den gesamten Ablauf.

Hinweis

Führe die gesamte Bewegung in einem langsam-moderaten Tempo durch und nutze das volle Bewegungsausmaß beider Handgelenke. Löse die Finger während der Übung nicht voneinander.

Wirkung

Ziel dieser Übung ist die Mobilisierung beanspruchter und unbeweglicher Handgelenke mit jeweils mehr als 10 gelenkigen Verbindungen. Diese Form der Mobilisation wirkt intensiver in die jeweiligen Richtungen als der Wrist Twist.

Frequenz | Dauer

Verbringe circa 1,5 Minuten in dieser Mobilisationsübung. Das entspricht zweimal 8-10 WH je Richtung.

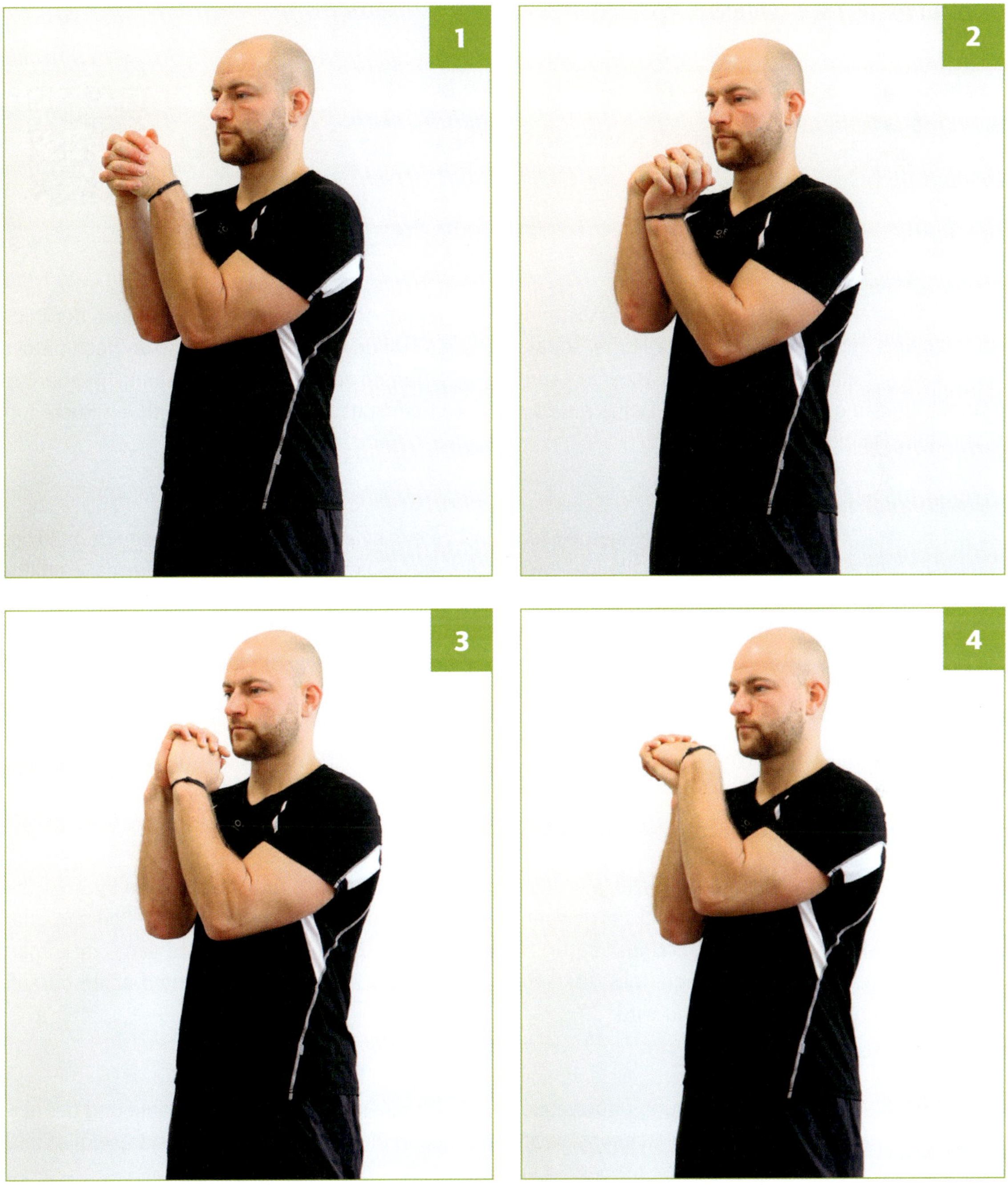
1
2
3
4

SCHULTERÖFFNER (OVERHEAD STRETCH)

Schulteröffner (Overhead Stretch)

Ausgangsposition

Stelle dich parallel mit oberkörperlangem Abstand zur Wand, die Arme sind neben dem Körper, der Blick ist geradeaus gerichtet. Beuge deine Hüfte, sodass du beide Hände mit gestreckten Armen flach an der Wand bzw. auf einer Ablagefläche platzieren kannst. Bringe nun deine gesamte Wirbelsäule in Verlängerung mit beiden gestreckten Armen. Deine Knie sind so weit gebeugt, dass du deinen unteren Rücken in eine stabile Position bringen kannst.

Bewegungsablauf

Sobald du den Schulteröffner korrekt eingestellt hast und bereits einen Dehnreiz spürst, beginne bei konstanter Bauchatmung mit leichten Kniebeugebewegungen. Das Durchstrecken beider Kniegelenke erhöht die Intensität der Übung, das leichte Beugen erleichtert die Übung. Achte auf einen flüssigen Wechsel. Nach 1-3 Sekunden bei gestreckten Knien gehe für 1-3 Sekunden in die Beugung. *Alternativ kannst du den Schulteröffner auch als atembetonte Mobilisation ausführen und somit in der Dehnung für 4-7 Atemzüge verweilen.*

Endposition

Löse deine Hände von der Wand bzw. von der Auflagefläche und hebe deinen Oberkörper an. Kehre dann in den stabilen Stand zurück.

Hinweis

Bei dieser Mobilisation der Rückenfaszie wie auch der gesamten Brust- und Schultermuskulatur ist ein leichtes Überstrecken des unteren Rückens gewollt, um zusätzlich mehr Zug auf die hintere Beinmuskulatur (Gesäßmuskulatur und Beinstreckmuskulatur) zu bringen. Diese Mobilisation zählt zu den Ganzkörpermobilisationen. Halte deine Ellbogen gestreckt, sobald die Hände an der Wand sind und achte darauf, dass dein unterer Rücken nicht rund wird.

Wirkung

Ziel dieser Übung ist die Mobilisierung unbeweglicher Schultergelenke, der Brustwirbelsäule und der hinteren Beinmuskulatur. Diese Übung ist ebenfalls als Atemübung in den Bauchraum perfekt geeignet und dient der Entspannung des gesamten Körpers.

Frequenz | Dauer

Verbringe bis zu zwei Minuten in dieser Mobilisationsübung. Das entspricht circa dreimal 8-10 WH.

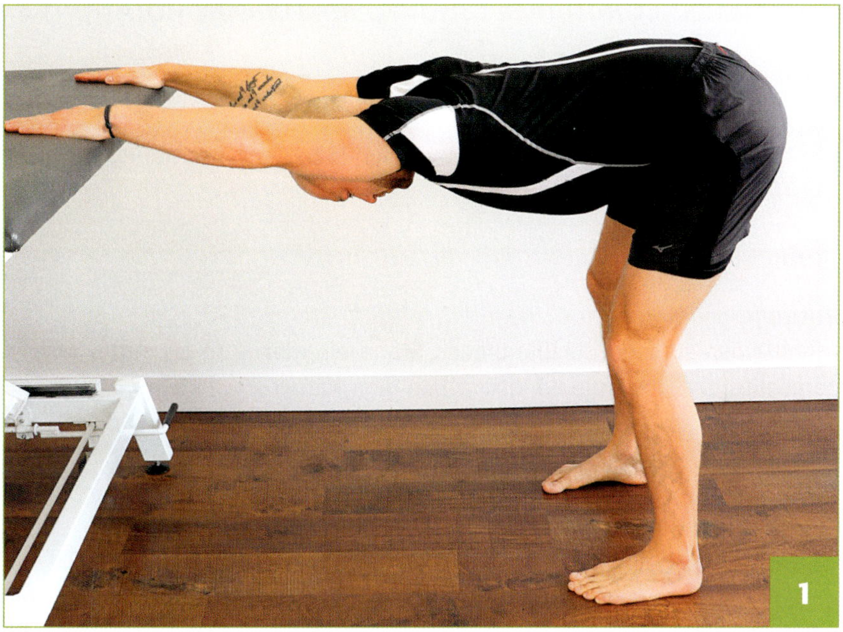
1

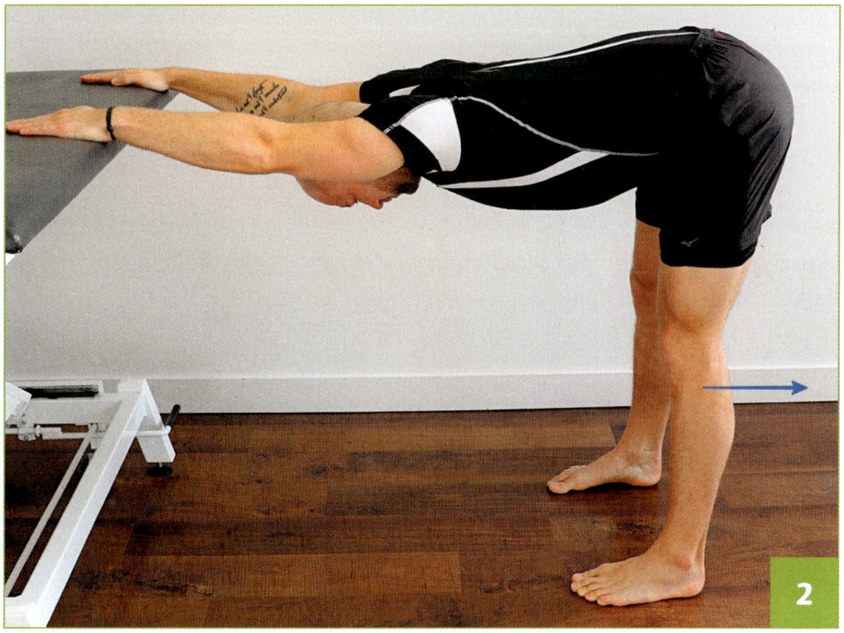
2

SCHULTERINNENROTATION (SHOULDER INTERNAL ROTATION)

Schulterinnenrotation (Shoulder Internal Rotation)

Ausgangsposition

Nimm einen stabilen, schulterbreiten Stand ein, der Kopf ist mittig ausgerichtet, die Augen schauen geradeaus und die Arme hängen neben dem Körper. Positioniere eine Hand hinter deinem Rücken, mit dem Handrücken aufliegend. Mit der jeweils anderen Hand greifst du um deinen Oberkörper herum zum Oberarm des innenrotierten Arms – hältst diesen gut fest.

Bewegungsablauf

Durch Zugbewegung des festhaltenden Arms nach schräg vorne zur Körpermitte erhöht sich die Spannung im Schultergelenk und in den Außenrotatoren der Rotatorenmanschette. Ziehe also den Arm für 1-3 Sekunden nach vorne und löse für 1-3 Sekunden die Spannung. Wiederhole die Technik.

Endposition

Löse die Hand vom Oberarm und bringe beide Arme neben den Körper, nun wechsle die Seite.

Hinweis

Führe die gesamte Bewegung in einem langsam-moderaten Tempo durch und nutze das volle Bewegungsausmaß des Schultergelenks. Vermeide ein Nach-vorne-Drehen der gesamten Schulter und achte auf deine Haltung, insbesondere des Schultergürtels. Achte auf eine entspannte und gelöste Schulter-Nacken-Muskulatur, sodass die Schulter nach vorne drehen kann.

Wirkung

Diese Übung mobilisiert die Dehnfähigkeit der Außenrotatoren der Rotatorenmanschette und wirkt direkt auf die Schultergelenkkapsel.

Frequenz | Dauer

Verbringe circa eine Minute in dieser Mobilisationsübung pro Seite. Das entspricht zweimal 8-10 WH je Seite.

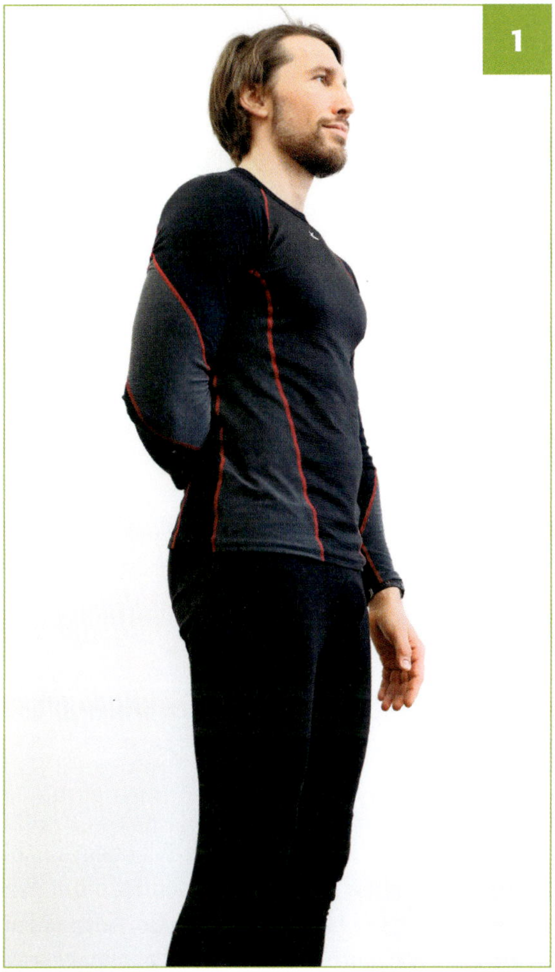
1

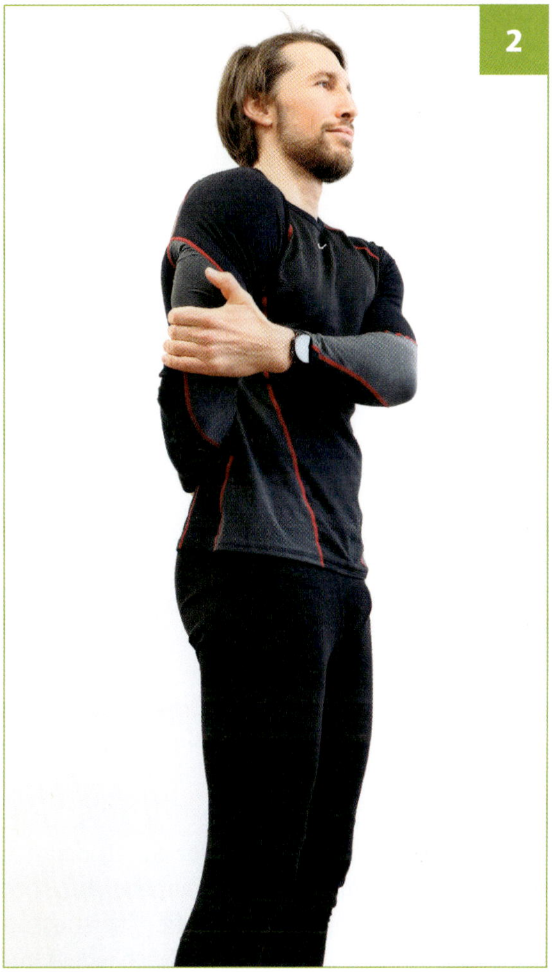
2

SCHULTERKREISE (SHOULDER CIRCLES)

Schulterkreise (Shoulder Circles)

Ausgangsposition

Nimm einen stabilen, schulterbreiten Stand ein, der Kopf ist mittig ausgerichtet, die Augen schauen geradeaus und die Arme halten vor dem Körper, auf Beckenhöhe, den Stab, das Handtuch oder das Resistance Band.

Bewegungsablauf

Spanne bewusst beide Schulterblätter nach hinten unten und starte die Kreisbewegung beider gestreckter Arme um den Oberkörper (Querachse). Die Bewegung endet, sobald der Stab oder das Resistance Band das Gesäß berührt. Ein Kreis kann bis zu acht Sekunden dauern.

Endposition

Die Bewegung endet vor dem Körper. Löse anschließend langsam die Spannung aus den Schultern und greife, wenn möglich, etwas enger für das nächste Intervall von fünf WH.

Hinweis

Halte während der gesamten Bewegung deine Schulterblätter hinten unten und die Ellbogen durchgestreckt. Wähle zu Beginn eine angenehme Griffbreite, in der du ohne Anstrengung den Stab um den Körper führen kannst. Vermeide die Überstreckung des unteren Rückens durch bewusstes Anspannen von Bauch- und Gesäßmuskulatur. Nach jedem Intervall von fünf WH wird, wenn möglich, minimal enger gegriffen, um mehr Spannung zu erzeugen. Sobald die Ellbogen nicht mehr gestreckt bleiben können, ist die engste Griffbreite erreicht und du solltest etwas Spannung herausnehmen.

Wirkung

Diese Übung mobilisiert den gesamten Schultergürtel und führt zur Streckung der Brustwirbelsäule.

Frequenz | Dauer

Verbringe bis zu zwei Minuten in dieser Mobilisationsübung. Das entspricht fünfmal fünf WH.

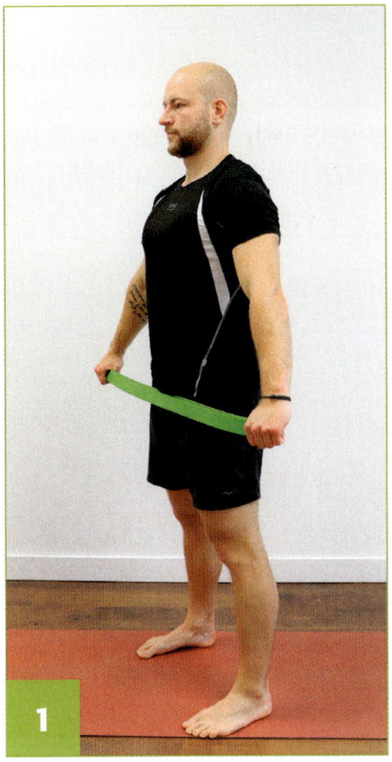
1

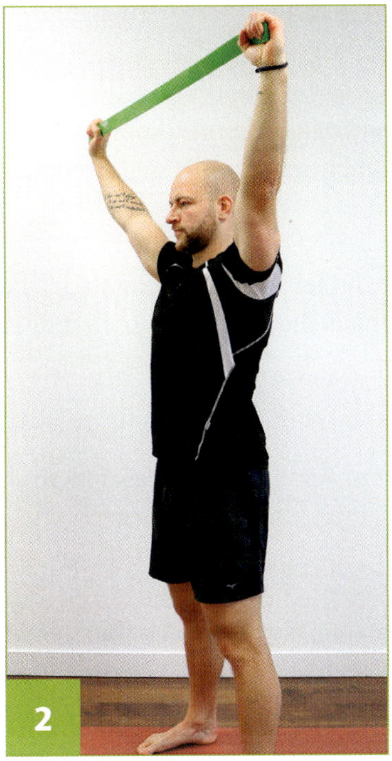
2

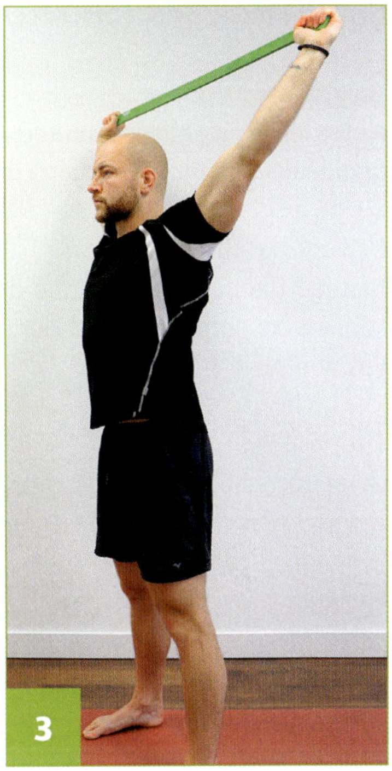
3

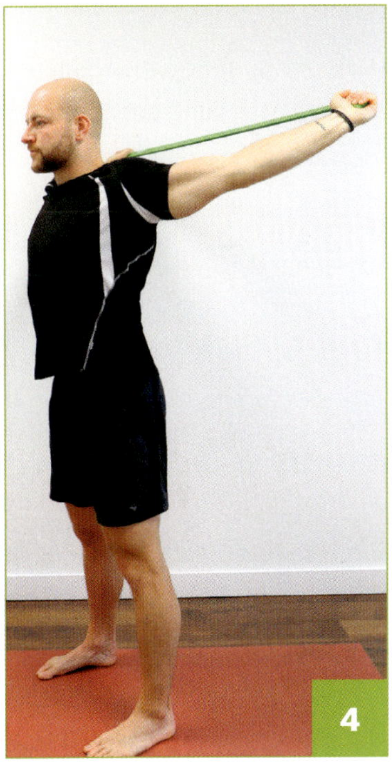
4

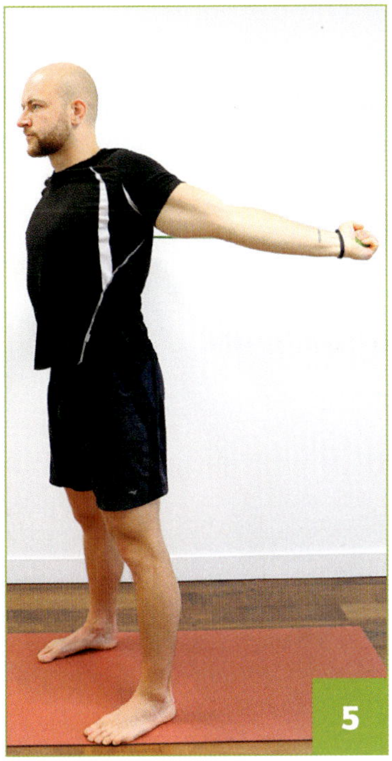
5

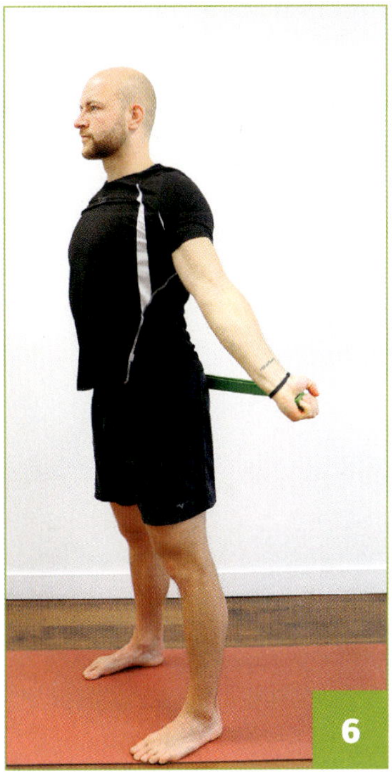
6

SCHULTERHEBEN (SHOULDER LIFTS)

Ausgangsposition

Nimm einen stabilen, schulterbreiten Stand ein, der Kopf ist mittig ausgerichtet, die Augen schauen geradeaus und die Hände sind ineinander verschränkt und werden gestreckt über den Kopf gehoben.

Bewegungsablauf

Bewege die gestreckten Arme durch Anheben des gesamten Schultergürtels in Richtung Decke. Dabei können bei guter Beweglichkeit durchaus die Schultern Kontakt mit den Ohren haben. Verweile in dieser Position für 1-3 Sekunden.

Endposition

Lasse die Schultern und die gestreckten Arme nach 1-3 Sekunden wieder zurück in die Startposition gleiten und wiederhole die Bewegung.

Hinweis

Führe die gesamte Bewegung in einem langsam-moderaten Tempo durch und nutze das volle Bewegungsausmaß des gesamten Schultergürtels. Aktiviere eine leichte Bauch- und Gesäßspannung, um eine Überstreckung im unteren Rücken zu vermeiden. Die Ellbogen bleiben bei dieser Mobilisation möglichst unbewegt und in Ruhe.

Wirkung

Diese Übung zielt auf die Beweglichkeit der Schulterblätter und auf die Streckung der Brustwirbelsäule ab. Angelehnt an den sechsten Test, **Overhead Reach**, fördert diese Übung auch die Streckung der gesamten Wirbelsäule.

Frequenz | Dauer

Verbringe circa eine Minute in dieser Mobilisationsübung. Das entspricht zweimal 8-10 WH.

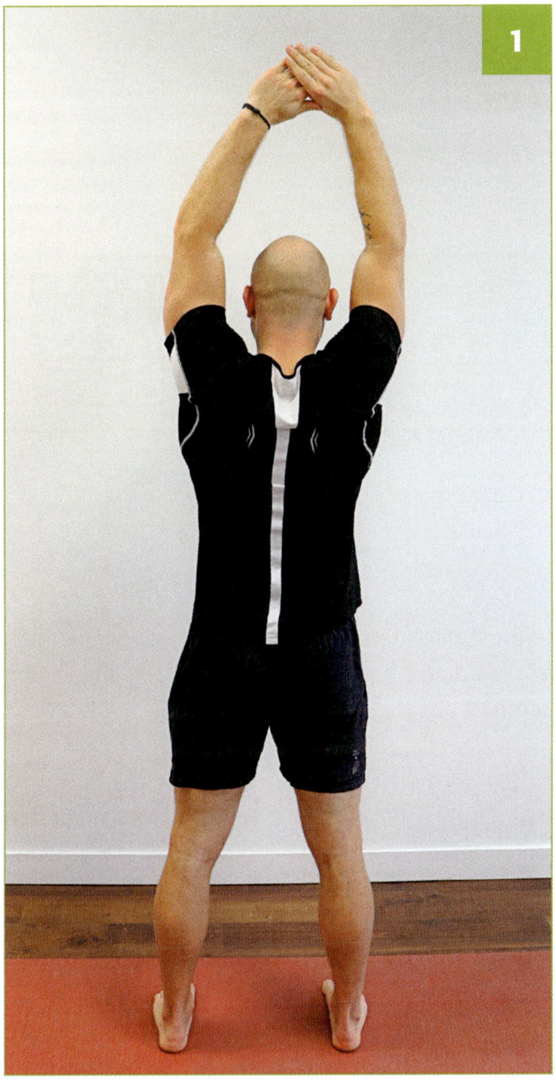
1

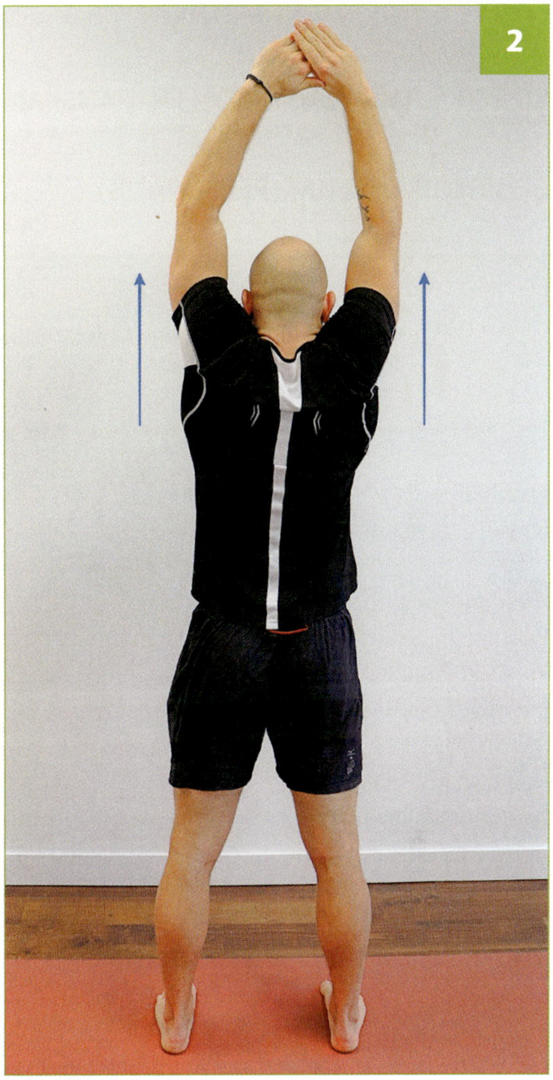
2

GEWEBSMOBILISATION

SMASH | SMASH UND ROLLEN | ANSPANNEN UND ENTSPANNEN

BRUSTMUSKULATUR (PECTORALIS)

Brustmuskulatur (Pectoralis)

Technik

Smash | Anspannen und Entspannen

Ausgangsposition

Beginne in Bauchlage. Platziere den Foamball zwischen Brustmuskulatur und Boden auf unangenehmen Punkten. Bringe so viel Körpergewicht auf diesen Bereich, wie du ertragen kannst. Für den Smash lege die Hand auf der Brustseite, an der du arbeitest, in den Rücken.

Bewegungsablauf

Beim Anspannen und Entspannen bewegst du den gleichseitigen Arm (auf der Seite, auf der auch der Ball unter der Brust liegt) nun in die volle Streckung hoch über den Kopf, die Hand kann dabei auf dem Boden entlangschleifen. Sobald der Arm gestreckt ist, bewegst du diesen wieder hinunter, bis dieser circa 90° im Ellbogen gebeugt und neben dem Körper ist. Im Smash arbeitest du dich die schmerzhaften Punkte entlang und hältst die Hand im Rücken.

Endposition

Verlagere dein Gewicht auf die Nicht-Ball-Seite und ziehe den Foamball wieder hervor. Suche nun neue Triggerpunkte oder wechsle zur anderen Seite.

Hinweis

Führe die Technik im langsamen Tempo durch und bearbeite sorgfältig empfindliche, verspannte und schmerzhafte Punkte.

Durch mehrfaches Bewegen in Beugung und Streckung gelangt der Ball in tiefere Gewebsschichten und kann effektiv Spannungen lösen. Halte die Augen während der intensiven Übung möglichst offen.

Wirkung

Die Übung dient der Spannungslösung der gesamten Brustmuskulatur und hat das Ziel, Verklebungen zwischen Gewebsschichten zu lösen. Sie hilft deutlich bei der Beweglichkeit der Schulter und dient der Haltungskorrektur.

Frequenz | Dauer

Verbringe bis zu zwei Minuten in dieser Mobilisation pro Seite.

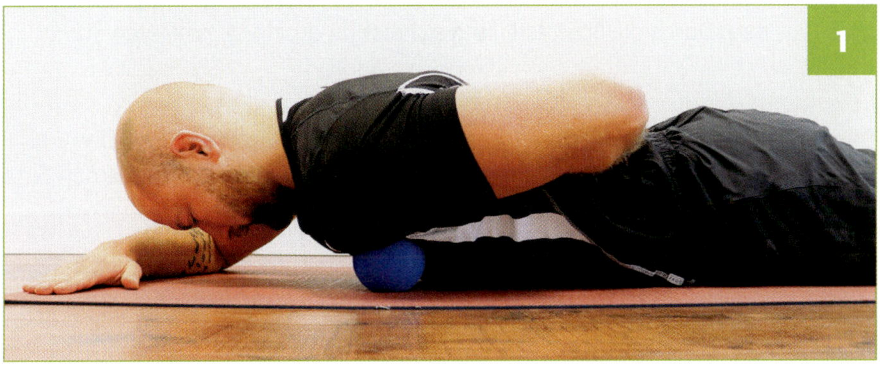

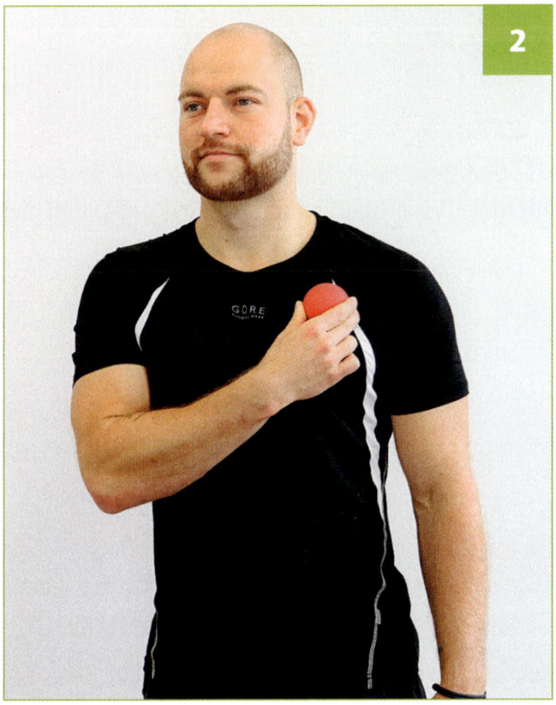

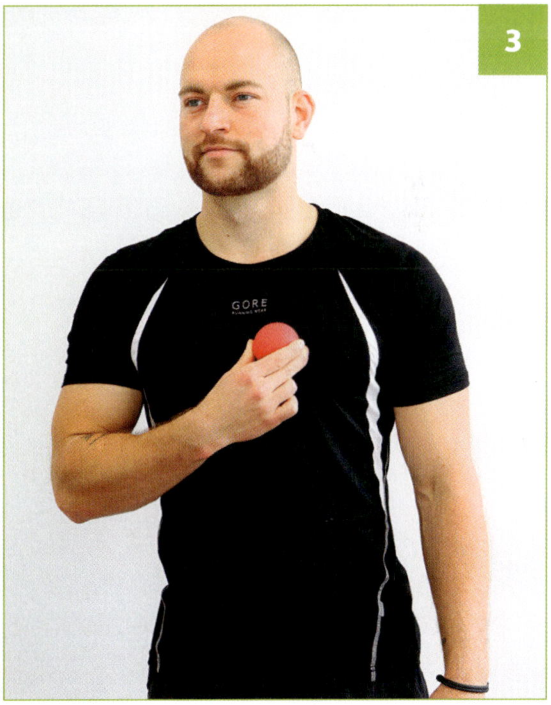

ROTATORENMANSCHETTE I (ROTATOR CUFF I)

Technik
Smash

Ausgangsposition
Du beginnst gegen eine Wand gelehnt. Der Foamball liegt hierbei direkt auf dem Schulterblatt bzw. auf der Schulterblattmuskulatur auf und ist zwischen Wand und Körper eingeklemmt. Der Kopf bleibt in neutraler Position. Durch die Schrittstellung sicherst du dir einen stabileren Stand.

Bewegungsablauf
Bringe so viel Gewicht, wie du ertragen kannst, gegen die Wand bzw. den Ball und somit direkt auf die schmerzhaften und unangenehmeren Punkte im Muskelgewebe. Nutze den Smash auf Punkten, wie im Bild gezeigt.

Endposition
Beende langsam die Technik und halte stets die Augen geöffnet. Wechsle nun auf die andere Seite.

Hinweis
Meide direkten Smash auf der Wirbelsäule und auf die Knochenkanten des Schulterblatts. Diese Punkte können sehr sensibel sein, daher gehe langsam vor und erhöhe den Druck nach eigenem Ermessen.

Wirkung
Die Übung löst schmerzhafte und verspannte Muskulatur und Gewebe im Bereich der Schulter- und Armmuskulatur. Sie verbessert die Beweglichkeit des Schultergelenks in alle Richtungen und entspannt die gesamte Rotatorenmanschette.

Frequenz | Dauer
Verbringe bis zu zwei Minuten in dieser Mobilisation pro Seite.

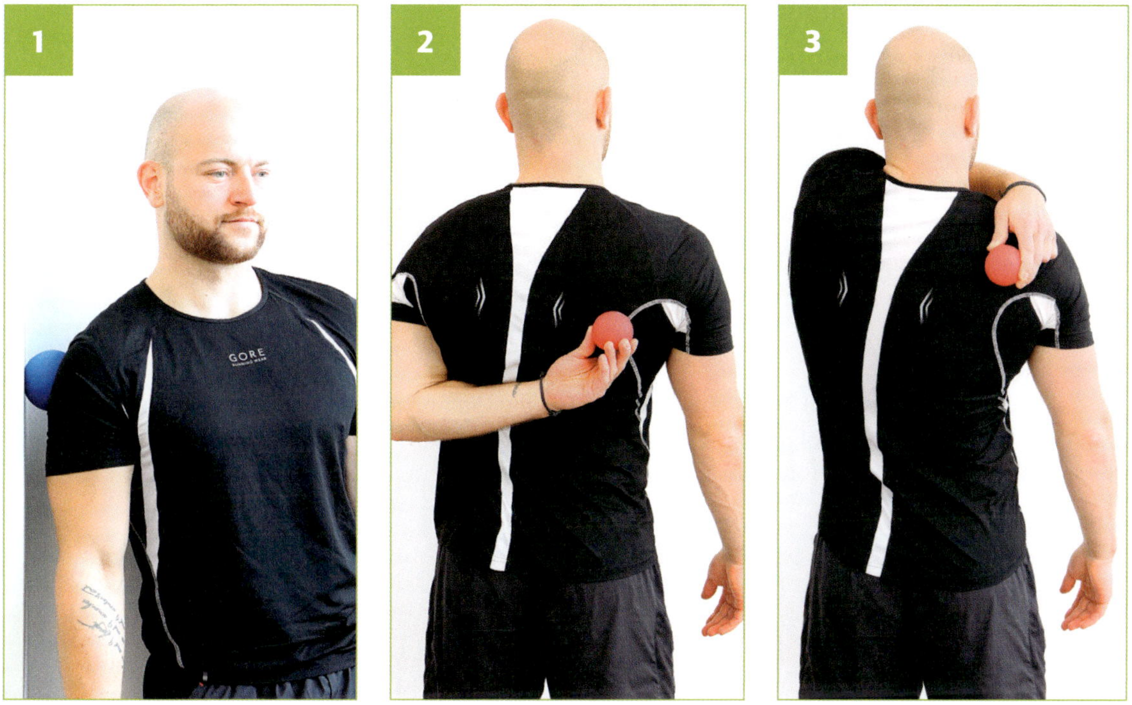
1
2
3

SCHULTERDACHMUSKULATUR (DELTOIDEUS)

Technik
Smash

Ausgangsposition
Du beginnst seitlich gegen eine Wand gelehnt. Der Foamball liegt hierbei direkt seitlich auf der Schulter bzw. auf der Schultergelenkmuskulatur auf und ist zwischen Wand und Körper eingeklemmt. Der Kopf bleibt in neutraler Position. Durch die Schrittstellung sicherst du dir einen stabileren Stand.

Bewegungsablauf
Bringe so viel Gewicht, wie du ertragen kannst, gegen die Wand bzw. den Ball und somit direkt auf die schmerzhaften und unangenehmeren Punkte in der Schulterhebermuskulatur. Nutze den Smash ringförmig um den oberen Abschnitt des Oberarmknochens herum.

Endposition
Beende langsam die Technik und halte stets die Augen geöffnet. Nun kannst du auf die andere Seite wechseln.

Hinweis
Meide direkten Smash auf Knochenpunkte der Schulter und des Oberarmknochens. Die Punkte im Bereich der Schulter können sehr sensibel sein, daher gehe langsam vor und erhöhe den Druck nach eigenem Ermessen.

Wirkung
Die Übung löst schmerzhafte und verspannte Muskulatur und Gewebe im Bereich der Schulter- und Armmuskulatur. Sie verbessert die Beweglichkeit des Schultergelenks in alle Richtungen, insbesondere die Abduktion und sie entspannt die gesamte Rotatorenmanschette.

Frequenz | Dauer
Verbringe bis zu zwei Minuten in dieser Mobilisation pro Seite.

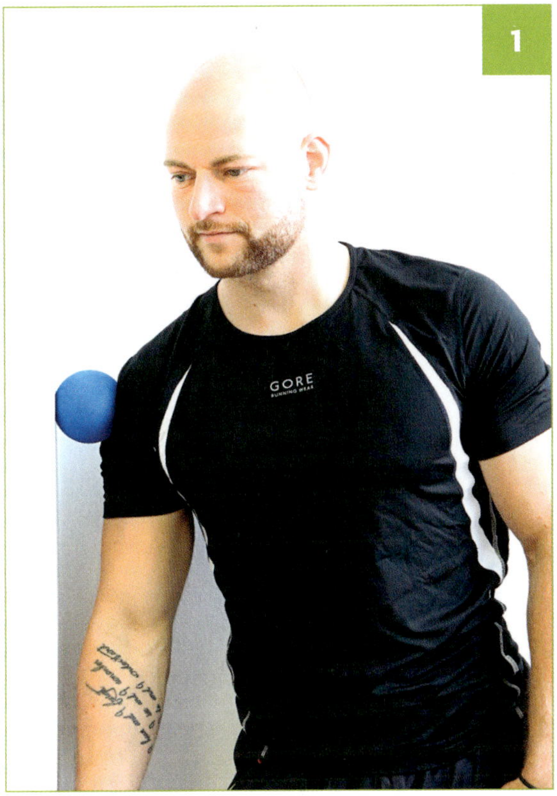
1
GORE

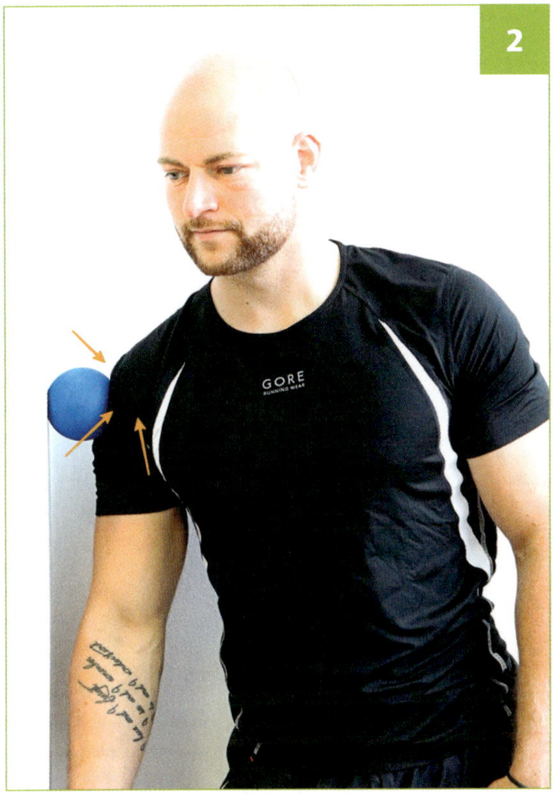
2
GORE

BREITE RÜCKENMUSKULATUR (LATS)

Technik
Smash

Ausgangsposition
Du beginnst seitlich gegen eine Wand gelehnt, dein Arm ist dabei nach oben zur Decke gestreckt. Der Foamball liegt hierbei direkt seitlich zwischen Oberarm und Rumpf bzw. der hinteren Achselfalte auf. Durch die Wand klemmst du den Foamball in dem Bereich ein. Der Kopf bleibt in neutraler Position. Durch die Schrittstellung sicherst du dir einen stabileren Stand.

Bewegungsablauf
Bringe so viel Gewicht, wie du ertragen kannst, gegen die Wand bzw. den Ball auf und somit direkt auf die schmerzhaften und unangenehmeren Punkte im Bereich des Ansatzes der Rückenmuskulatur.

Endposition
Beende langsam die Technik und halte stets die Augen geöffnet. Wechsle nun die Seiten.

Hinweis
Die Punkte im Bereich der Schulter können sehr sensibel sein, daher gehe langsam vor und erhöhe den Druck nach eigenem Ermessen. Der Ansatz der Muskulatur ist direkt in der hinteren Achselfalte im Übergang zum hinteren Oberarm.

Wirkung
Die Übung löst schmerzhafte und verspannte Muskulatur und Gewebe im Bereich der hinteren Schulter- und Armmuskulatur. Sie verbessert die Beweglichkeit des Schultergelenks, vor allem in die Streckung nach oben und in die Außenrotation. und sie entspannt die gesamte Rotatorenmanschette.

Frequenz | Dauer
Verbringe bis zu zwei Minuten in dieser Mobilisation pro Seite.

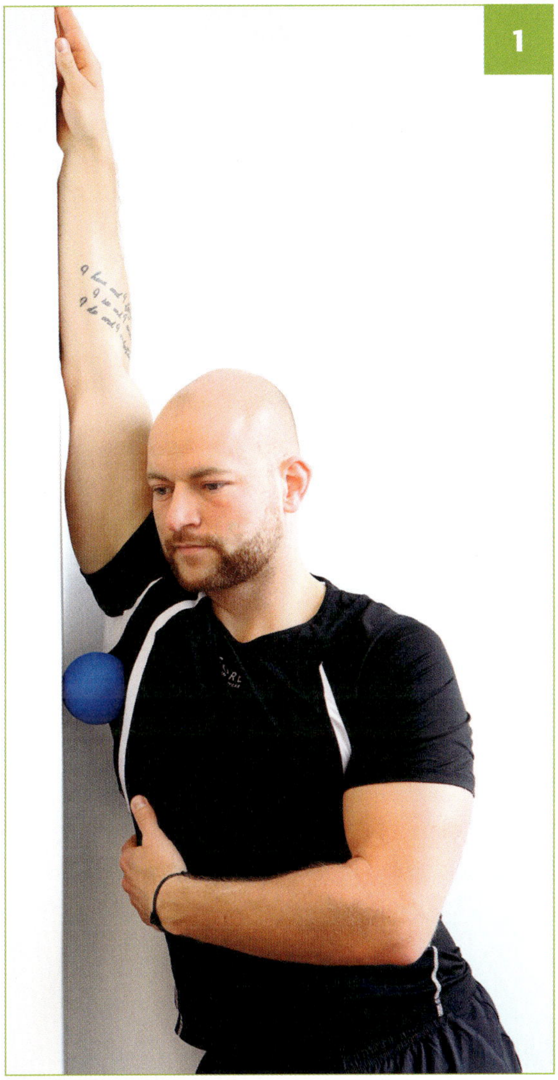
1

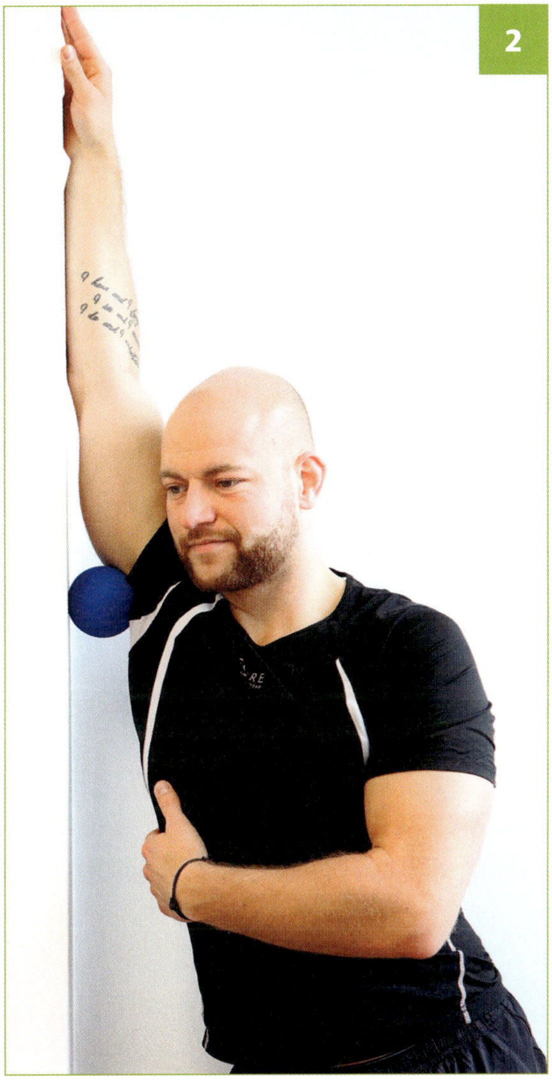
2

DREIKÖPFIGE OBERARMMUSKULATUR (TRICEPS)

Technik
Smash

Ausgangsposition
Du beginnst frontal gegen eine Wand gelehnt, dein Arm ist dabei nach oben zur Decke gestreckt und im Ellbogen angewinkelt. Die Rückseite deines Oberarms klemmt den Ball an der Wand fest. Dein Kopf bleibt in neutraler Position. Durch die Schrittstellung sicherst du dir einen stabileren Stand.

Bewegungsablauf
Bringe so viel Gewicht, wie du ertragen kannst, gegen die Wand bzw. den Ball auf und somit direkt auf die schmerzhaften und unangenehmeren Punkte im Bereich der hinteren Oberarmmuskulatur bis einschließlich den Bereich direkt vor dem Ellbogen.

Endposition
Beende langsam die Technik und halte stets die Augen geöffnet. Wechsle nun die Seiten.

Hinweis
Die Punkte im Bereich des Trizeps können sehr sensibel sein, daher gehe langsam vor und erhöhe den Druck nach eigenem Ermessen. Der Bereich, in dem du arbeitest, zieht von der Achselfalte bis zum Ellbogen auf der Rückseite des Oberarms.

Wirkung
Die Übung löst schmerzhafte und verspannte Muskulatur und Gewebe im Bereich der hinteren Schulter- und Armmuskulatur. Sie verbessert die Beweglichkeit des Schultergelenks, vor allem für alle Zugbewegungen und Stütz- bzw. Drückbewegungen.

Frequenz | Dauer
Verbringe bis zu zwei Minuten in dieser Mobilisation pro Seite.

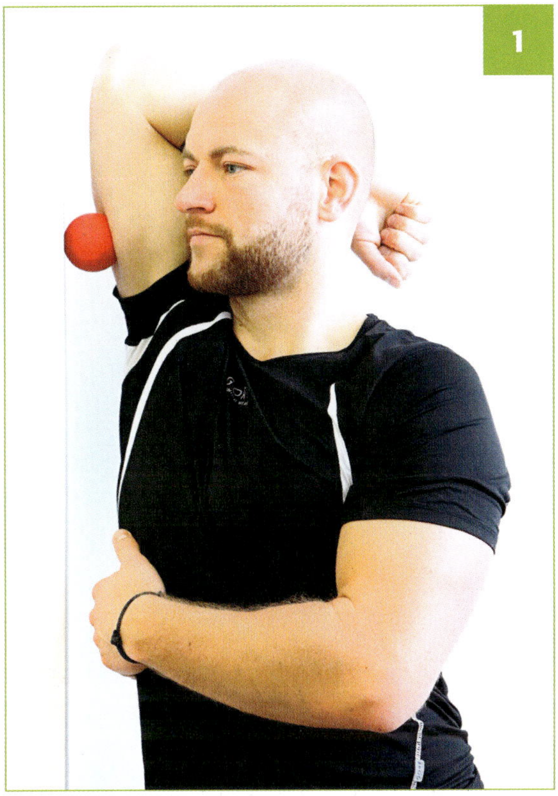
1

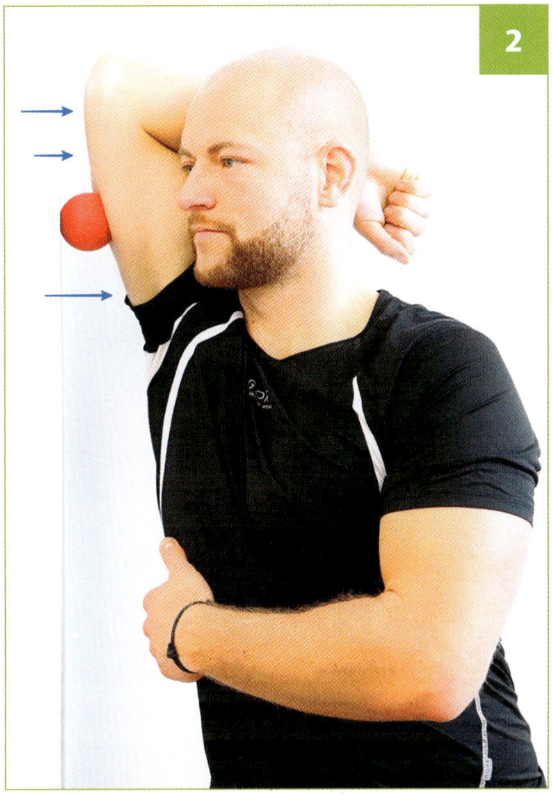
2

UNTERARMBEUGER (FOREARM FLEXORS)

Unterarmbeuger (Forearm Flexors)

Technik
Anspannen und Entspannen

Ausgangsposition
Du beginnst im Stehen oder Sitzen. Dein Unterarm liegt mit der Armrückseite auf einem Tisch bzw. auf einer Unterlage auf. Mit der anderen Hand drückst du nun den Foamball in den Bereich der Handbeugemuskulatur.

Bewegungsablauf
Bringe so viel Druck, wie du ertragen kannst, auf den Ball und somit direkt auf die schmerzhaften und unangenehmeren Punkte im Bereich der inneren Unterarmmuskulatur auf. Durch Handöffnen und -schließen wendest du nun Anspannen und Entspannen an und erlaubst es dem Foamball, in tiefere Gewebsschichten vorzudringen.

Endposition
Beende langsam die Technik und wechsle dann auf den anderen Arm.

Hinweis
Die Punkte im Bereich des inneren Unterarms können sehr sensibel sein, daher gehe langsam vor und erhöhe den Druck nach eigenem Ermessen. Der Bereich, in dem du arbeitest, beginnt am inneren Ellbogenknochen und erstreckt sich über zwei Drittel des inneren Unterarms in Richtung Hand.

Wirkung
Die Übung löst schmerzhafte und verspannte Muskulatur und Gewebe im Bereich des Unterarms. Schmerzen in diesem Bereich werden *Golferellbogen* genannt und können auch für das Karpaltunnelsyndrom mit verantwortlich sein. Die Übung ist ebenfalls ideal bei stark beanspruchten Händen durch Computertätigkeit.

Frequenz | Dauer
Verbringe bis zu zwei Minuten in dieser Mobilisation pro Seite.

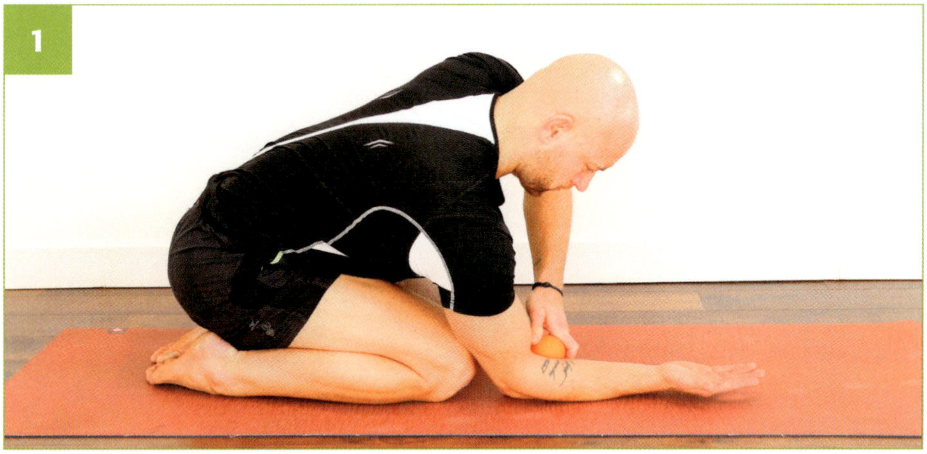
1

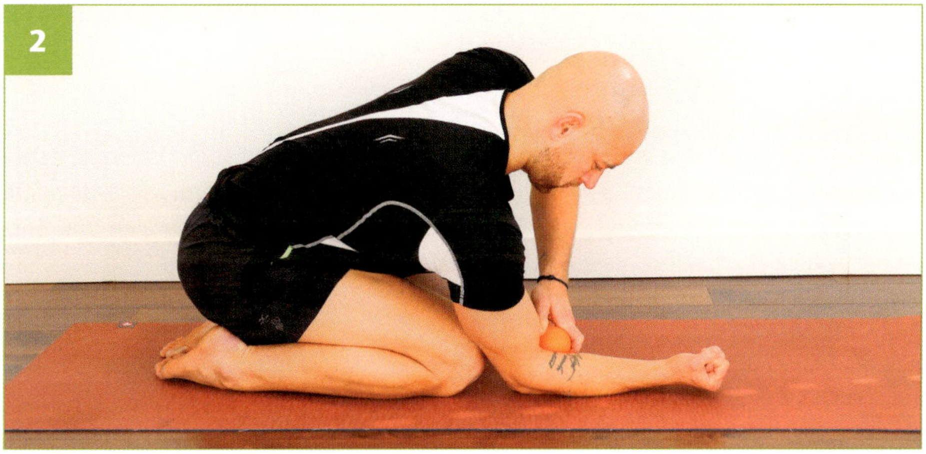
2

UNTERARMSTRECKER (FOREARM EXTENSORS)

Unterarmstrecker (Forearm Extensors)

Technik
Anspannen und Entspannen

Ausgangsposition
Du beginnst im Stehen oder Sitzen. Dein Unterarm liegt mit der Arminnenseite auf einem Tisch bzw. auf einer Unterlage auf. Mit der anderen Hand drückst du nun den Foamball in den Bereich der Handstreckermuskulatur.

Bewegungsablauf
Bringe so viel Druck, wie du ertragen kannst, auf den Ball und somit direkt auf die schmerzhaften und unangenehmeren Punkte im Bereich der äußeren Unterarmmuskulatur auf. Durch Strecken des gesamten Handrückens nach hinten und erneutes Lösen wendest du nun Anspannen und Entspannen an und erlaubst es dem Foamball, in tiefere Gewebsschichten vorzudringen.

Endposition
Beende langsam die Technik und wechsle dann auf den anderen Arm.

Hinweis
Die Punkte im Bereich des äußeren Unterarms können sehr sensibel sein, daher gehe langsam vor und erhöhe den Druck nach eigenem Ermessen. Der Bereich, in dem du arbeitest, beginnt am äußeren Ellbogenknochen und erstreckt sich über zwei Drittel des äußeren Unterarms in Richtung Hand.

Wirkung
Die Übung löst schmerzhafte und verspannte Muskulatur und Gewebe im Bereich des Unterarms. Schmerzen in diesem Bereich werden *Tennisellbogen* genannt. Die Übung ist ebenfalls ideal bei stark durch Computertätigkeit beanspruchten Händen.

Frequenz | Dauer
Verbringe bis zu zwei Minuten in dieser Mobilisation pro Seite.

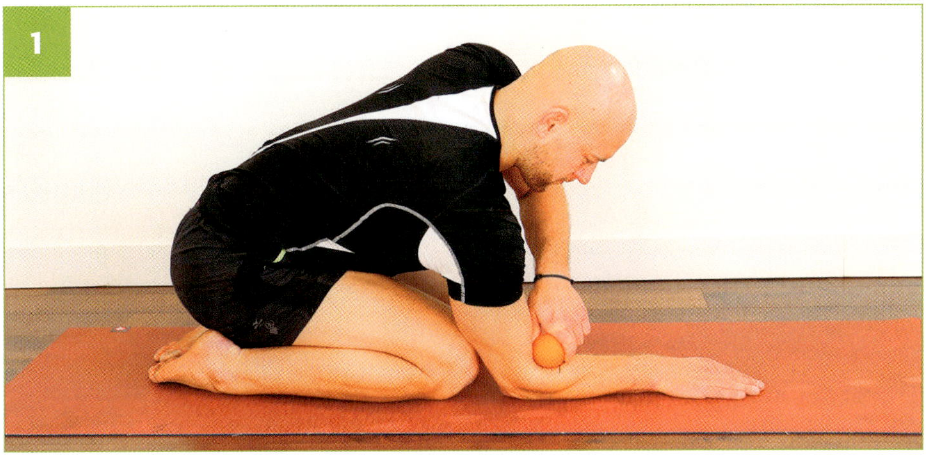
1

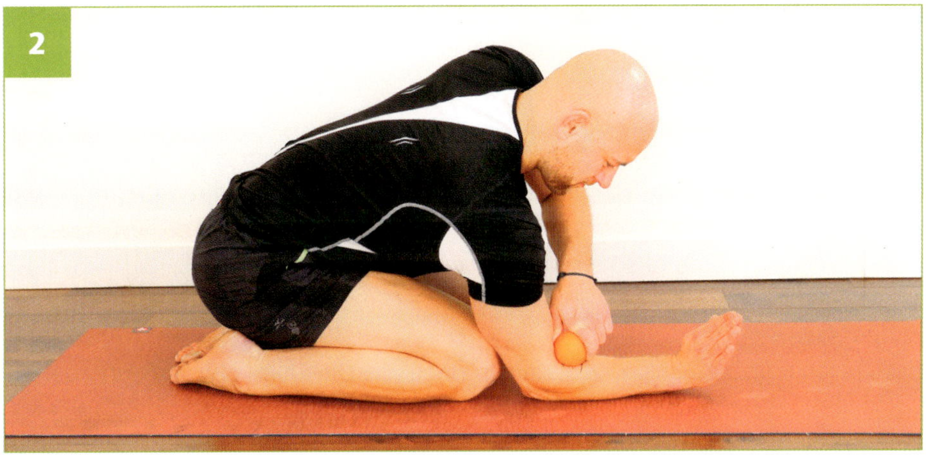
2

HANDBALLEN (PALM)

Handballen (Palm)

Technik
Smash

Ausgangsposition
Du beginnst im Stehen oder Sitzen. Dein Unterarm liegt mit der Handrückseite auf einem Tisch bzw. auf einer Unterlage auf. Mit der anderen Hand drückst du nun die stumpfe Seite eines Stifts in den Bereich der Handfläche zwischen den Fingerknochen. Hast du keinen Stift zur Hand, nutze den Daumen deiner anderen Hand.

Bewegungsablauf
Bringe so viel Druck, wie du ertragen kannst, auf die schmerzhaften und unangenehmeren Punkte im Bereich zwischen deinen Fingern auf. Du kannst, alternativ während des Drückens, den Stift deine Fingerknochen entlang etwas verschieben.

Endposition
Beende langsam die Technik, wechsle den Fingerzwischenraum bzw. auf die andere Hand.

Hinweis
Die Punkte in der Handinnenfläche können sehr sensibel sein, deshalb steigere langsam den Druck. Meide direkten Druck auf den Finger- und Handwurzelknochen.

Wirkung
Die Übung löst Verspannungen im Bereich der Hand und verbessert die Feinmotorik der Finger. Ideal auch bei durch PC-Tätigkeit stark beanspruchten Händen. Sehr gut geeignet bei Fingergelenkarthrose und anderen Beschwerden im Bereich der Hand.

Frequenz | Dauer
Verbringe bis zu zwei Minuten in dieser Mobilisation pro Seite.

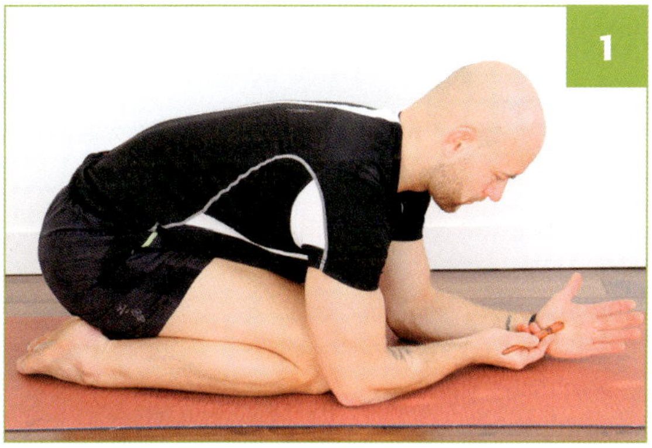
1

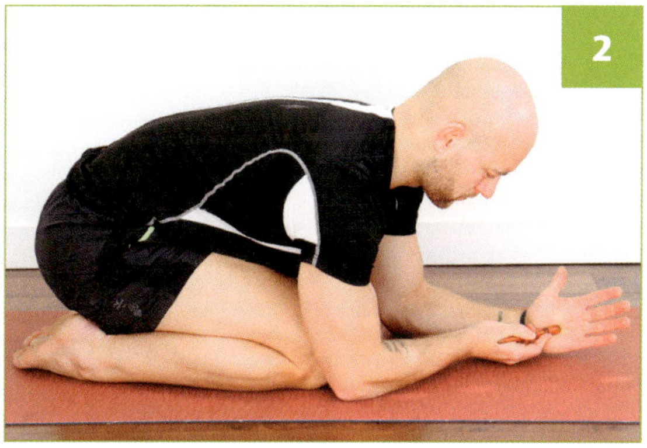
2

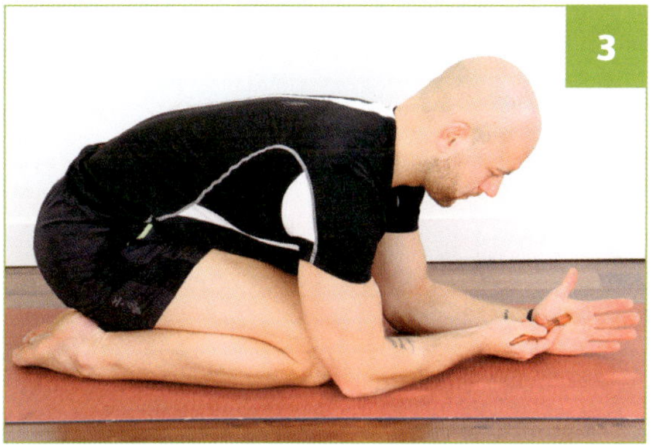
3

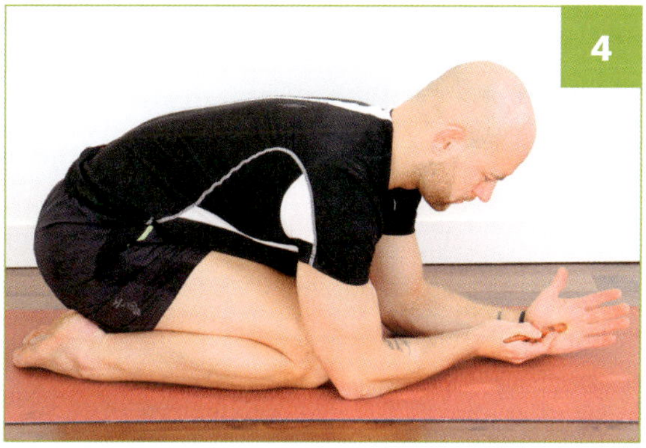
4

DAUMEN (THUMB)

Technik
Smash

Ausgangsposition
Du beginnst im Stehen oder Sitzen. Dein Unterarm liegt mit der Handrückseite auf einem Tisch bzw. auf einer Unterlage auf. Mit der anderen Hand drückst du nun die stumpfe Seite eines Stifts in den Bereich des Daumenballens. Hast du keinen Stift zur Hand, nutze den Daumen deiner anderen Hand.

Bewegungsablauf
Bringe so viel Druck, wie du ertragen kannst, auf die schmerzhaften und unangenehmeren Punkte im Bereich zwischen Handwurzelknochen und Daumensattelgelenk auf.

Endposition
Beende langsam die Technik und wechsle auf die andere Hand.

Hinweis
Die Punkte in der Handinnenfläche bzw. des Daumenballens können sehr schmerzempfindlich sein, deshalb steigere langsam den Druck.

Wirkung
Die Übung löst Verspannungen im Bereich der Hand und verbessert die Feinmotorik des Daumens. Ideal auch bei stark beanspruchten Händen durch Computertätigkeit. Sehr gut geeignet bei Fingergelenkarthrose und anderen Beschwerden im Bereich der Hand.

Frequenz | Dauer
Verbringe bis zu zwei Minuten in dieser Mobilisation pro Seite.

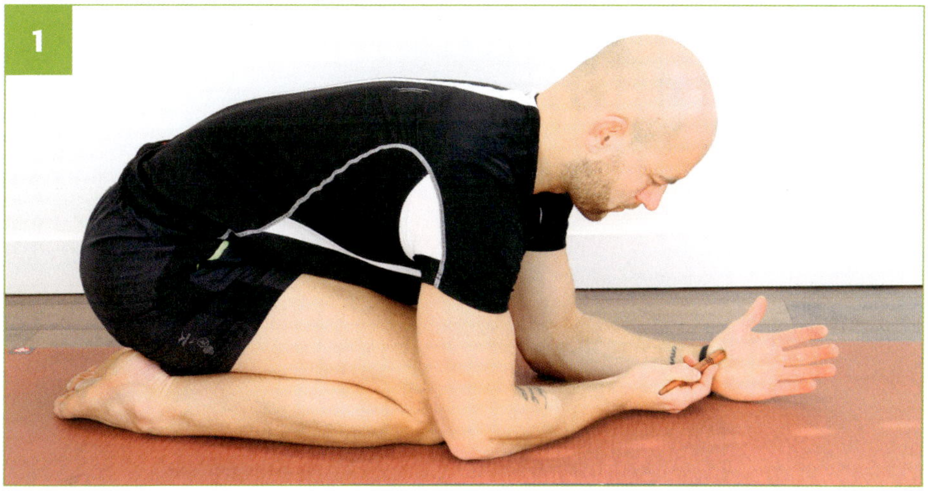
1

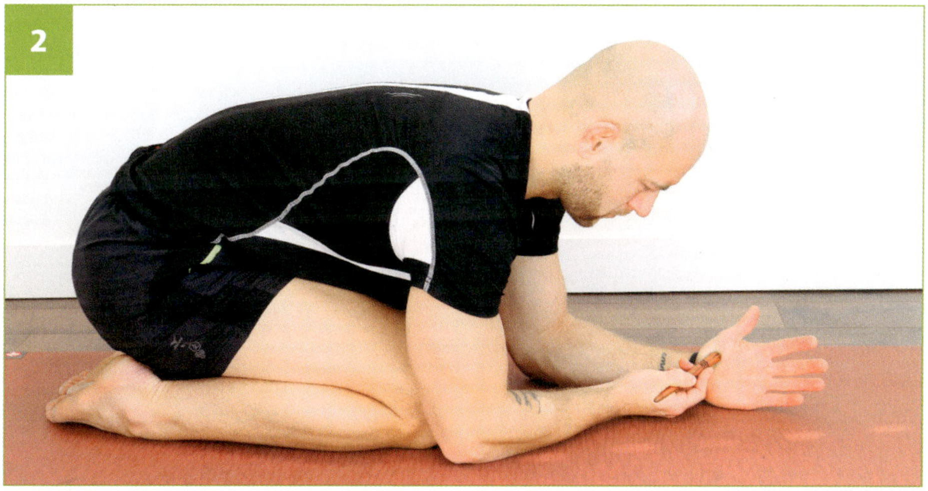
2

ZONE III

7.3 WIRBELSÄULE

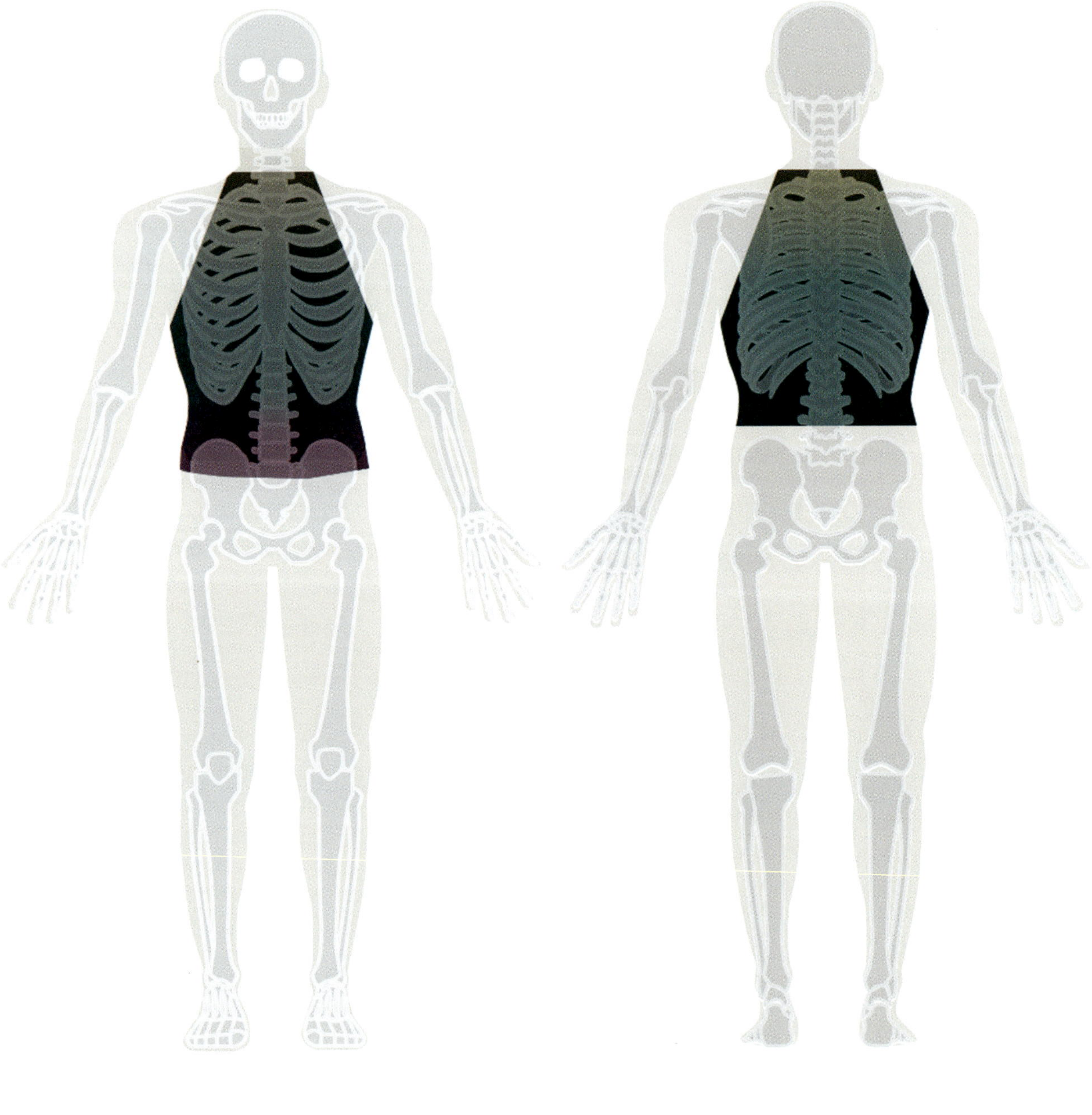

ALLGEMEINE VORTEILE

- Optimierung von Biomechanik, Haltung und Bewegung
- Verbesserung der Körperwahrnehmung
- Vorbereitung auf Sport und Aktivitäten
- Bessere Regeneration nach Sport und Aktivitäten
- Verbesserung des Lungenvolumens und der Beweglichkeit der Vitalorgane
- Verletzungsprävention in Bezug auf Rückenschmerzen, Blockaden

ANWENDUNG BEI BESCHWERDEN

- Schulterimpingement, starre Schulter (Frozen Shoulder)
- Tennis- und Golferellbogen
- Arthrose und Arthritis im Bereich der Wirbelsäule
- Rippenblockaden, chronische Verspannungen
- Morbus Bechterew
- Ischialgie, Lumbago, ISG-Blockaden
- Obstruktive Lungenerkrankungen, Schluckbeschwerden
- Zustand nach Bandscheibenvorfällen NPP, Bandscheibenvorwölbungen

MOBILISATIONSÜBUNGEN

GELENKMOBILISATION

ATEMBETONTE MOBILISATION

- Bretzel
- Bretzel 2.0
- Bretzel 2.0 Ellbogen
- BWS-Übungssequenz II
- BWS-Übungssequenz III
- BWS-Übungssequenz leicht
- Rumpfseitneige I

BEWEGUNGSBETONTE MOBILISATION

- BWS-Übungssequenz I
- Spiderman-Übungssequenz III
- Vierfüßlermobilisation I

ZONE III

GEWEBSMOBILISATION

SMASH | SMASH UND ROLLEN | ANSPANNEN UND ENTSPANNEN

- BWS-Öffner I
- BWS-Öffner I fortgeschritten
- BWS-Öffner II

- BWS-Mobilisation Doppelball I
- Rumpfbeuge Doppelball I
- Rumpfbeuge Doppelball II

- Bauch und Hüftbeuger
- Lendenmuskulatur und Beine gekreuzt
- Schulterblattmuskulatur und Rautenmuskulatur

GELENKMOBILISATION

ATEMBETONTE MOBILISATION

BRETZEL (PREZEL)

Bretzel (Prezel)

Ausgangsposition
Du befindest dich in Seitlage. Der Kopf ist leicht unterlagert und in neutraler Position. Das jetzt oben liegende Bein ist 90° in Hüfte und Knie angewinkelt und die Hand des rechten Arms hält das Knie des oberen Bein fest. Nun greifst du mit deiner linken Hand zum Knöchel des unteren Beins und beugst somit das Knie an.

Bewegungsablauf
Mit jeder Ausatmung versuchst du, dich nun weiter in Richtung Rückenlage zu drehen, also die obere Schulter in Richtung Boden zu bringen. Dabei bleibt das obere Bein in Kontakt zum Boden bzw. mit der Unterlagerung. Das untere Bein wird dabei weiter in den Oberschenkelstretch bewegt.

Endposition
Löse zuerst die linke Hand vom Knöchel des unteren Beins. Bewege das Bein danach in die Streckung. Löse nun die rechte Hand vom oberen Knie und bewege auch dieses Bein in die Streckung zurück. Nun befindest du dich in Seitlage und kannst die Seiten wechseln.

Hinweis
Mit jeder Ausatmung bewegst du weiter in die Mobilisation hinein. Das untere Bein bleibt dabei möglichst nah am Boden und das obere Bein bleibt unbewegt. Der Kopf kann leicht mitgedreht werden.

Wirkung
Ziel dieser Übung ist vor allem die Verbesserung der Rotation und der Seitneige der Wirbelsäule sowie die Dehnung der Oberschenkelmuskulatur.

Frequenz | Dauer
Verbringe bis zu zwei Minuten pro Seite in dieser Mobilisation. Das entspricht circa dreimal fünf AZ pro Seite.

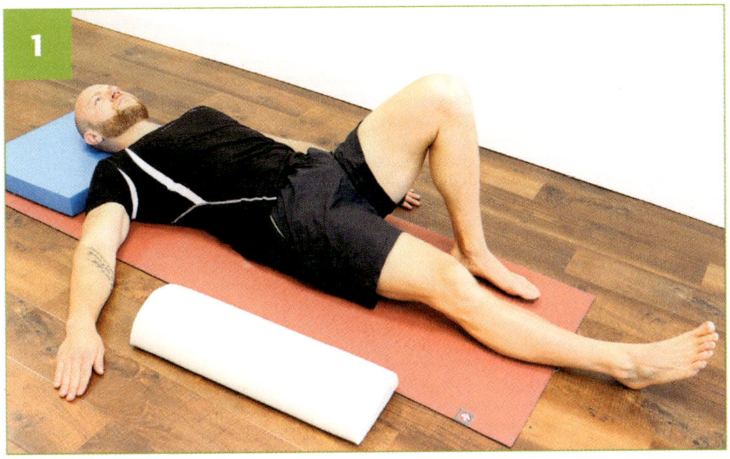
1

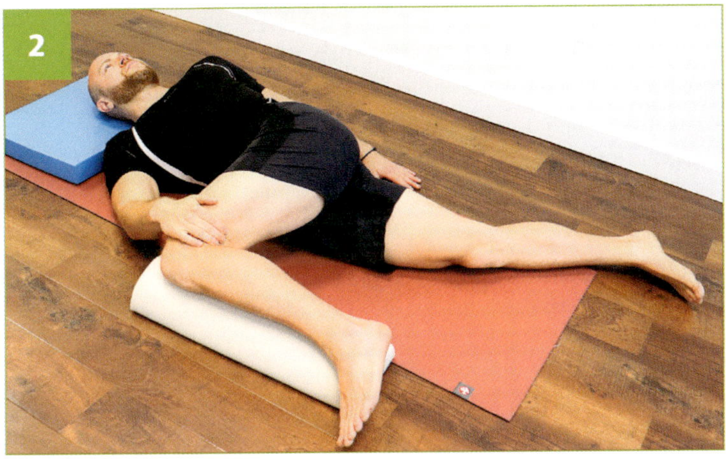
2

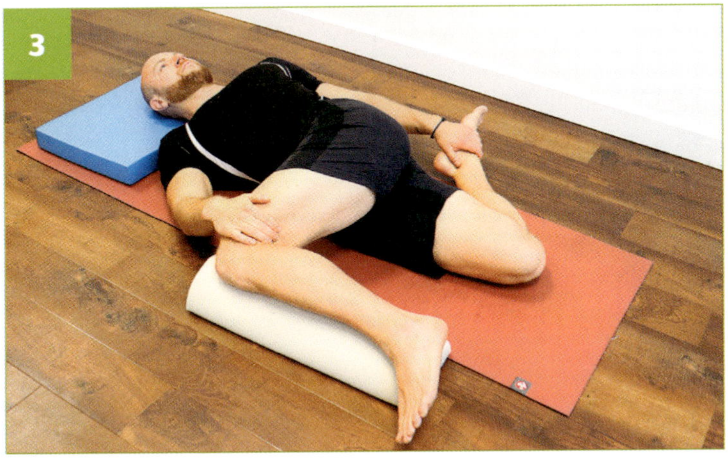
3

BRETZEL 2.0 (PREZEL 2.0)

Bretzel 2.0 (Prezel 2.0)

Ausgangsposition

Du befindest dich aufrecht sitzend auf dem Boden. Beide Hüft- und Kniegelenke sind 90° angewinkelt und die Füße stehen auf dem Boden. Du drehst zu einer Seite, sodass beide Beine auf dem Boden liegen.

Bewegungsablauf

Du drehst dich langsam weiter in die eingeleitete Richtung und platzierst deine Hände circa 90° abgewandt vom nun vorderen Oberschenkel oder so weit es deine Beweglichkeit zulässt. Mit jeder Ausatmung versuchst du nun, weiter in die Bewegungsrichtung zu rotieren, ohne die Handposition zu verändern.

Endposition

Löse nach Beendigung der Technik auf einer Seite zuerst die Rotation auf, indem du die Hände langsam zurückbewegst und zwischen deinen Oberschenkeln platzierst. Von hier aus bewegst du dich weiter zurück und richtest die angewinkelten Beine auf, sodass zum Schluss beide Füße wieder angewinkelt auf dem Boden stehen. Nun kannst du die Seite wechseln.

Hinweis

Drehe nur so weit zur jeweiligen Seite, wie du es tolerierst. Halte die Wirbelsäule stets aufrecht und gestreckt. Verbinde die Ausatmung mit der Drehung.

Wirkung

Ziel dieser Übung ist vor allem die Verbesserung der Rotation der Wirbelsäule (vgl. Test 7 der Testreihe (multisegmentale Rotation)).

Frequenz | Dauer

Verbringe bis zu zwei Minuten pro Seite in dieser Mobilisation. Das entspricht circa dreimal fünf AZ pro Seite.

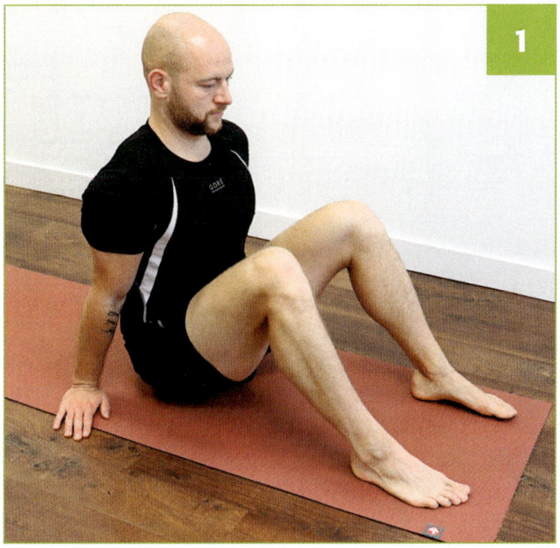
1

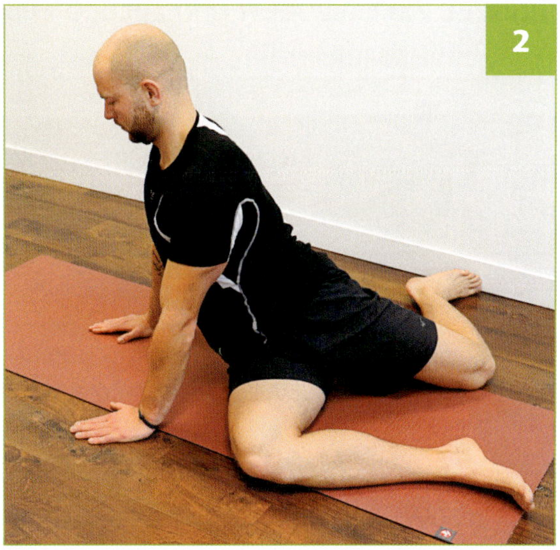
2

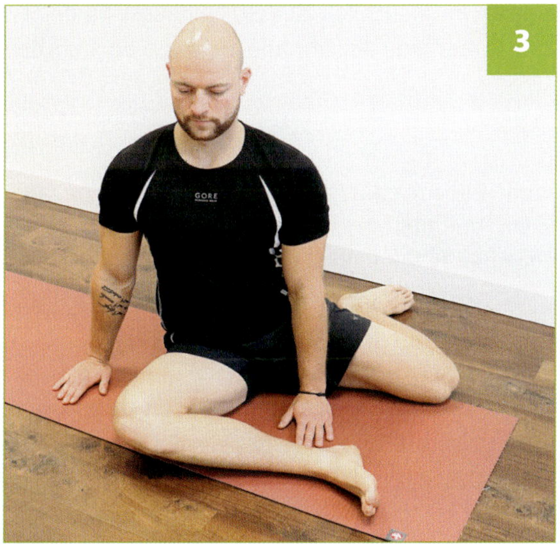
3

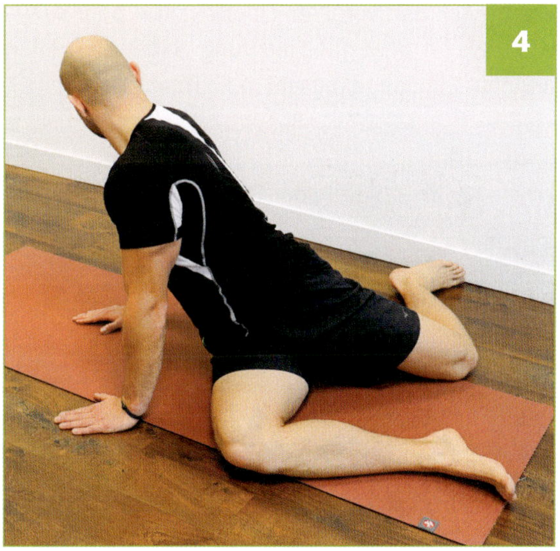
4

BRETZEL 2.0 ELLBOGEN (PREZEL 2.0 ELBOW)

Bretzel 2.0 Ellbogen (Prezel 2.0 Elbow)

Ausgangsposition

Du befindest dich aufrecht sitzend auf dem Boden. Beide Hüft- und Kniegelenke sind 90° angewinkelt und die Füße stehen auf dem Boden. Du drehst zu einer Seite, sodass beide Beine auf dem Boden liegen.

Bewegungsablauf

Du drehst dich langsam weiter in die eingeleitete Richtung und platzierst deine Hände circa 90° abgewandt vom nun vorderen Oberschenkel oder so weit es deine Beweglichkeit zulässt. Nun legst du deinen vorderen (in Bewegungsrichtung zeigenden) Ellbogen ab. Über jede Ausatmung bewegst du nun den anderen Ellbogen langsam in Richtung Boden.

Endposition

Löse nach Beendigung der Technik auf einer Seite zuerst den Ellbogenstütz auf und drehe die Hände langsam zurück, bis diese zwischen den Oberschenkeln stützen. Von hier aus bewegst du dich weiter zurück und richtest die angewinkelten Beine auf, sodass zum Schluss beide Füße wieder angewinkelt auf dem Boden stehen. Nun kannst du die Seite wechseln.

Hinweis

Gegebenenfalls spürst du am Ende der Mobilisation, an dem beide Ellbogen auf dem Boden stützen, eine sehr starke Dehnung. Atme konstant weiter und halte die Luft nicht an. Sollte der Stretch zu stark sein, so taste dich langsam heran und bewege vorsichtig in Verbindung mit der Ausatmung die Ellbogen zum Boden.

Wirkung

Ziel dieser Übung ist vor allem die Verbesserung der Rotation und der Seitneigung der Wirbelsäule.

Frequenz | Dauer

Verbringe bis zu zwei Minuten pro Seite in dieser Mobilisation. Das entspricht circa dreimal fünf AZ pro Seite.

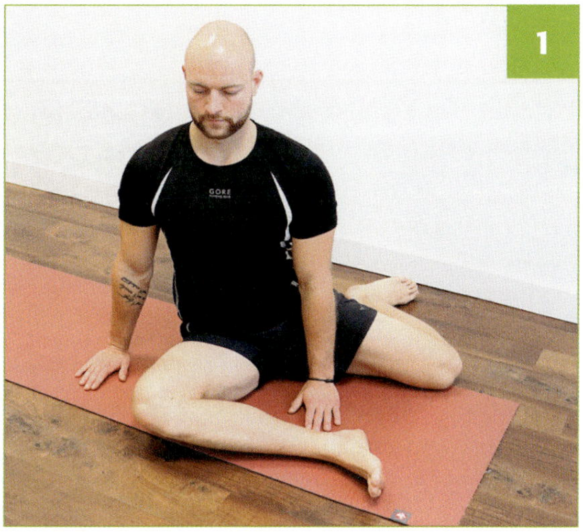
1

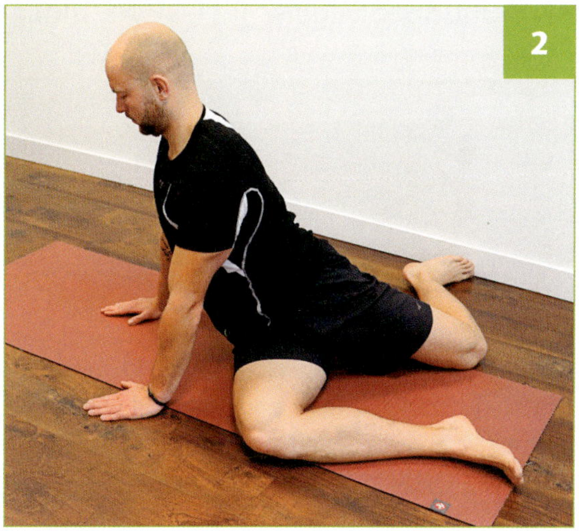
2

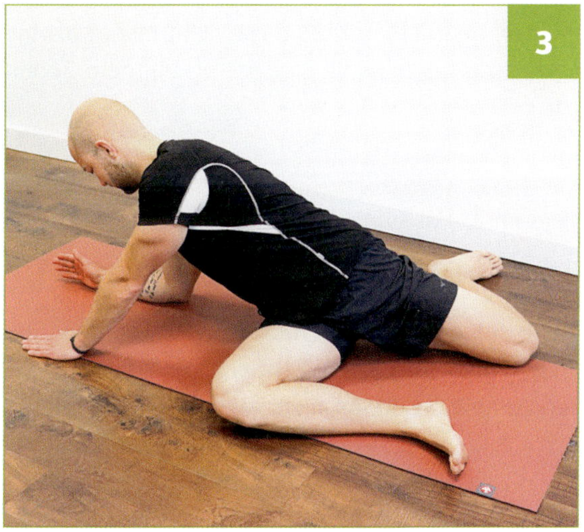
3

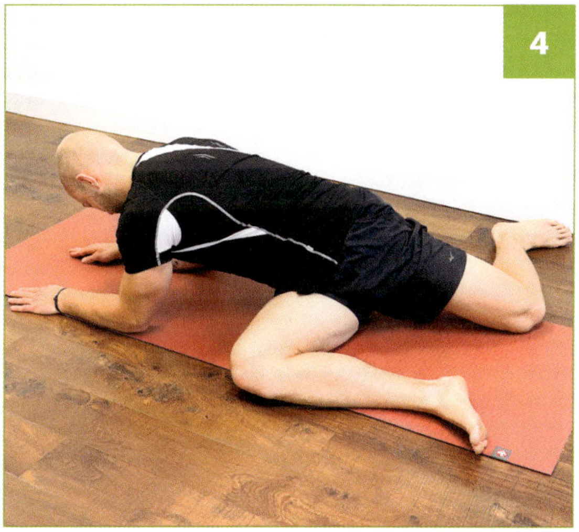
4

BWS-ÜBUNGSSEQUENZ II (T-SPINE DRILL II)

BWS-Übungssequenz II (T-Spine Drill II)

Ausgangsposition

Rückenlage mit angewinkelten Beinen. Die Füße sind circa hüftbreit auf dem Boden platziert. Die Arme liegen in U-Position links und rechts über dem Kopf angewinkelt. Der Kopf liegt flach auf. Beide Arme liegen so flach wie möglich auf. Leichte Spannung im Bauch sorgt für mehr Auflagefläche des unteren Rückens.

Bewegungsablauf

Beide Arme und Hände werden gleichermaßen in den Boden gedrückt, sodass diese nicht mehr abzuheben sind. Während du diesen Druck aufrecht hältst, schiebst du beide Arme gleichzeitig auf dem Boden entlang in Richtung Streckung.

Endposition

Mit gleichem Druck bewegst du die Arme wieder zurück in die U-Position.

Hinweis

Hohlräume sollen vermieden werden zwischen Handgelenk und dem unteren Rücken. Halte während der gesamten Übung den Druck der Arme in den Boden aufrecht und löse diesen nicht auf. Die Streckung der Arme ist dann beendet, wenn der Kontakt der gesamten Arme zum Boden nicht mehr gehalten werden kann (z. B. Ablösung der Ellbogen vom Boden).

Wirkung

Die Verbesserung der Extension der Wirbelsäule ist das Ziel dieser Mobilisation (vgl. Test 7, multisegmentale Rotation).

Frequenz | Dauer

Verbringe bis zu zwei Minuten in dieser Mobilisation. Das entspricht circa dreimal fünf AZ.

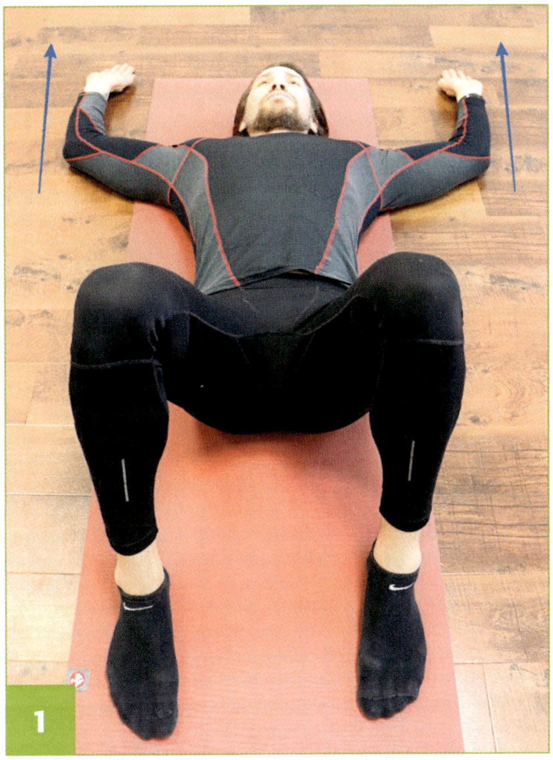
1

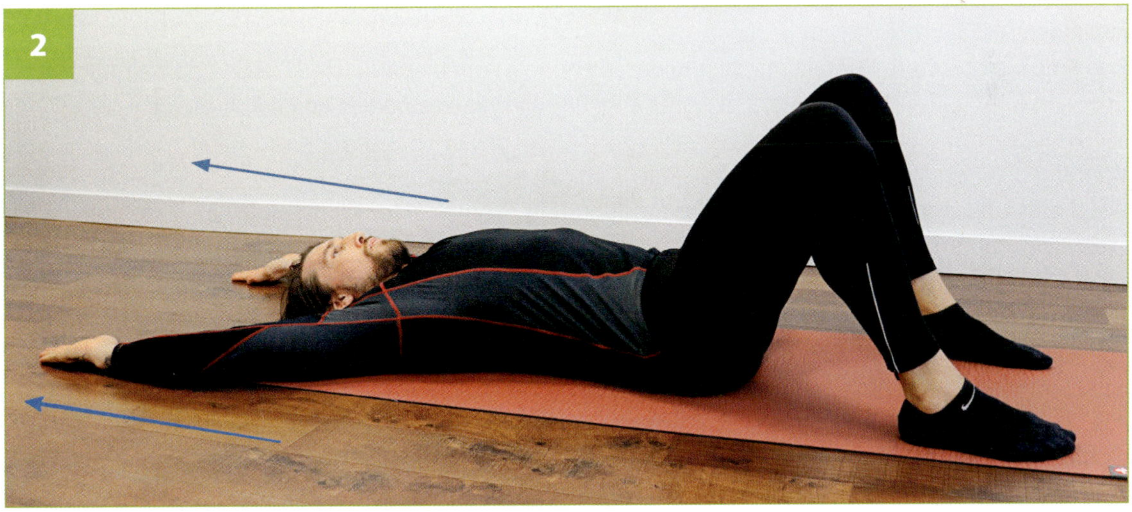
2

BWS-ÜBUNGSSEQUENZ III (T-SPINE DRILL III)

BWS-Übungssequenz III (T-Spine Drill III)

Ausgangsposition

Bauchlage, die Beine sind parallel und ausgestreckt und die Arme sind ausgestreckt über dem Kopf. Der Blick geht nach unten zur Matte.

Bewegungsablauf

Du drehst nun über eine Rückenseite deinen Körper auf, als würdest du dich von der Bauchlage in die Rückenlage begeben wollen. Das obere Knie wird angewinkelt und hält während der gesamten Übung Kontakt zum Boden. Mit jeder Ausatmung versuchst du, den oberen gestreckten Arm weiter in Richtung Boden zu bewegen, somit auch die Schulter näher zum Boden zu bringen.

Endposition

Du löst langsam die Spannung aus dem Rumpf und drehst zurück in die Startposition. Das angewinkelte Knie wird gestreckt, bis die Startposition erreicht ist. Nun kannst du die Seite wechseln.

Hinweis

Das Knie bleibt stets in Kontakt mit dem Boden. Der obere Arm bleibt durchgestreckt und zielt nach oben über den Kopf und nicht zur Seite. Ziel ist die Drehung und Streckung des Rumpfs.

Wirkung

Ziel dieser Übung ist die Verbesserung der Rotation und Extension der Wirbelsäule (vgl. Test 7, multisegmentale Rotation).

Frequenz | Dauer

Verbringe bis zu zwei Minuten pro Seite in dieser Mobilisation. Das entspricht circa dreimal fünf AZ pro Seite.

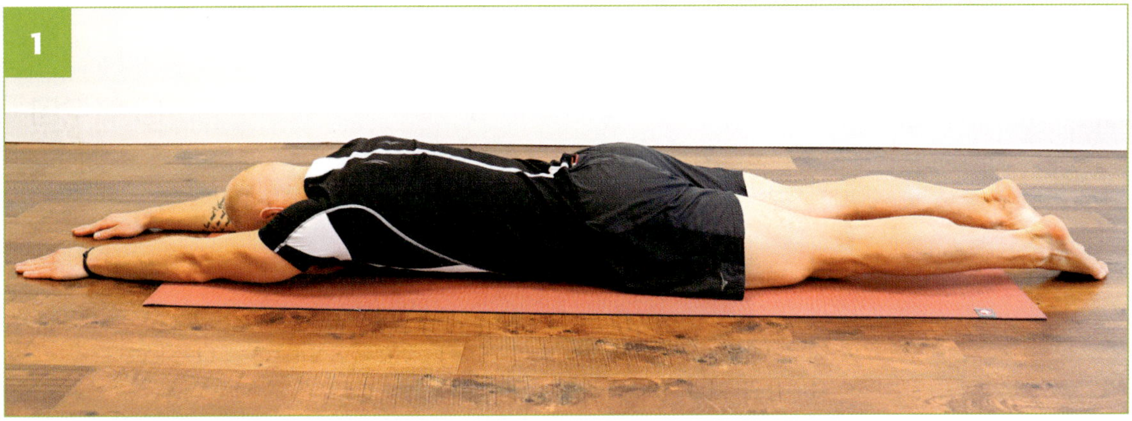
1

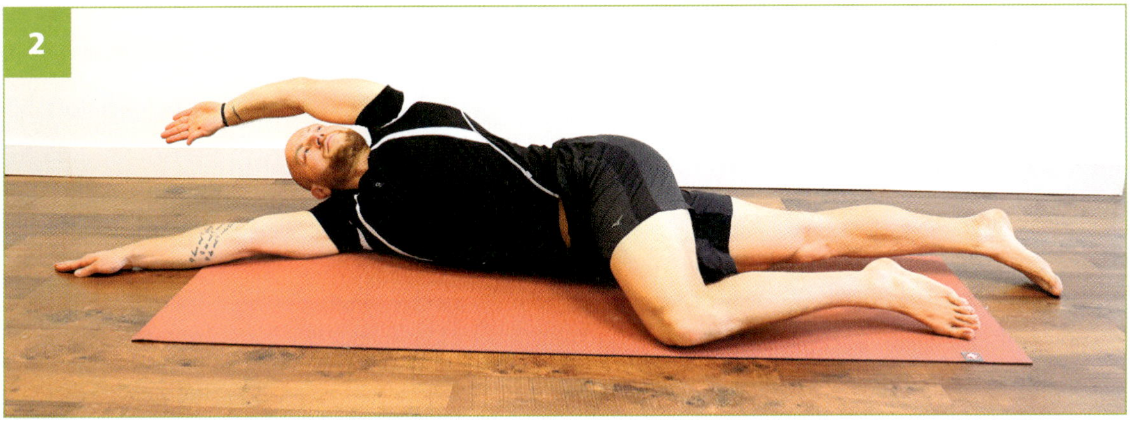
2

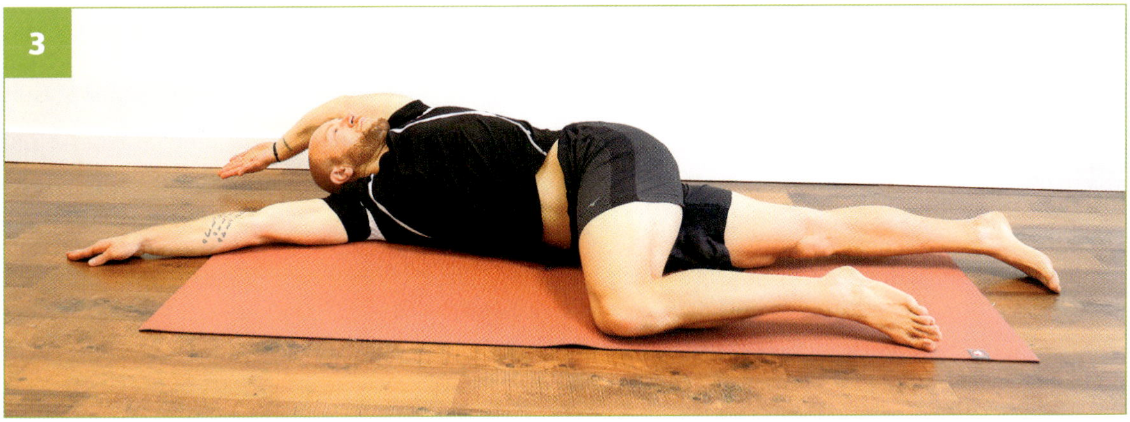
3

BWS-ÜBUNGSSEQUENZ LEICHT (T-SPINE DRILL LIGHT)

BWS-Übungssequenz leicht (T-Spine Drill Light)

Ausgangsposition

Fersensitz, der Oberkörper ist aufgerichtet, die Arme hängen neben dem Körper und der Blick ist geradeaus gerichtet.

Bewegungsablauf

Einleitend über die Ausatmung drehst du dich zu einer Seite. Mit jedem der fünf AZ bewegst du weiter in die Bewegung, ohne dass der Fersensitz dabei verändert wird.

Endposition

Kehre nach der letzten Ausatmung langsam aus der Drehung zurück und wechsle zur anderen Seite.

Hinweis

Falls der Fersensitz unangenehm sein sollte, kannst du unter dem Fuß ein kleines Handtuch platzieren, dies dient der Entlastung. Während der Drehung können die Hände leichten Bodenkontakt halten. Der Boden soll aber nicht genutzt werden, um durch Festhalten eine stärkere Dehnung zu erzielen.

Wirkung

Ziel dieser Übung ist die Verbesserung der Rotation der Wirbelsäule.

Frequenz | Dauer

Verbringe bis zu 1,5 Minuten pro Seite in dieser Mobilisation. Das entspricht circa dreimal fünf AZ pro Seite.

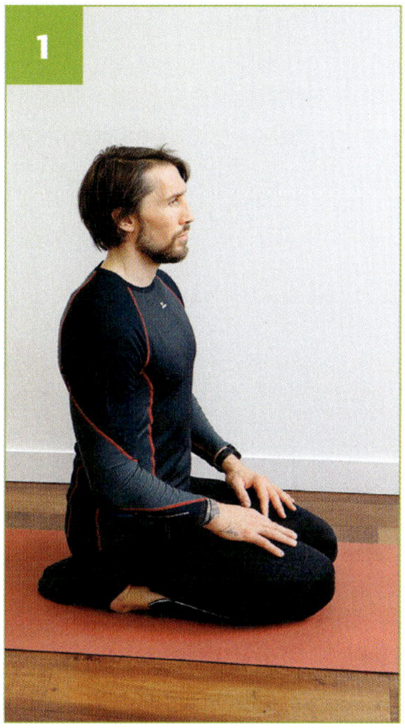
1

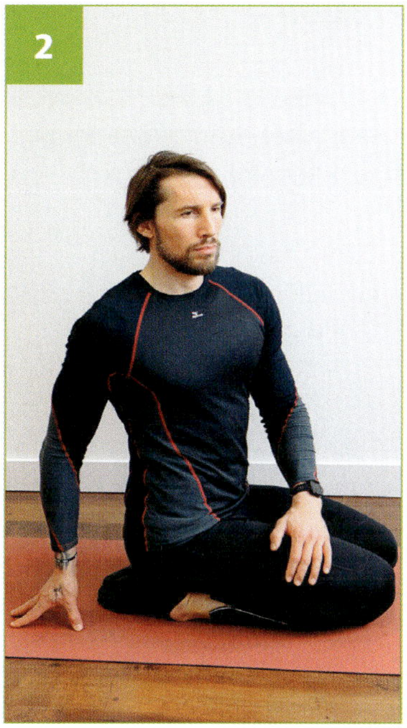
2

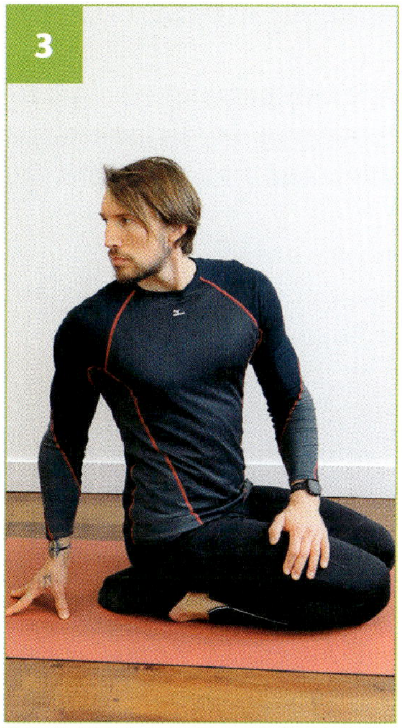
3

RUMPFSEITNEIGE I (LATERAL FLEXION I)

Ausgangsposition

Positioniere dich im breiten Stand (etwas über Schulterbreite). Eine Hand ist dabei über den Kopf gestreckt und die andere stützt sich auf dem Beckenkamm.

Bewegungsablauf

Neige dich nun zur Seite und schiebe mit jeder Ausatmung die gestreckte Hand weiter nach schräg oben in Richtung Decke.

Endposition

Löse die Seitneige auf und kehre nach fünf AZ zurück in die Startposition. Nun wechselst du auf die andere Seite.

Hinweis

Vermeide sowohl das Überstrecken des unteren Rückens als auch das Verschieben des Beckens nach vorne oder hinten.

Wirkung

Diese Mobilisation zielt vor allem auf die Öffnung der Rippen und auf die Mobilisation der Schulter ab.

Frequenz | Dauer

Verbringe bis zu 1,5 Minuten pro Seite in dieser Mobilisation. Das entspricht circa dreimal fünf AZ pro Seite.

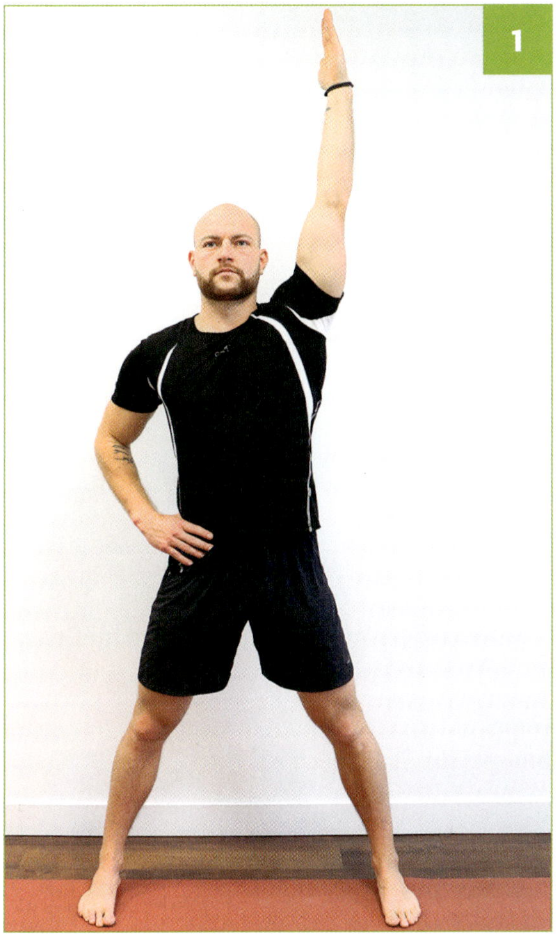
1

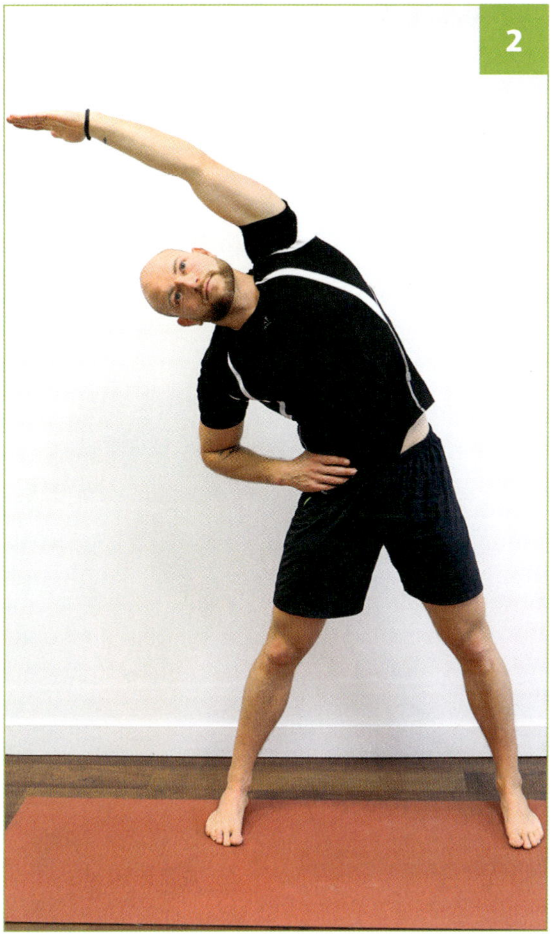
2

BEWEGUNGSBETONTE MOBILISATION

BWS-ÜBUNGSSEQUENZ I (T-SPINE DRILL I)

BWS-Übungssequenz I (T-Spine Drill I)

Ausgangsposition

Fersensitz – das Gesäß berührt die Fersen.

Ein Unterarm stützt vor dem Körper auf dem Boden, während die Hand des anderen Arms am Hinterkopf positioniert ist.

Bewegungsablauf

Mit der Einatmung tauchst du mit dem Kopf und dem bewegenden Arm nach schräg unten zur Gegenseite.

Mit der Ausatmung drehst du deinen gesamten Oberkörper auf. Du schaust an deinem Ellbogen vorbei und versuchst, diesen in die senkrechteste Position zu bringen, die dir möglich ist.

Endposition

Nach Beendigung einer Seite wechsle auf die Gegenseite und löse nach Beendigung der gesamten Übung langsam den Fersensitz auf.

Hinweis

Das Gesäß muss während der Übung in Kontakt mit den Fersen sein. Löse langsam die Bewegung auf, denn hier kann ein leichter Druck in den Füßen spürbar sein. Gegebenenfalls kannst du die Füße mit einem Handtuch unterlagern, um etwas Spannung aus dem Spann zu nehmen. Bitte achte bei der Anlage der Hand am Kopf darauf, dass diese tatsächlich am Hinterkopf aufliegt und nicht seitlich am Ohr oder am Nacken. Ebenfalls soll mit der Hand kein Druck auf die Halswirbelsäule aufgebracht werden – nur lockeres Auflegen.

Wirkung

Ziel dieser Übung ist vor allem die Verbesserung der Rotation und Extension der Wirbelsäule.

Frequenz | Dauer

Verbringe pro Seite circa eine Minute. Das entspricht zweimal 8-10 WH pro Seite.

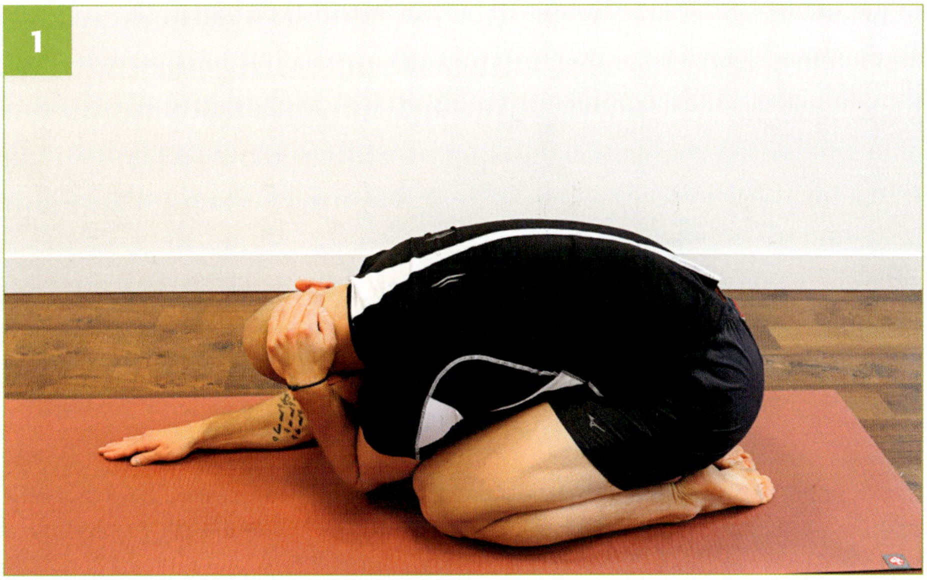
1

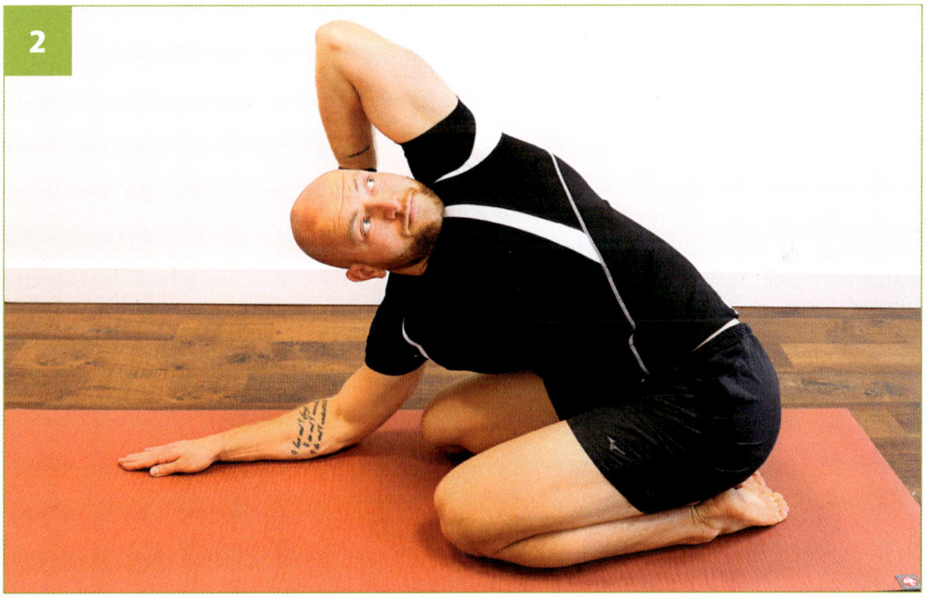
2

SPIDERMAN-ÜBUNGSSEQUENZ III (SPIDERMAN DRILL III)

Spiderman-Übungssequenz III (Spiderman Drill III)

Ausgangsposition
Beginne in der Liegestützposition und platziere einen Fuß neben der gleichseitigen Hand. Das Knie der Gegenseite ist abgestellt und die Wirbelsäule möglichst gestreckt und aufgerichtet.

Bewegungsablauf
Im Wechsel werden beide Arme gestreckt nach oben in Richtung Decke bewegt. Hierbei bleibt die Grundposition unverändert. Jedes Aufdrehen in Richtung Decke wird mit der Ausatmung verbunden. In Stützposition wird eingeatmet.

Endposition
Kehre nach Anwendung der Technik zurück in die Startposition, indem du das aufgestellte Bein löst und zurück in die Liegestützposition bewegst. Nun kann die Seite gewechselt werden.

Hinweis
Halte die gesamte Übung hindurch eine aufgerichtete und gestreckte Wirbelsäule bei: Aufdrehen = Ausatmung | eindrehen = Einatmung. Halte während der gesamten Bewegung Blickkontakt zu den Fingerspitzen.

Wirkung
Ziel dieser Übung ist vor allem die Verbesserung der Rotation der Wirbelsäule.

Frequenz | Dauer
Verbringe bis zu einer Minute pro Seite in dieser Übung. Das entspricht zweimal 8-10 WH pro Seite.

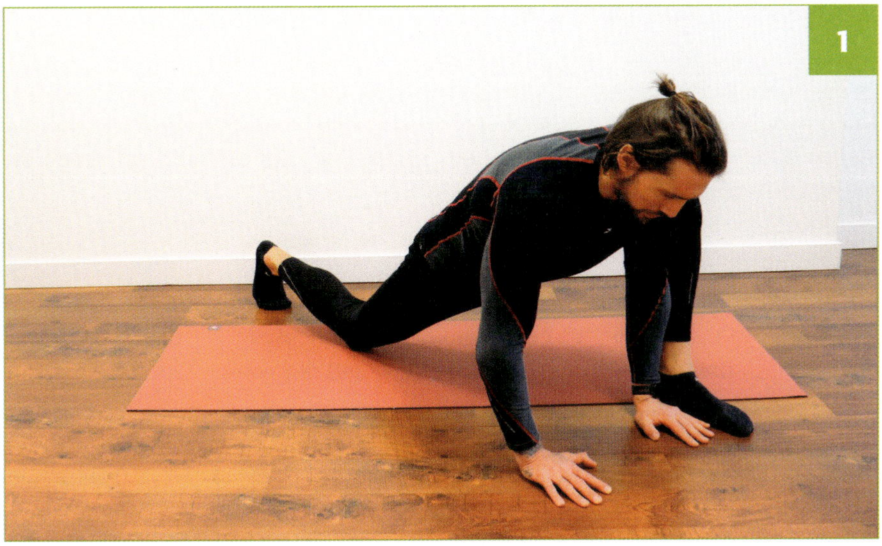
1

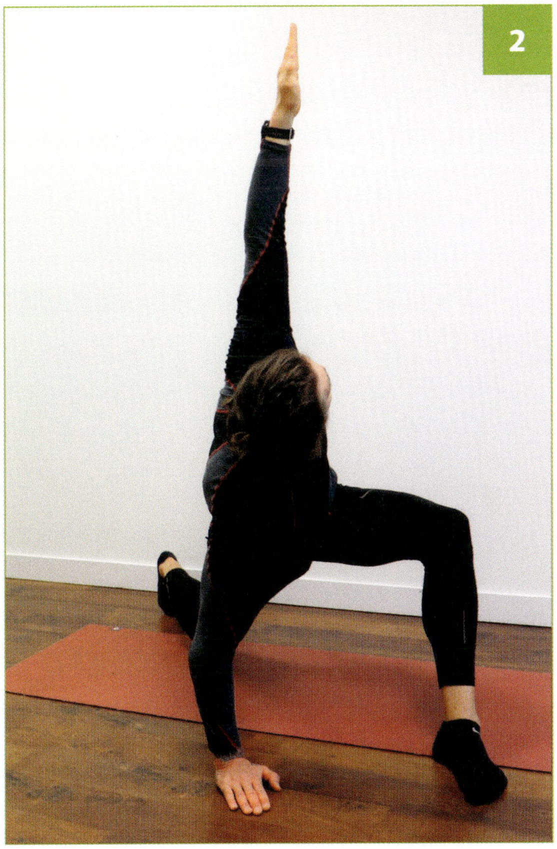
2

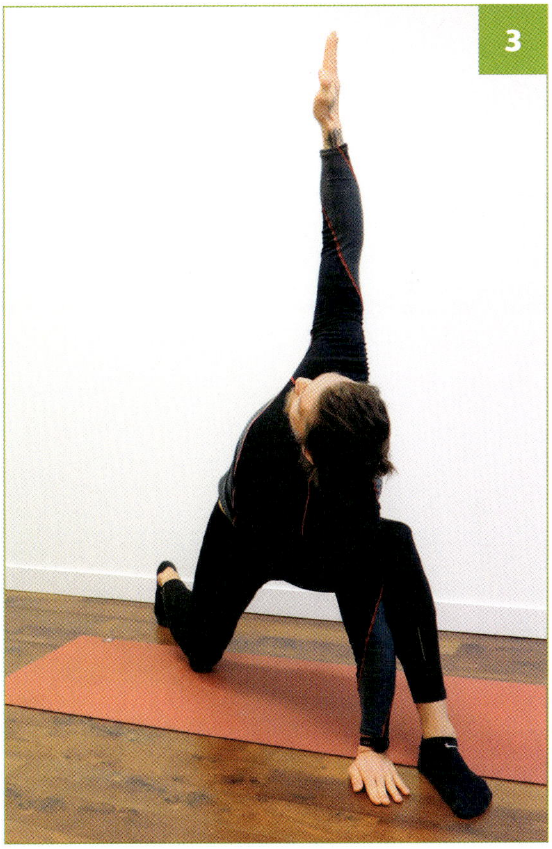
3

VIERFÜSSLERMOBILISATION I (QUADRUPED MOBILIZATION I)

Ausgangsposition

Der Vierfüßlerstand wird eingenommen – die Hände sind unter den Schultern platziert und die Knie stehen unter den Hüften in hüftbreitem Stand. Der Kopf schaut nach unten und die Wirbelsäule ist in neutraler Position.

Bewegungsablauf

Mit der Einatmung wird der Kopf mit Blick in Richtung Decke bewegt, während der Rücken maximal überstreckt wird. Von hier aus geht es in die Gegenrichtung mit der Ausatmung. Der Blick und der Kopf werden nach unten in Richtung Boden bewegt und die Wirbelsäule folgt mit fortlaufender Bewegung in den Rundrücken.

Endposition

Kehre nach Anwendung der Technik zurück in die Startposition und löse den Vierfüßlerstand auf.

Hinweis

Verbinde jede Bewegung mit der entsprechenden Atemrichtung, dies ist sehr wichtig für die Verbesserung der gesamten Wirbelsäulenbeweglichkeit. Die Überstreckung ist nicht schädlich, kann gegebenenfalls jedoch minimiert werden, sollten hier deutliche Beschwerden auftauchen.

Wirkung

Ziel ist die Verbesserung der Beweglichkeit der Flexion und Extension der Wirbelsäule.

Frequenz | Dauer

Verbringe bis zu einer Minute in dieser Mobilisation. Das entspricht zweimal 10 WH.

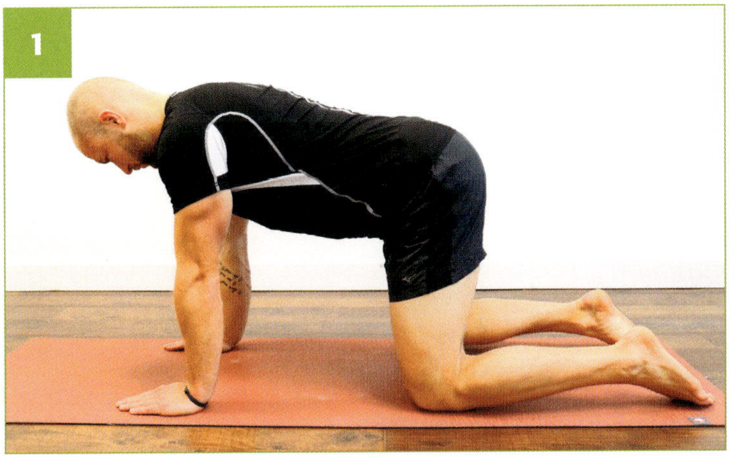
1

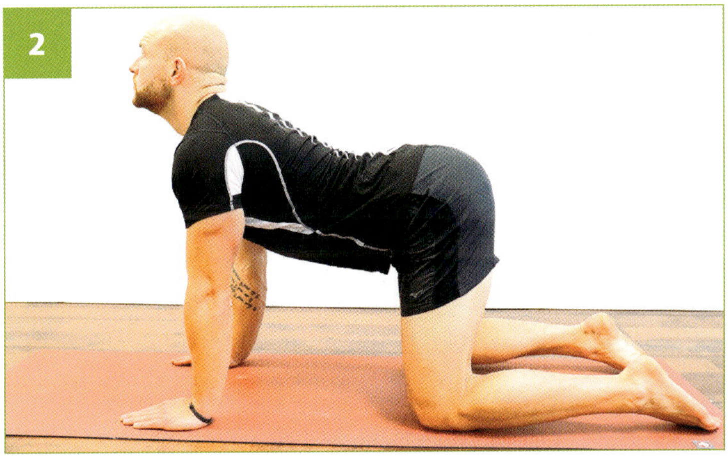
2

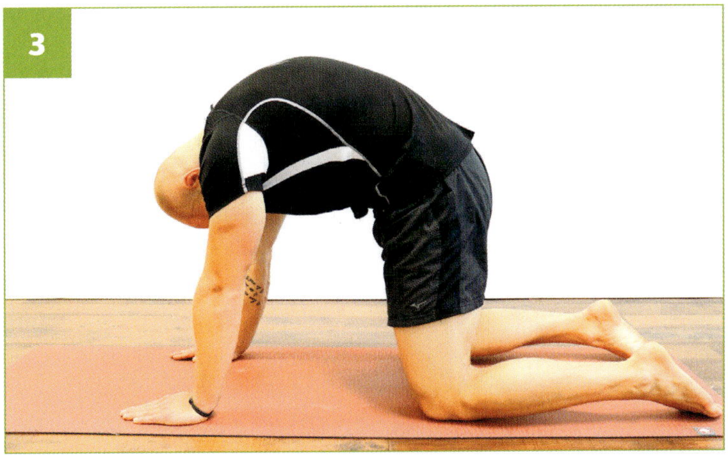
3

GEWEBSMOBILISATION

SMASH | SMASH UND ROLLEN | ANSPANNEN UND ENTSPANNEN

BWS-ÖFFNER I (T-SPINE OPENER I)

BWS-Öffner I (T-Spine Opener I)

Technik
Anspannen und Entspannen

Ausgangsposition
Rückenlage, der Foamroller befindet sich unter der Brustwirbelsäule, die Beine sind angestellt und die Arme sind über dem Brustkorb verschränkt.

Bewegungsablauf
Du bewegst deinen Oberkörper in die Überstreckung und wieder zurück, als würdest du kleine Rumpfbeugen ausführen. Das Gesäß bleibt dabei in Kontakt mit dem Boden.

Endposition
Nachdem du an einem Punkt gearbeitet hast, bewege dich zurück in die Startposition und bewege deinen gesamten Körper etwas nach oben oder nach unten, um an den nächsten Bereich der Brustwirbelsäule zu gelangen.

Hinweis
Diese Übung kann unangenehm sein, daher ist es wichtig, dass du dich auf deine Atmung konzentrierst und du die Luft nicht anhältst. Arbeite nur im Bereich der Brustwirbelsäule.

Wirkung
Diese Mobilisation fördert die Streckung der Wirbelsäule und mobilisiert zusätzlich die Rippengelenke.

Frequenz | Dauer
Verbringe bis zu einer Minute in dieser Mobilisation, verteilt auf mehrere Bereiche der Brustwirbelsäule. Bewege dich in einem Areal für 5-10 WH oder bis der Schmerz/Diskomfort verschwindet.

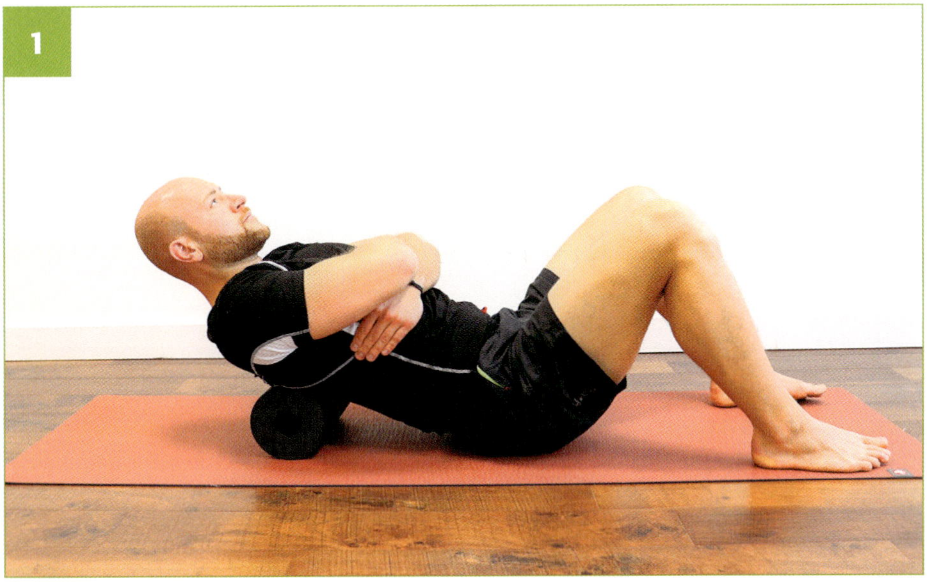
1

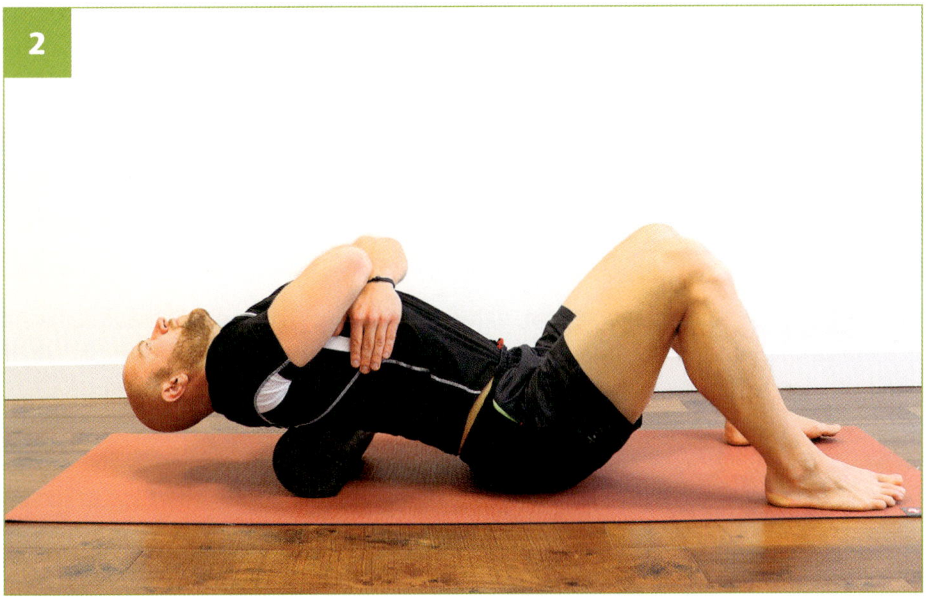
2

BWS-ÖFFNER I FORTGESCHRITTEN (T-SPINE OPENER I PROGRESSED)

BWS-Öffner I fortgeschritten
(T-Spine Opener I Progressed)

Technik

Anspannen und Entspannen

Ausgangsposition

Rückenlage, der Foamroller befindet sich unter der Brustwirbelsäule, die Beine sind angestellt und die Arme sind über den Kopf ausgestreckt.

Bewegungsablauf

Du bewegst deinen Oberkörper in die Überstreckung und wieder zurück, als würdest du kleine Rumpfbeugen ausführen. Das Gesäß bleibt dabei in Kontakt mit dem Boden.

Endposition

Nachdem du an einem Punkt gearbeitet hast, bewege dich zurück in die Startposition und bewege deinen gesamten Körper etwas nach oben oder nach unten, um an den nächsten Bereich der Brustwirbelsäule zu gelangen.

Hinweis

Diese Übung kann unangenehm sein, daher ist es wichtig, dass du dich auf deine Atmung konzentrierst und die Luft nicht anhältst. Arbeite nur im Bereich der Brustwirbelsäule. Diese ist Übung ist die intensivere Variante vom T-Spine Opener I.

Wirkung

Diese Mobilisation fördert die Streckung der Wirbelsäule und mobilisiert zusätzlich die Rippengelenke.

Frequenz | Dauer

Verbringe bis zu einer Minute in dieser Mobilisation, verteilt auf mehrere Bereiche der Brustwirbelsäule. Bewege dich in einem Areal für 5-10 WH oder bis der Schmerz/Diskomfort verschwindet.

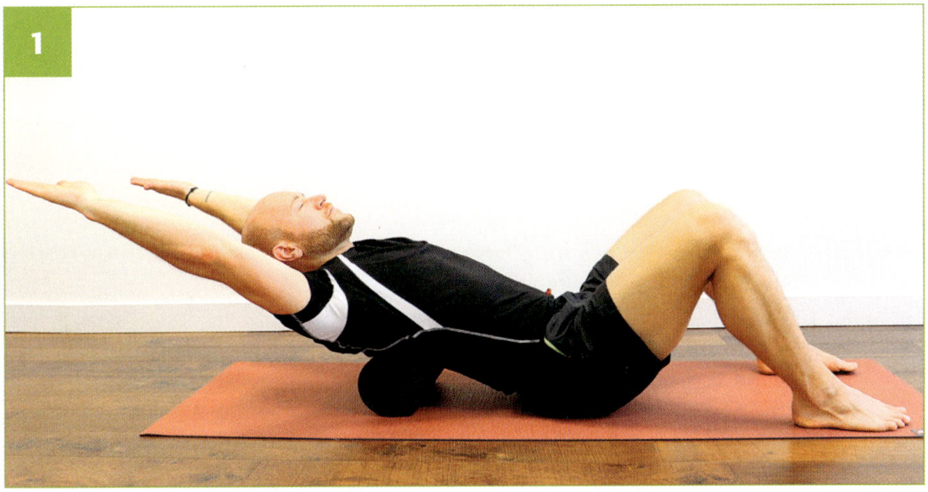
1

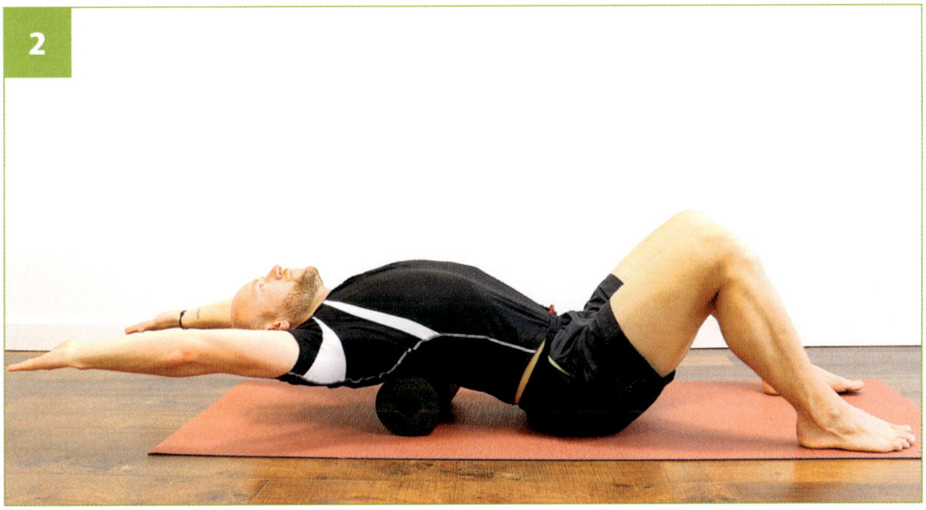
2

BWS-ÖFFNER II (T-SPINE OPENER II)

BWS-Öffner II (T-Spine Opener II)

Technik
Smash und Rollen

Ausgangsposition
Rückenlage, der Foamroller befindet sich unter der Brustwirbelsäule, die Beine sind angestellt und die Arme sind über den Kopf ausgestreckt. Das Becken ist abgehoben während der gesamten Mobilisation.

Bewegungsablauf
Über deine Beinkraft bewegst du nun den gesamten Oberkörper, insbesondere die Brustwirbelsäule, über den Foamroller hoch und runter. Hierbei kannst du dich bei unangenehmen Arealen etwas langsamer bewegen.

Endposition
Kehre nach Beendigung der Übung zurück in die Startposition und senke dein Becken ab.

Hinweis
Atme kontinuierlich und halte die Luft nicht an. Achte auf gestreckte Arme und ein gehobenes Becken. Die arbeitende Muskulatur ist die Beinmuskulatur. Solltest du bei dieser Übung zu Krämpfen in den Hamstrings neigen, so ist das ein gutes Zeichen, dass diese nicht ausreichend trainiert sind. Löse in diesem Fall die Spannung aus den Oberschenkeln durch entsprechende Übungen der Zone IV.

Wirkung
Förderung der Streckung der Wirbelsäule, der Mobilisation des Gewebes, insbesondere der Muskulatur des Rückens.

Frequenz | Dauer
Verbringe bis zu einer Minute in dieser Mobilisation, verteilt auf mehrere Bereiche der Brustwirbelsäule.

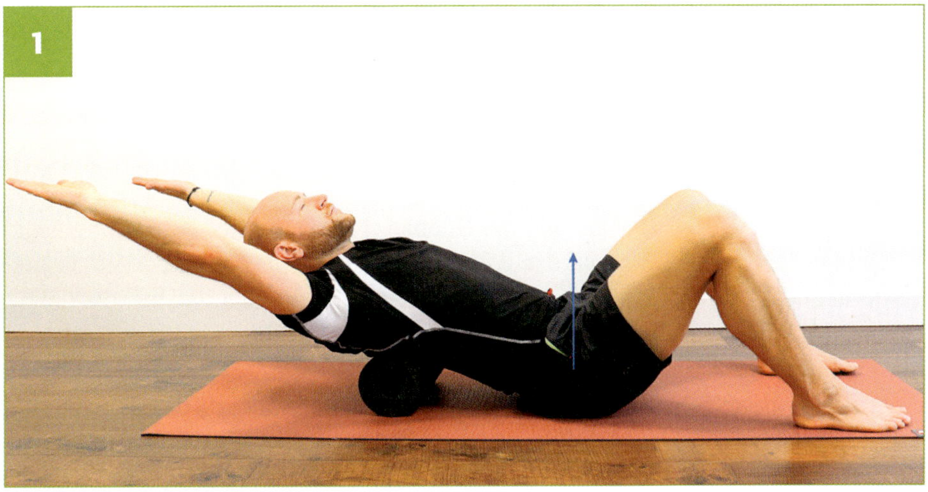
1

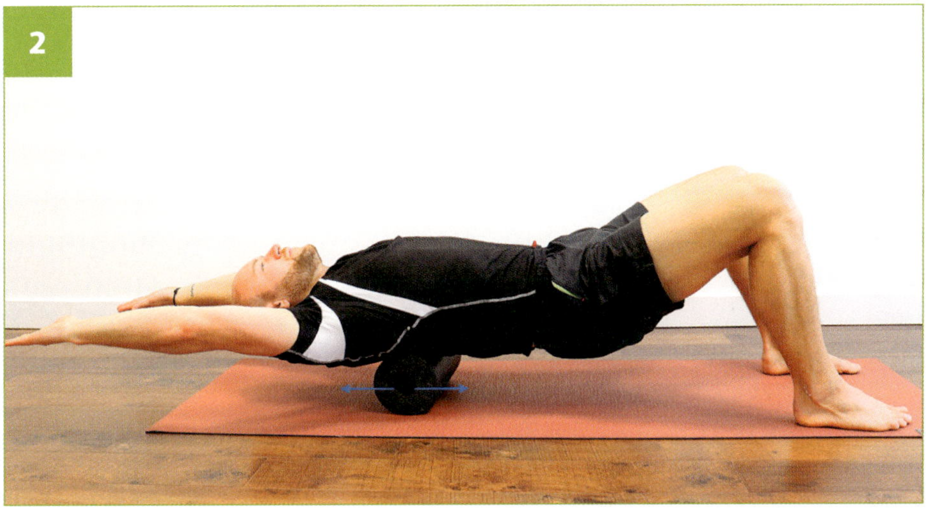
2

BWS-MOBILISATION DOPPELBALL I (T-SPINE PEANUT I)

Technik
Liegen und Atmen

Ausgangsposition
Du befindest dich in Rückenlage und der Duoball/Peanut mit der Aussparung liegt genau unter deiner Wirbelsäule, damit kein Druck auf den Wirbelkörperfortsätzen (Dornfortsätzen) lastet. Die Beine sind ausgestreckt und die Arme liegen neben dem Körper. (Nur für das Bild sind hier die Arme auf dem Brustkorb!)

Bewegungsablauf
Dies ist eine passive Technik und wirkt über die Atmung, ähnlich der BMs. Positioniere den Ball ausschließlich unter der Brustwirbelsäule und suche nach schmerzhaften und unangenehmen Punkten. Durch konstante Atmung und Ruhe löst sich die Spannung aus dem Areal und das Gewebe normalisiert sich.

Endposition
Bewege deinen Körper langsam nach oben, bis der Duoball unter der Lendenwirbelsäule liegt. Hier kannst du diesen leicht herausnehmen und die Übung damit beenden.

Hinweis
Durch die Bewegung nach oben oder unten rollt der Duoball auf die nächste Position. Beachte hierfür Kap. 4.1: Wann fühlt sich Gewebe „normal" an?

Tipp
Diese Übung hat einen großen Effekt auf das vegetative Nervensystem, sie ist daher sinnvoll vor dem Schlafengehen zur Entspannung.

Wirkung
Diese Übung fördert die Streckung der Wirbelsegmente, die Mobilisation des Gewebes, insbesondere in der Muskulatur des Rückens. Förderung von Durchblutung und Atmung.

Frequenz | Dauer
Verbringe bis zu fünf Minuten in dieser Mobilisation, verteilt auf mehrere Bereiche der Brustwirbelsäule.

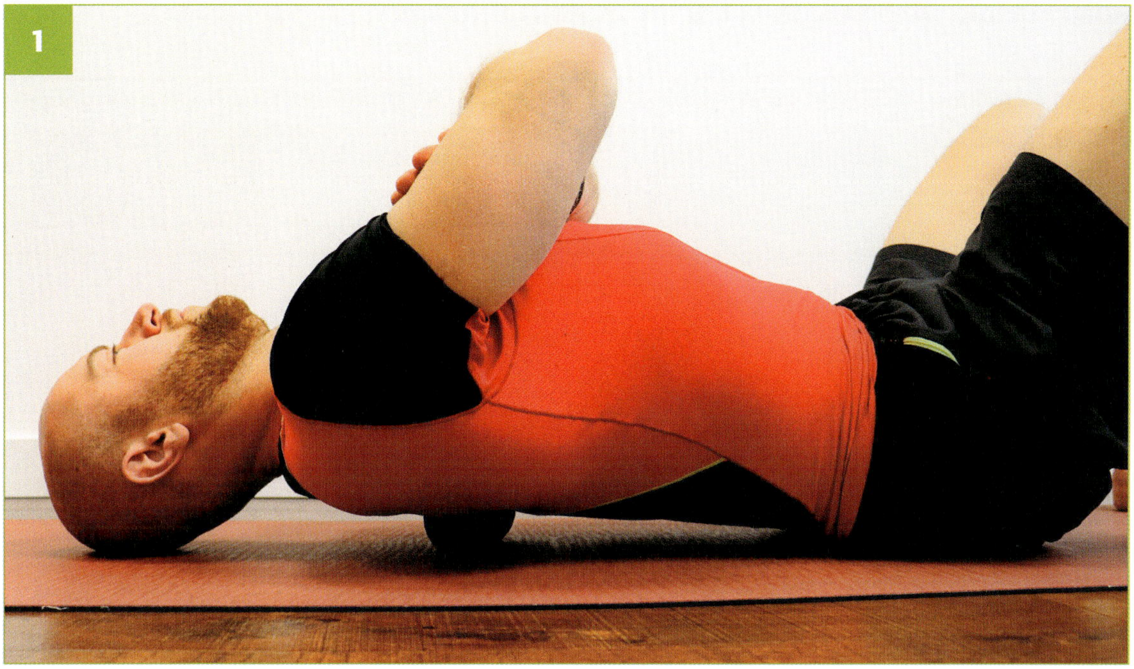

RUMPFBEUGE DOPPELBALL I (T-SPINE PEANUT CRUNCH I)

Rumpfbeuge Doppelball I (T-Spine Peanut Crunch I)

Technik
Anspannen und Entspannen

Ausgangsposition
Rückenlage, der Duoball befindet sich unter der Brustwirbelsäule, die Beine sind angestellt und die Arme sind über dem Brustkorb verschränkt.

Bewegungsablauf
Du bewegst deinen Oberkörper in die Überstreckung und wieder zurück, als würdest du kleine Rumpfbeugen ausführen. Das Gesäß bleibt dabei in Kontakt mit dem Boden.

Endposition
Nachdem du an einem Punkt gearbeitet hast, bewege dich zurück in die Startposition und bewege deinen gesamten Körper etwas nach oben oder nach unten, um zum nächsten Bereich der Brustwirbelsäule zu gelangen.

Hinweis
Diese Übung kann unangenehm sein, daher ist es wichtig, dass du dich auf deine Atmung konzentrierst und die Luft nicht anhältst. Arbeite nur im Bereich der Brustwirbelsäule.

Wirkung
Diese Mobilisation fördert die Streckung der Wirbelsäule und mobilisiert zusätzlich die Rippengelenke.

Frequenz | Dauer
Verbringe bis zu zwei Minuten in dieser Mobilisation, verteilt auf mehrere Bereiche der Brustwirbelsäule. Bewege dich in einem Areal für 5-10 WH oder bis der Schmerz/Diskomfort verschwindet.

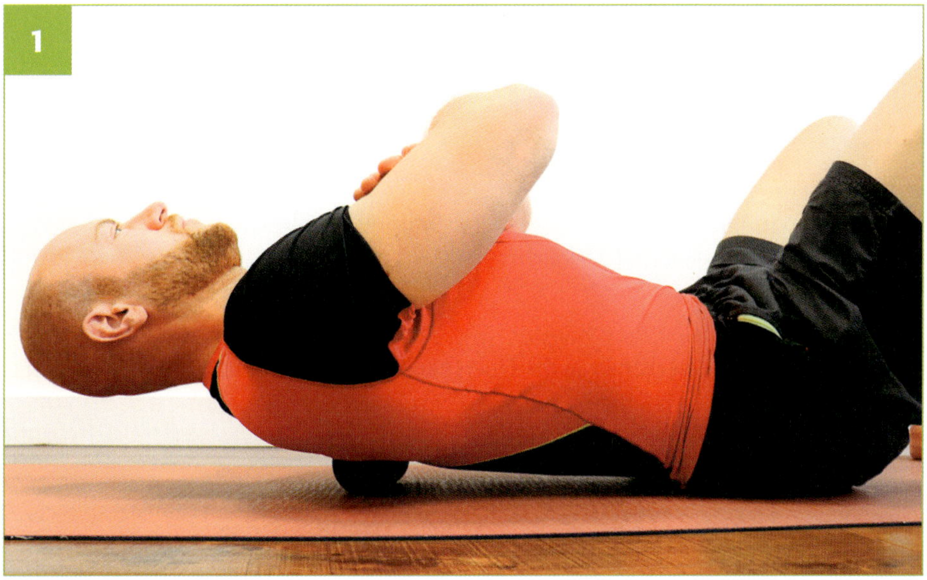
1

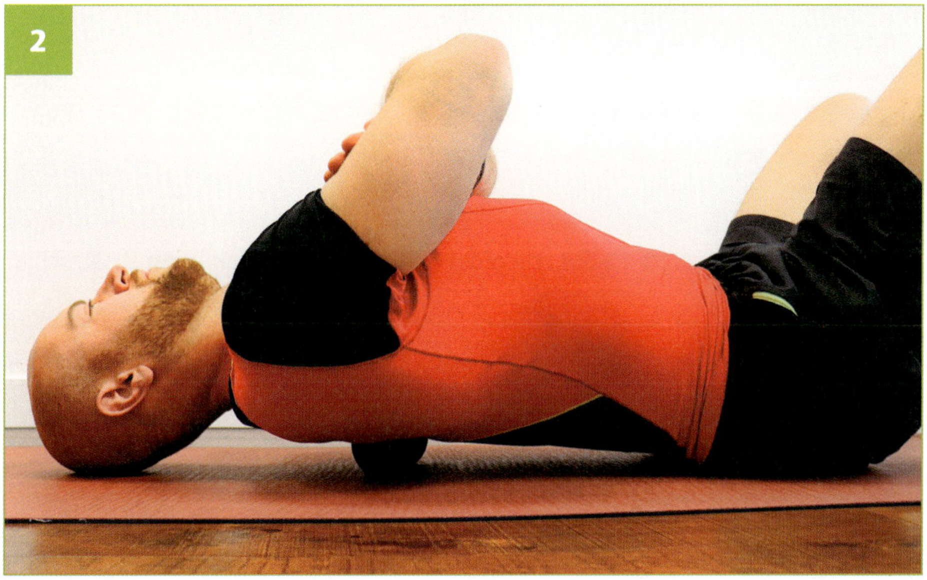
2

RUMPFBEUGE DOPPELBALL II (T-SPINE PEANUT CRUNCH II)

Technik
Anspannen und Entspannen

Ausgangsposition
Rückenlageposition, der Duoball befindet sich unter der Brustwirbelsäule, die Beine sind angestellt und die Arme sind über den Kopf ausgestreckt.

Bewegungsablauf
Du bewegst deinen Oberkörper in die Überstreckung und wieder zurück, als würdest du kleine Rumpfbeugen ausführen. Das Gesäß bleibt dabei in Kontakt mit dem Boden.

Endposition
Nachdem du an einem Punkt gearbeitet hast, bewege dich zurück in die Startposition und bewege deinen gesamten Körper etwas nach oben oder nach unten, um zum nächsten Bereich der Brustwirbelsäule zu gelangen.

Hinweis
Diese Übung kann unangenehm sein, daher ist es wichtig, dass du dich auf deine Atmung konzentrierst und die Luft nicht anhältst. Arbeite nur im Bereich der Brustwirbelsäule. Diese Übung ist durch den Hebel der Arme die Steigerung der vorherigen Übung.

Wirkung
Diese Mobilisation fördert die Streckung der Wirbelsäule und mobilisiert zusätzlich die Rippengelenke.

Frequenz | Dauer
Verbringe bis zu zwei Minuten in dieser Mobilisation, verteilt auf mehrere Bereiche der Brustwirbelsäule. Bewege dich in einem Areal für 5-10 WH oder bis der Schmerz/Diskomfort verschwindet.

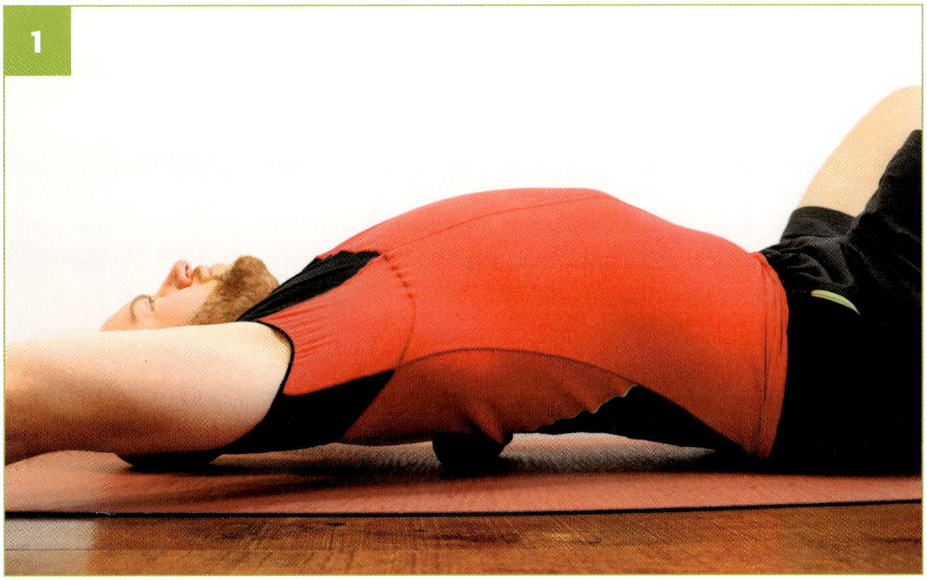

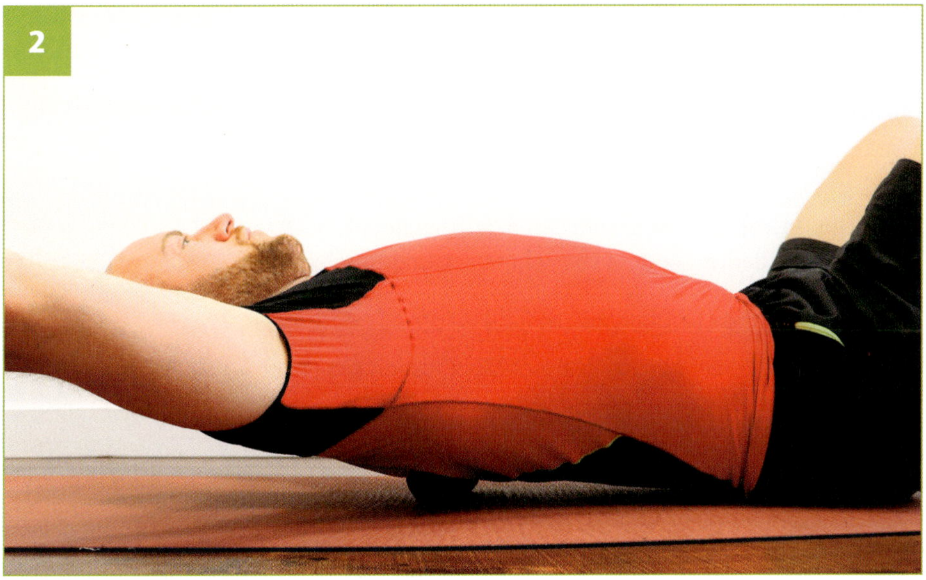

BAUCH UND HÜFTBEUGER (ABS AND HIP FLEXORS)

Technik
Smash

Ausgangsposition
Bauchlage, die Beine sind ausgestreckt und die Unterarme stützen neben dem Körper. Der Foamball ist zwischen Unterbauch und Boden eingeklemmt. Als Orientierung dient der Beckenkamm, über dem der Foamball auf dem Bauchraum aufliegt.

Bewegungsablauf
Erhöhe den Druck auf dem Foamball, so weit du es aushalten kannst. Sobald sich ein Punkt löst, suche dir den nächsten und nutze auch dort den Smash.

Endposition
Drehe dich leicht auf die Seite, um den Foamball herauszunehmen und wechsle auf die andere Seite.

Hinweis
Im Bereich des unteren Bauchraums kann es sehr unangenehm werden, so konzentriere dich auf deine Atmung und leere gegebenenfalls den Darm, bevor du beginnst. Vermeide Druck direkt auf dem Beckenkamm, dies produziert Schmerz ohne Besserung.

Wirkung
Diese Übung löst Spannung vom tiefen Hüftbeuger als auch von der darüberliegenden Bauchmuskulatur. Befreit die Lendenwirbelsäule von Schmerzen und Beschwerden.

Frequenz | Dauer
Verbringe bis zu einer Minute in dieser Mobilisation pro Seite.

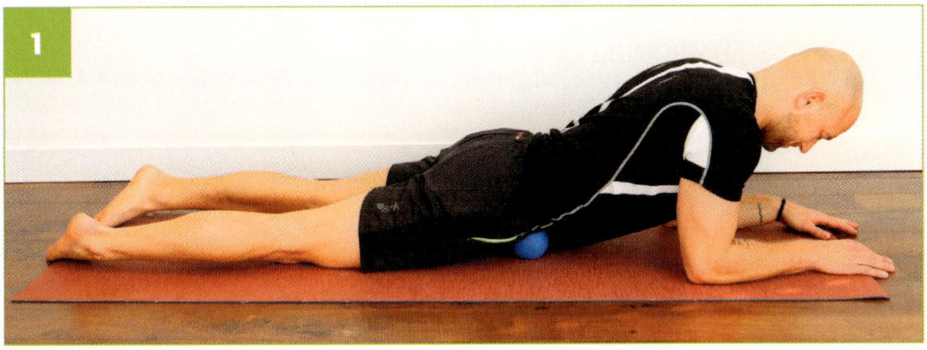
1

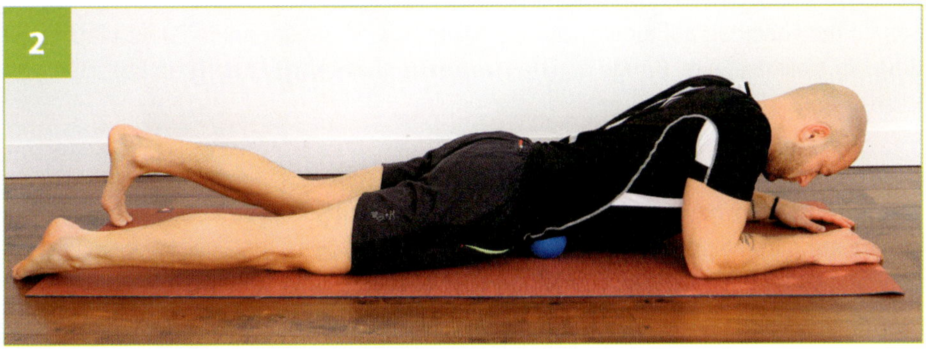
2

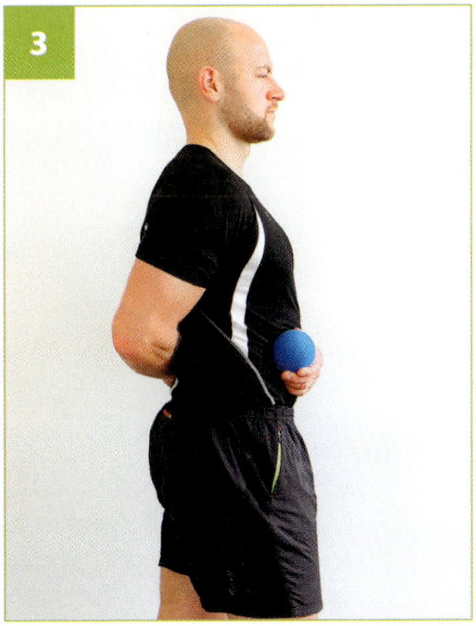
3

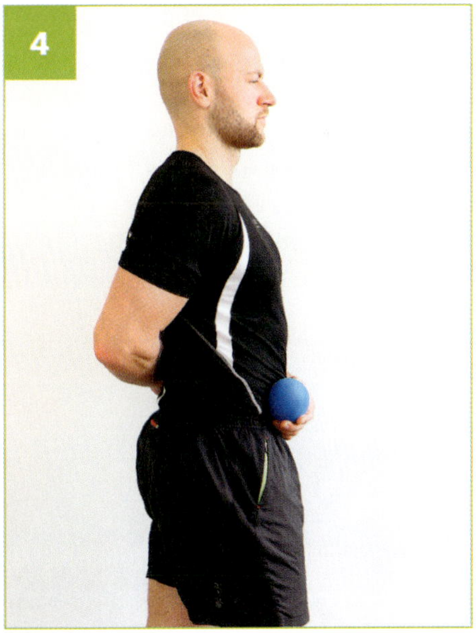
4

LENDENMUSKULATUR UND BEINE GEKREUZT (QUADRATUS LUMBORUM CROSSED LEG)

Technik
Smash

Ausgangsposition
Rückenlage, die Beine sind angestellt und die Arme sind verschränkt auf dem Brustkorb. Der Kopf liegt flach auf und der Foamball ist einige Zentimeter seitlich neben der Lendenwirbelsäule platziert.

Bewegungsablauf
Sobald der Foamball auf einem schmerzhaften bzw. unangenehmen Punkt platziert ist, überkreuzt du das Bein der gleichen Seite. Bringe nun das verstärkte Gewicht auf den Foamball, so weit, wie du es aushalten kannst.

Endposition
Stelle das Bein ab, neige dich zur Gegenseite und nehme den Foamball aus der Position. Suche dir weitere Punkte auf dieser Seite und wechsle dann zur anderen Seite.

Hinweis
Mit jeder Ausatmung, so weit wie möglich, solltest du mehr auf den Ball drücken. Das Becken bleibt dabei liegen, darf sich jedoch minimal lösen.

Wirkung
Diese Übung löst Spannung aus der hinteren Bauchmuskulatur. Sie werden oft durch schweres Heben oder lange Sitzperioden hervorgerufen.

Frequenz | Dauer
Verbringe bis zu einer Minute in dieser Mobilisation pro Seite.

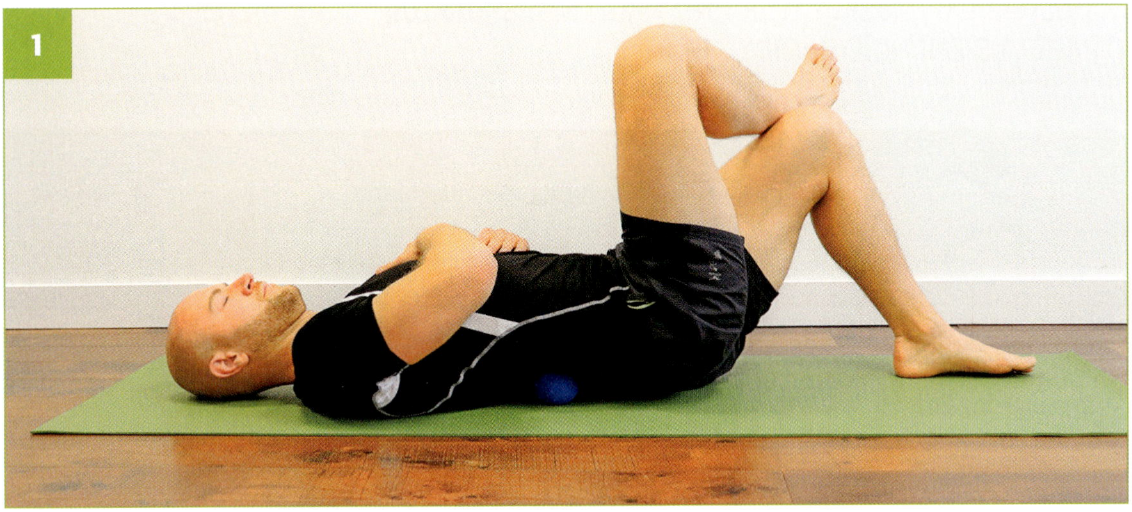
1

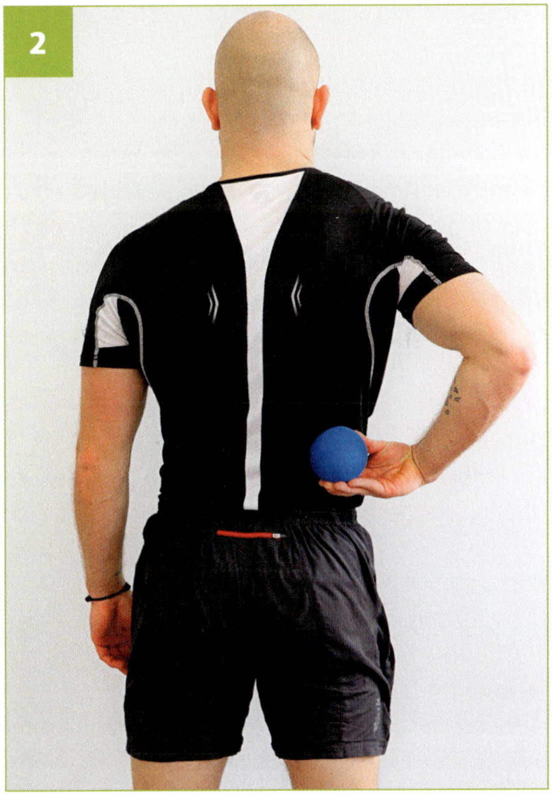
2

SCHULTERBLATTMUSKULATUR UND RAUTENMUSKULATUR (TRAPEZIUS AND RHOMBOID)

Schulterblattmuskulatur und Rautenmuskulatur (Trapezius and Rhomboid)

Technik
Anspannen und Entspannen

Ausgangsposition
Rückenlage, die Beine sind angestellt und der Kopf liegt flach auf dem Boden. Der Ball wird zwischen Wirbelsäule und Schulterblatt platziert. So viel Körpergewicht, wie du ertragen kannst, lastet nun auf dem Foamball.

Bewegungsablauf
Nachdem du schmerzhafte bzw. unangenehme Punkte gefunden hast, beginne mit Armbewegungen des gestreckten Arms auf der Ballseite. Bewege hierzu den gestreckten Arm durch die komplette Bewegung – hoch in die volle Streckung und hinab neben das Becken.

Endposition
Lege dein Becken ab und durch Bewegen des gesamten Körpers über dem Foamball gelangst du zu weiteren Punkten. Zum Lösen drehe dich zur Seite und hole den Foamball hervor und wechsle die Seite.

Hinweis
Zur Erhöhung des Gewichts kannst du auch das Becken abheben. Achte auf konstante Atmung, da diese Übung unangenehm sein kann. Halte die Luft nicht an.

Wirkung
Diese Übung löst Spannungen und Triggerpunkte im Bereich des unteren Nackens und oberen Rückens.

Frequenz | Dauer
Verbringe bis zu zwei Minuten in dieser Mobilisation pro Seite.

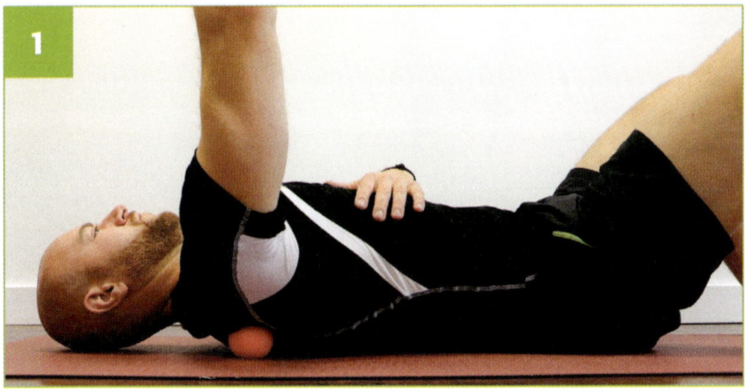
1

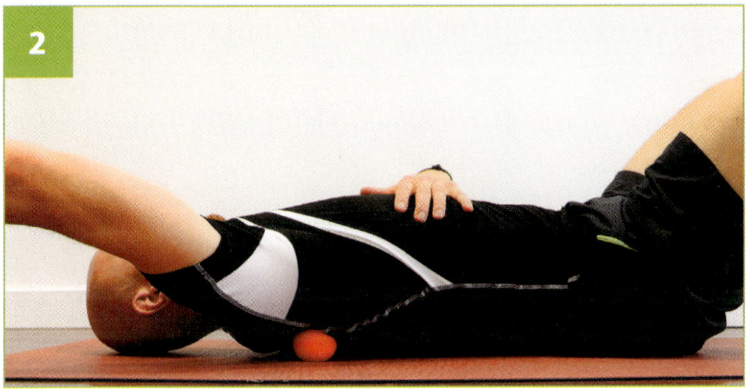
2

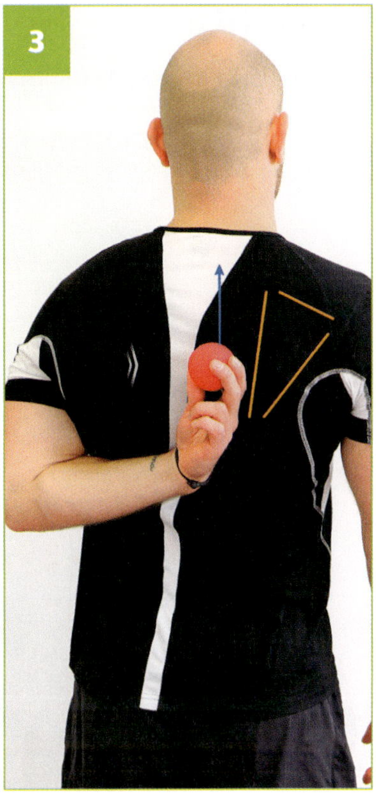
3

ZONE IV

7.4 HÜFTGELENK | GESÄSS

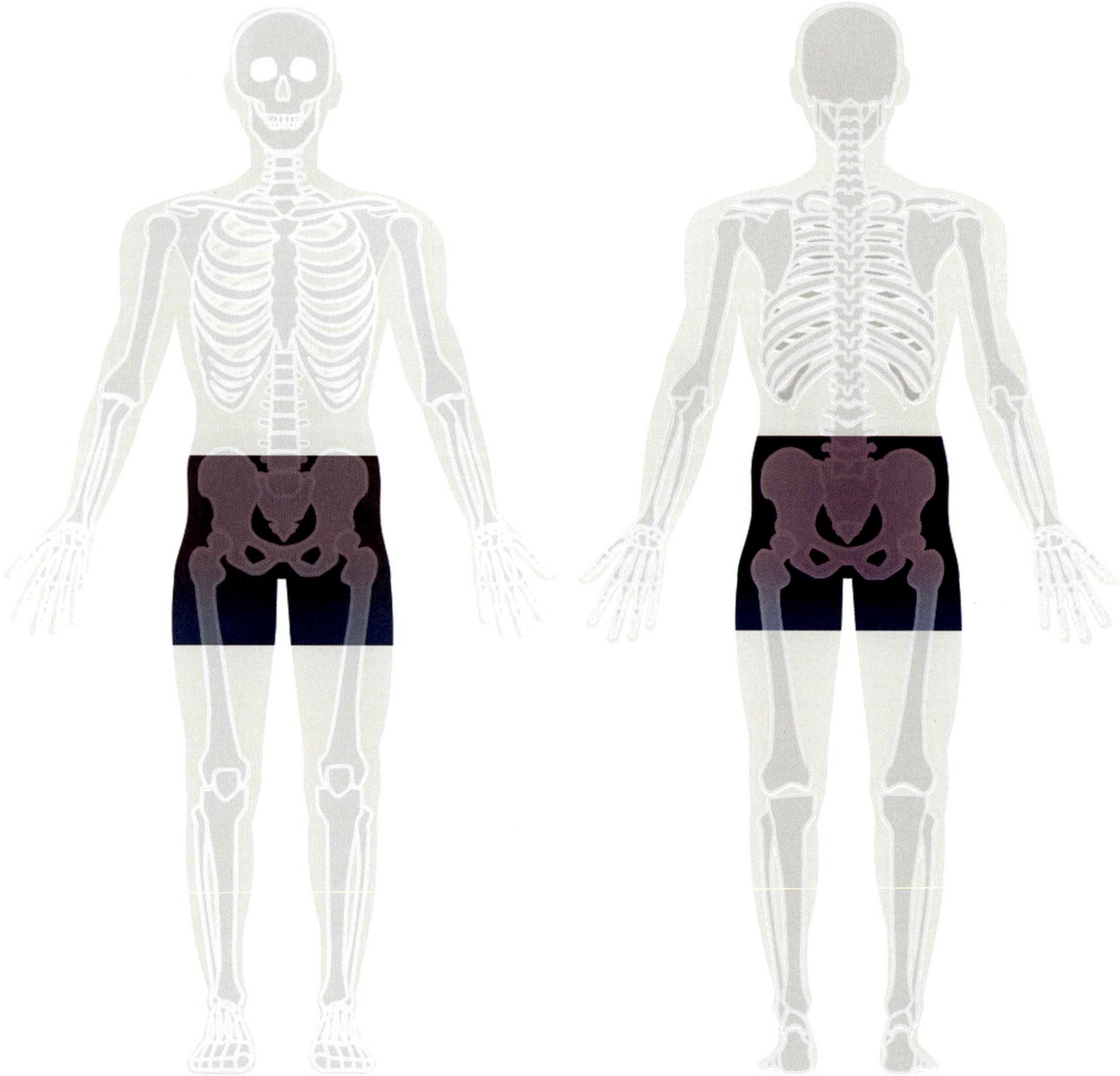

ALLGEMEINE VORTEILE

- Verbesserung von Stehen, Gehen, Laufen, Springen, Sprinten
- Verbesserung der Körperwahrnehmung und der Haltung
- Vorbereitung auf Sport und Aktivitäten
- Bessere Regeneration nach Sport und Aktivitäten
- Optimierung koordinativer Fähigkeiten
  - Gleichgewicht
  - Kopplung
- Vorbeugung von Verletzungen und Krämpfen

ANWENDUNG BEI BESCHWERDEN

- Reduzierung der Krampfneigung – in Hüftbeuger und Gesäß
- Arthrose und Arthritis im Hüftgelenk
- Hüftimpingement
- Hypertonien und Leistenbeschwerden nach langen Sitzperioden
- LWS-Syndrome – Ischialgie, Lumbalgie, ISG-Probleme
- Hüftsyndrome – Schnapphüfte, Piriformis, TFL, Dysplasie, IT-Band
- Zustand nach OPs; TEPs; Bandscheibenvorfälle und Vorwölbungen der LWS

MOBILISATIONSÜBUNGEN

GELENKMOBILISATION

ATEMBETONTE MOBILISATION

- Hüftgelenk-Adduktoren – Übungssequenz I
- Spagat, sitzend I
- Hüftstrecker
- Hüftgelenk-Abduktoren – Übungssequenz I
- Hüftinnenrotation
- Beidseitiger Hüftöffner in Rückenlage
- Hüft-Kontermobilisation I
- Spiderman – Übungssequenz I
- Spiderman – Übungssequenz II
- Ausfallschritt I
- Taube I

BEWEGUNGSBETONTE MOBILISATION

- Beinstreckermuskelschlinge
- Hüftbeuger
- Ein-Bein-Mobilisation
- Tiefer Hüftschwung
- Beidseitiger Hüftöffner

ZONE IV

GEWEBSMOBILISATION

SMASH | SMASH UND ROLLEN | ANSPANNEN UND ENTSPANNEN

- TFL
- IT-Band
- Gesäßmuskulatur
- Hüftaußenrotatoren
- Iliosakralgelenkmobilisation
- Hüftbeuger I
- Hüftbeuger II

GELENKMOBILISATION

ATEMBETONTE MOBILISATION

HÜFTGELENK-ADDUKTOREN – ÜBUNGSSEQUENZ I (ADDUCTORS DRILL I)

Hüftgelenk-Adduktoren – Übungssequenz I
(Adductors Drill I)

Ausgangsposition

Stelle dich im Stand seitlich (90° abgewandt) zu einem oberschenkelhohen Gegenstand, wie zum Beispiel einem Barhocker oder einer Tischplatte. Spreize nun das jeweilige Bein nach außen ab, sodass es mit der Fußinnenseite auf dem Gegenstand aufliegt. Der Fuß des Standbeins zeigt geradeaus, der Rücken ist in neutraler Position und der Kopf zeigt ebenfalls geradeaus.

Bewegungsablauf

Bewege nun mit jeder Ausatmung beide Hände hinab in Richtung Fuß des Standbeins. Hierbei kannst du beide Hände übereinanderlegen. In der Einatmung hältst du die neu erreichte Position und bewegst dich mit der nächsten Ausatmung weiter in Richtung Boden.

Endposition

Richte dich aus tiefster Position langsam wieder auf in die Startposition, löse dein Bein vom Gegenstand und bringe dieses zurück in den Stand. Drehe dich nun um 180° und beginne auf der Gegenseite.

Hinweis

Führe die gesamte Bewegung im langsamen Tempo durch, angepasst an deinen Atemrhythmus. Das Knie des Standbeins bleibt während der gesamten Bewegung voll gestreckt. Ein deutlicher Dehnreiz im Bereich der Oberschenkelinnenseite kann spürbar sein.

Wirkung

Ziel dieser Übung ist die Öffnung der inneren Hüftgelenkkapsel sowie die Mobilisation der Adduktorenmuskeln.

Frequenz | Dauer

Verbringe circa 1,5 Minuten in dieser Mobilisationsübung pro Seite. Das entspricht zweimal fünf AZ pro Seite.

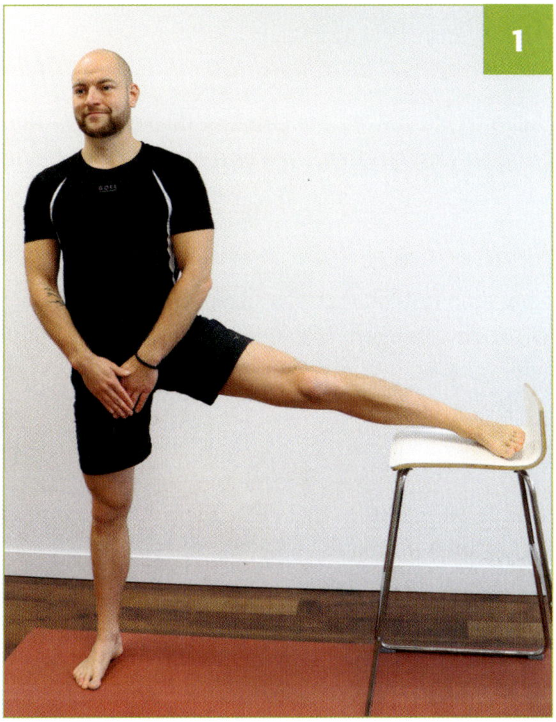
1

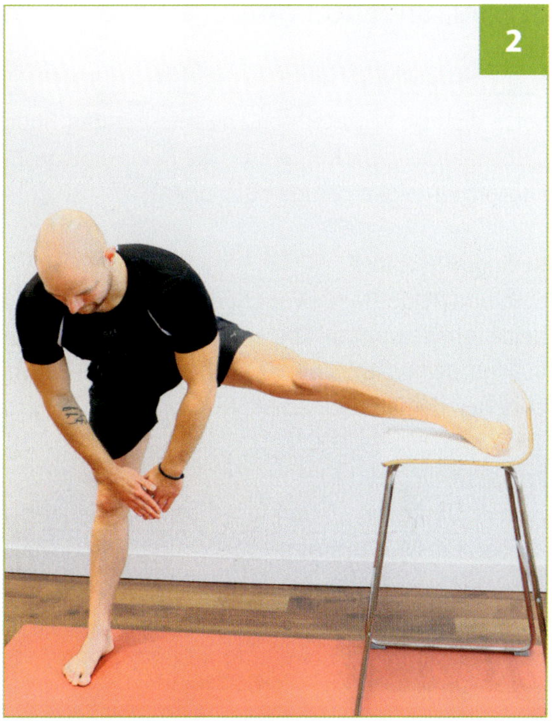
2

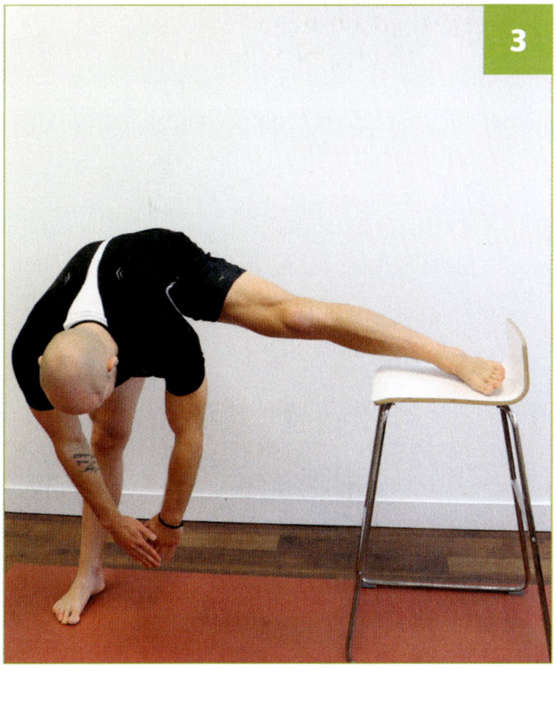
3

SPAGAT, SITZEND I (ADDUCTORS SPLIT I)

Ausgangsposition

Setze dich im gegrätschten Langsitz auf den Boden. Hier sitzt du mit aufgerichtetem Rücken, die Arme stützen hinter dem Körper und die Beine sind gestreckt und so weit gespreizt, wie es dir möglich ist. Beide Fußspitzen zeigen gerade nach oben.

Bewegungsablauf

Löse nun deine Hände vom Boden und versuche, frei (ohne dich festzuhalten) zu sitzen. Du kannst hierfür beide Arme vor dem Körper halten, um ein Kontergewicht zu erzeugen. Mit jeder Ausatmung bewegst du nun deine Arme weiter nach vorne in Richtung Boden und kannst die Hände flach auf den Boden zwischen deine Beine legen.

Endposition

Zum Auflösen der Übung löst du zuerst wieder deine Hände vom Boden und stützt diese hinter deinem Körper auf. Nun kannst du vorsichtig beide Beine wieder zusammenführen.

Hinweis

Führe die gesamte Bewegung im langsamen Tempo durch, angepasst an deinen Atemrhythmus. Beide Knie bleiben während der gesamten Bewegung gestreckt und beide Fußspitzen zeigen in Richtung Decke. Ein deutlicher Dehnreiz kann beim Lösen der Beine aus der Übung auftreten, das ist kein Grund zur Beunruhigung.

Tipp

Versuche, während der Übung deinen unteren Rücken immer leicht überstreckt eingestellt zu halten. Hierdurch steht das Becken aufrecht und die Mobilisation wird intensiviert.

Wirkung

Ziel dieser Übung ist die Öffnung der Hüftgelenke sowie die Mobilisation der Muskulatur der Oberschenkelinnenseite.

Frequenz | Dauer

Verbringe circa 1,5 Minuten in dieser Mobilisationsübung. Das entspricht dreimal fünf AZ.

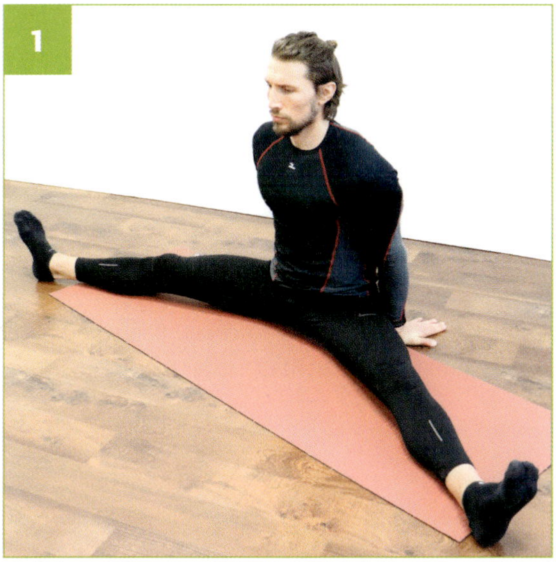
1

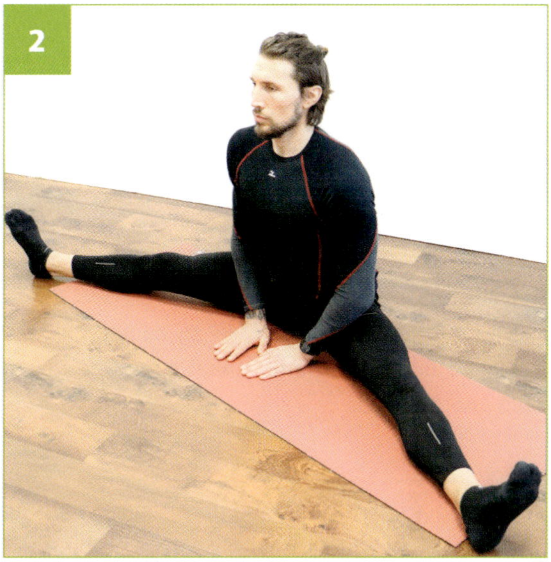
2

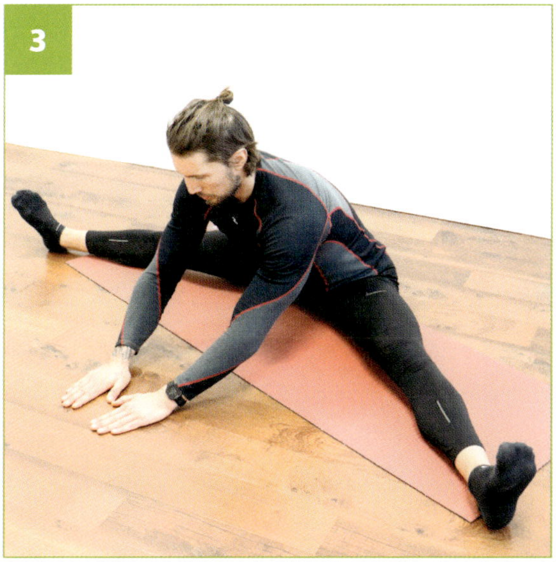
3

HÜFTSTRECKER (HIP EXTENSORS)

Ausgangsposition

Setze dich in den Langsitz auf den Boden. Du hältst deinen Rücken aufrecht, sodass sich dein Becken in neutraler Position befindet. Beide Arme befinden sich vor dem Körper und der Blick ist geradeaus gerichtet. Beuge nun ein Knie an, sodass die Fußsohle des gebeugten Beins Kontakt zur Innenseite deines Oberschenkels hat.

Bewegungsablauf

Greife nun mit beiden Händen an deinen Unterschenkel bzw. umfasse deinen Knöchel. Bewege deinen Kopf mit jeder Ausatmung näher zum Knie des gestreckten Beins hin. Der Blick ist hierbei in Richtung Knie gerichtet.

Endposition

Zum Auflösen der Übung löse die Spannung aus dem Rücken, indem du deinen Kopf aufrichtest. Nun löse die Hände vom Unterschenkel und wechsle auf die andere Beinseite und beginne erneut.

Hinweis

Führe die gesamte Bewegung im langsamen Tempo durch, angepasst an deinen Atemrhythmus. Das Knie des gestreckten Beins bleibt ebenfalls gestreckt und die Fußspitze zeigt hoch zur Decke. Das Knie des angewinkelten Beins versuchst du während der Übung so entspannt wie möglich zu lassen.

Wirkung

Ziel dieser Übung ist die Öffnung der Hüftgelenke sowie die Mobilisation der hinteren Beinmuskelkette.

Frequenz | Dauer

Verbringe circa 1,5 Minuten in dieser Mobilisationsübung pro Seite. Das entspricht zweimal fünf AZ pro Seite.

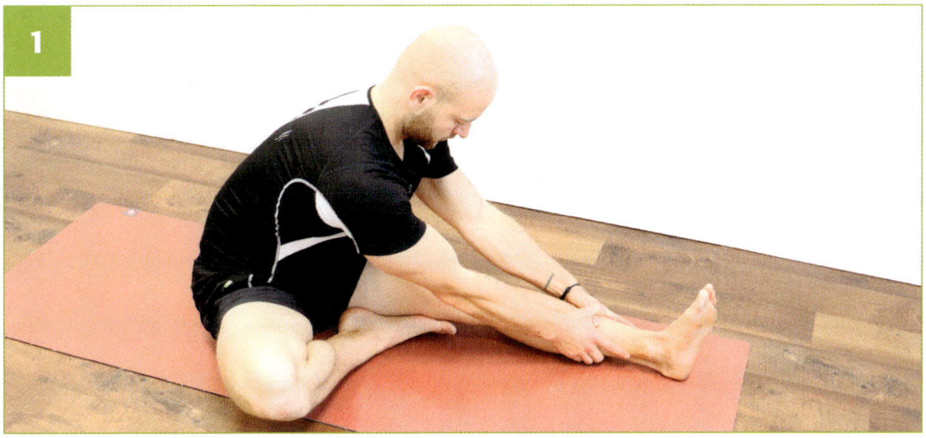
1

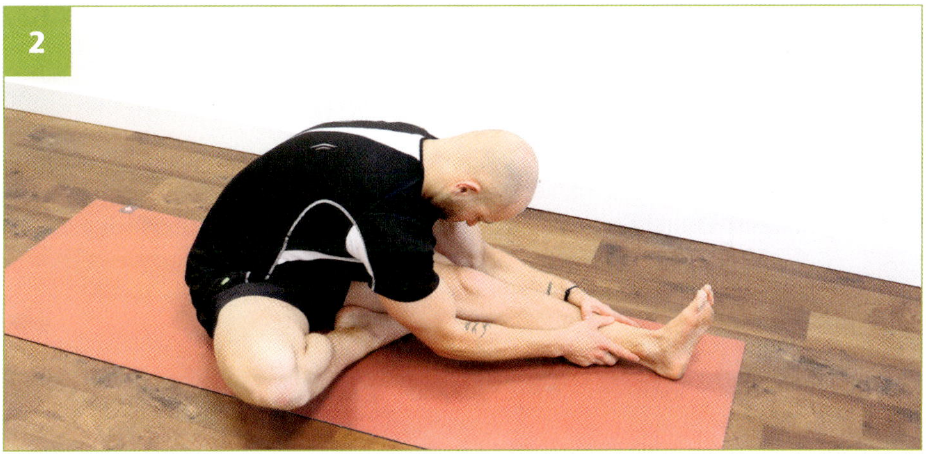
2

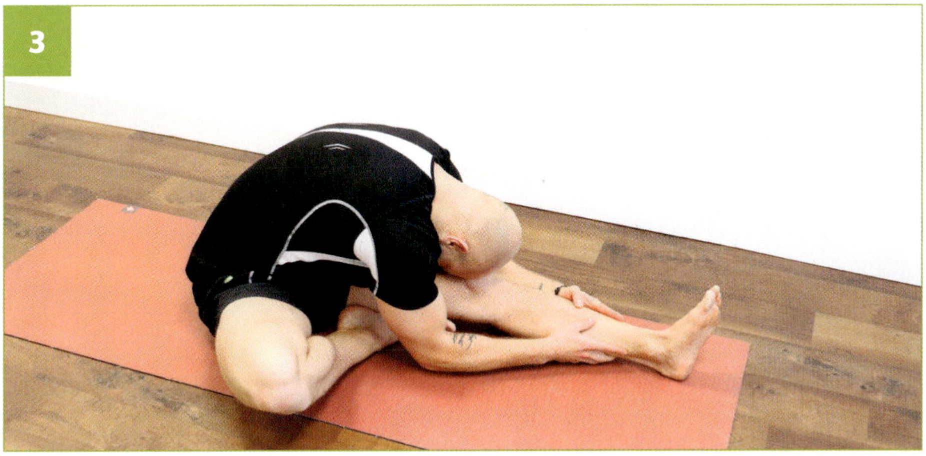
3

HÜFTGELENK-ABDUKTOREN – ÜBUNGSSEQUENZ I (HIP ABDUCTOR DRILL I)

Ausgangsposition

Beginne in Rückenlage. Hierbei sind die Beine gestreckt und die Arme liegen neben dem Körper. Dein Kopf ist nicht unterlagert und der Blick ist zur Decke gerichtet. Beuge nun ein Knie zum Bauch an und halte dieses mit beiden Händen am Knie fest. Das andere Bein bleibt gestreckt liegen und hält Kontakt zum Boden.

Bewegungsablauf

Ziehe nun das gebeugte Bein über die Körpermitte zur anderen Körperhälfte und bewege es weiter in diese Richtung mit jeder Ausatmung.

Endposition

Löse die Übung langsam auf, bringe das Bein wieder zurück in die Startposition und wechsle auf die andere Seite.

Hinweis

Führe die gesamte Bewegung im langsamen Tempo durch, angepasst an deinen Atemrhythmus. Halte das angewinkelte Bein stets am Knie fest und bringe es über die Körpermitte. Hierbei kann ein deutlicher Dehnzug im Gesäß entstehen. Das gestreckte Bein hält Kontakt zum Boden und der Rücken liegt flach auf.

Wirkung

Ziel dieser Übung ist die Mobilisation der Gesäßmuskulatur sowie die Verbesserung des Gewebes in diesem Bereich.

Frequenz | Dauer

Verbringe circa 1,5 Minuten in dieser Mobilisationsübung pro Seite. Das entspricht zweimal fünf AZ pro Seite.

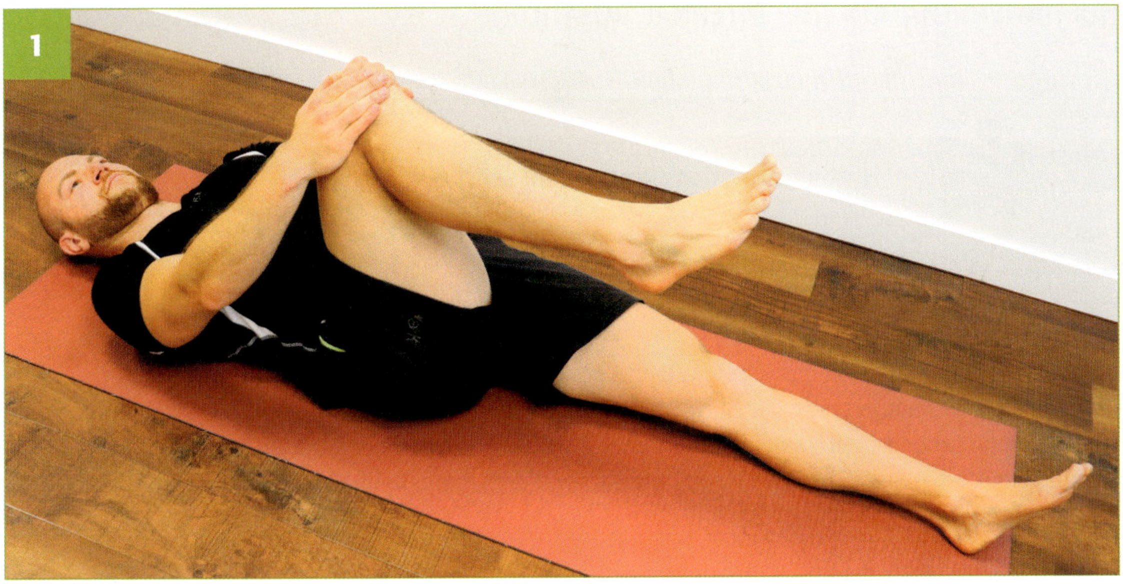
1

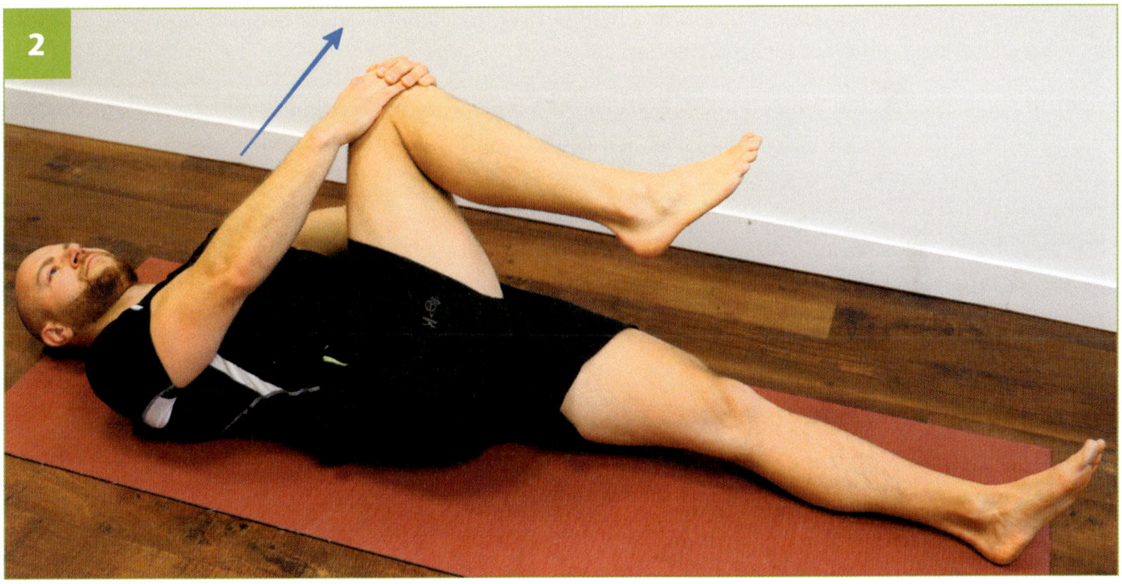
2

HÜFTINNENROTATION (HIP INTERNAL ROTATION)

Hüftinnenrotation (Hip Internal Rotation)

Ausgangsposition

Beginne in Rückenlage. Hierbei sind die Beine gestreckt und die Arme liegen neben dem Körper. Dein Kopf ist nicht unterlagert und der Blick ist zur Decke gerichtet. Beuge nun ein Bein an und stelle den Fuß seitlich abgespreizt neben deinem Körper auf, sodass die Hand der gleichen Seite den Fuß bzw. das Sprunggelenk festhalten kann. Die Hand hält während der Übung permanent Kontakt zum Fuß.

Bewegungsablauf

Bewege nun das Knie des angestellten Beins nach innen, ohne dass sich die Fußposition verändert. Gegebenenfalls jedoch kannst du die Fußposition nochmals nachstellen. Mit jeder Ausatmung bringst du nun das Knie weiter nach innen in Richtung Boden.

Wichtig: Die Gesäßhälften müssen dabei Kontakt zum Boden halten. Sollte also eine Gesäßhälfte abheben, so halte diese bewusst unten und bewege das Knie nicht weiter nach unten.

Endposition

Löse die Übung langsam auf, indem du das Knie wieder nach oben bewegst bzw. nach außen rotierst. Stelle nun das angewinkelte Bein zurück in die Startposition, sodass beide Beine gestreckt nebeneinanderliegen und wechsle auf die andere Seite.

Hinweis

Führe die gesamte Bewegung im langsamen Tempo durch, angepasst an deinen Atemrhythmus. Bewege das Knie nur so weit nach unten zum Boden, wie du auch beide Gesäßhälften unten auf dem Boden halten kannst.

Wirkung

Ziel dieser Übung ist die Verbesserung der Innenrotation und zugleich die Mobilisation der Hüftaußenrotatoren.

Frequenz | Dauer

Verbringe circa 1,5 Minuten in dieser Mobilisationsübung pro Seite. Das entspricht zweimal fünf AZ pro Seite.

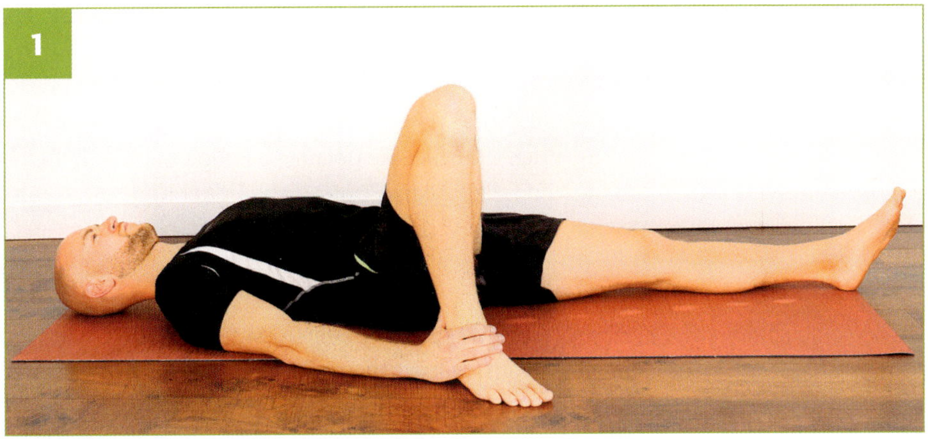
1

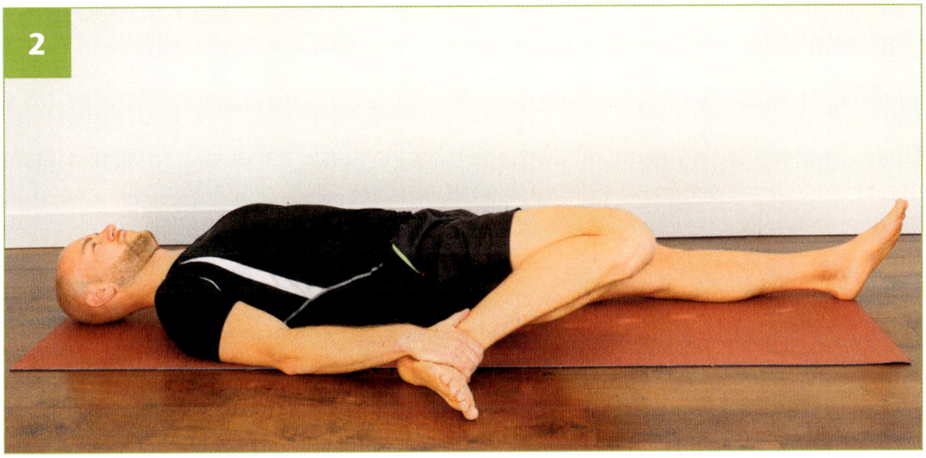
2

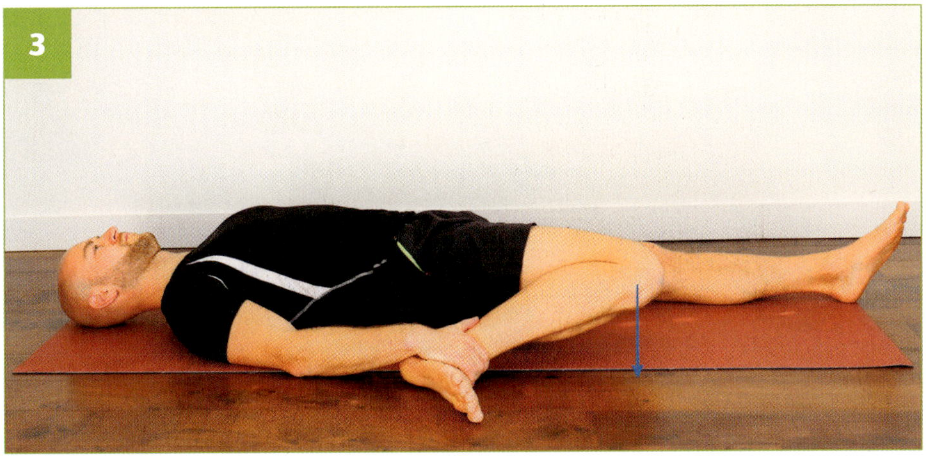
3

BEIDSEITIGER HÜFTÖFFNER IN RÜCKENLAGE (DOUBLE HIP OPENER SUPINE)

Ausgangsposition

Beginne in Rückenlage. Hierbei sind die Beine gestreckt und die Arme liegen neben dem Körper. Dein Kopf ist nicht unterlagert und der Blick ist zur Decke gerichtet. Beuge nun beide Beine an und lasse diese in angewinkelter Position nach außen fallen. Diese Position ähnelt der Kniebeuge, nur findet sie im Liegen statt. Greife nun jeweils links und rechts über deine Knie hinweg und halte dich am Oberschenkel fest.

Bewegungsablauf

Deine Arme können nun eine gute Hebelwirkung generieren. Mit jeder Ausatmung spannst du nun beide Arme kräftiger gegen deine angewinkelten Knie nach außen unten an.

Endposition

Löse die Übung langsam auf, indem du den Druck der Arme von den Knien löst und die Beine ausstreckst und somit zurück in die Startposition bringst.

Hinweis

Führe die gesamte Bewegung im langsamen Tempo durch, angepasst an deinen Atemrhythmus. Je kräftiger du beide Arme gegen die Knie nach unten drückst, desto größer wird die Spannung in den Oberschenkelinnenseiten. Drücke mit so viel Kraft, wie dir möglich ist.

Wirkung

Ziel dieser Übung ist die Öffnung der Hüfte sowie die Mobilisation der Adduktorenmuskulatur.

Frequenz | Dauer

Verbringe circa 1,5 Minuten in dieser Mobilisationsübung. Das entspricht dreimal fünf AZ pro Seite.

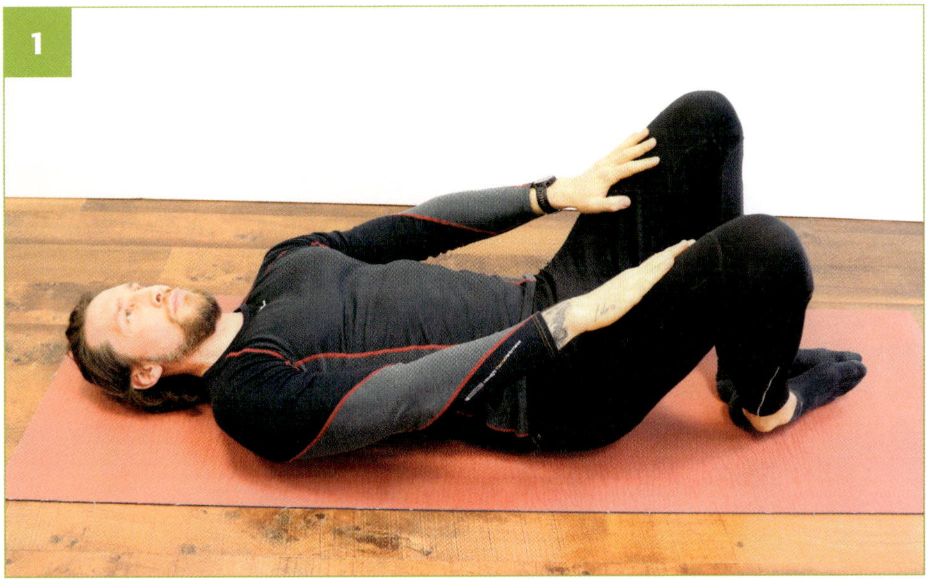

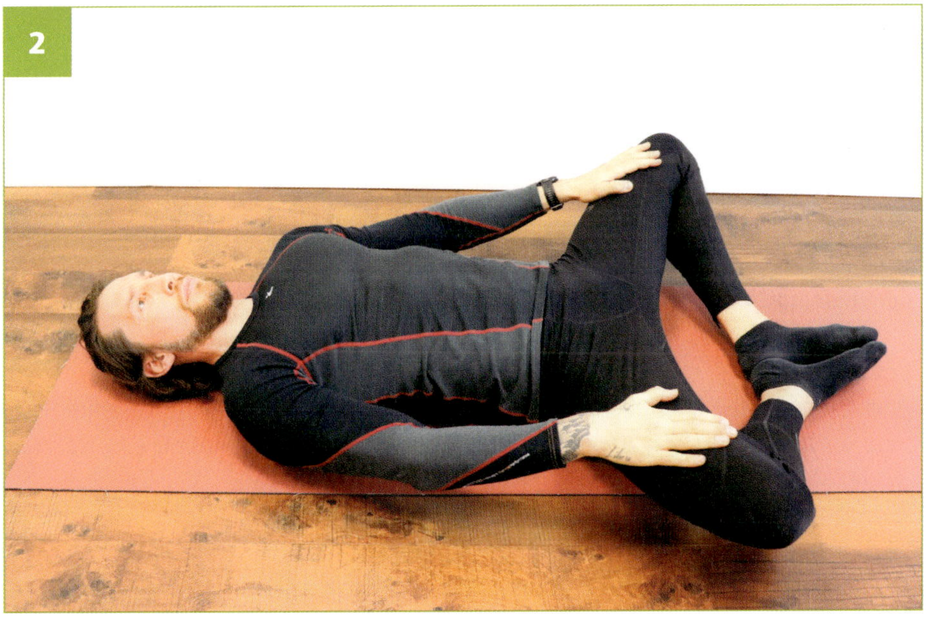

HÜFT-KONTERMOBILISATION I (HIP COUNTER STRETCH I)

Hüft-Kontermobilisation I (Hip Counter Stretch I)

Ausgangsposition

Stelle dich in den Ausfallschritt. Der vordere Fuß steht dabei vor dem Körper und setzt auf der gesamten Fußsohle auf. Der hintere Fuß steht in Hüftstreckung, also hinter dem Körper, mit dem Knie auf dem Boden. Die Zehen sind aufgestellt und ebenfalls in gestreckter Position. Die Hände halten jeweils links und rechts am Becken bzw. an deiner Taille fest.

Bewegungsablauf

Synchron mit deiner Ausatmung bewegst du dich jetzt weiter in den Ausfallschritt hinein, indem du deinen Körper weiter nach vorne in Richtung vorderes Bein schiebst. Mit der folgenden Einatmung bewegst du dich zurück in die Startposition und setzt dich danach mit der darauf folgenden Ausatmung langsam auf der hinteren Ferse ab, während du das vordere Bein im Knie durchstreckst. Dein Oberkörper kann sich hierbei leicht nach vorne neigen, sodass sich dein Gesicht dem vorderen Knie nähert.

Endposition

Kehre im gleichen Tempo mit der darauf folgenden Einatmung wieder zurück in die Startposition und wiederhole die Übung, wie angegeben. Bewege dich stets synchron mit deiner Atmung und halte den Atemrhythmus. Wechsle anschließend die Seiten.

Hinweis

Führe die gesamte Bewegung im moderaten Tempo durch, so kann die gesamte Bewegung deiner Atemlänge entsprechend circa 20 Sekunden dauern. Eine Wechseldehnung von Hüftbeugermuskulatur und hinterer Muskelkette ist das Ziel.

Wirkung

Ziel dieser Übung ist die Öffnung der vorderen Hüftgelenkkapsel sowie die Mobilisation der hinteren Muskelkette. Zusätzlich trainiert dieser Drill deinen Atemrhythmus.

Frequenz | Dauer

Verbringe circa zwei Minuten in dieser Mobilisationsübung pro Seite. Das entspricht viermal drei WH je Seite. Eine WH entspricht einmal dem Stretch in beide Richtungen mit je einer Aus- und Einatmung.

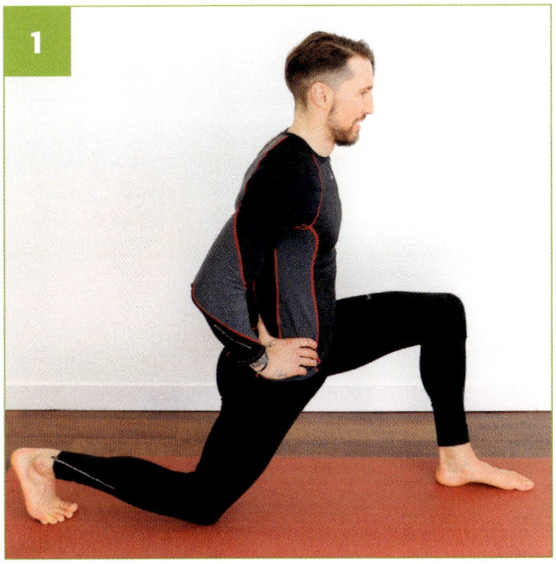

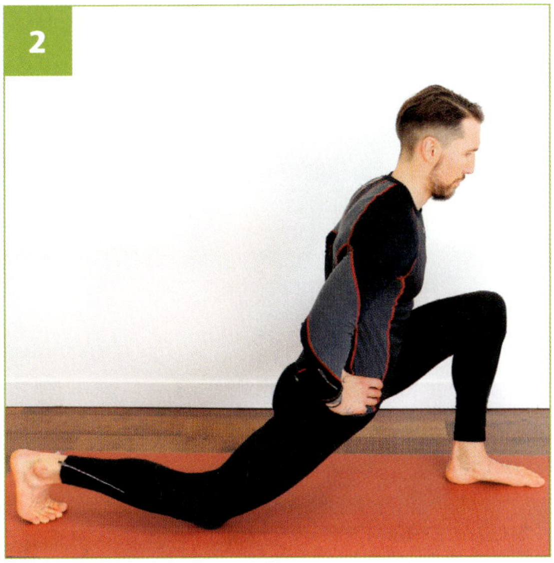

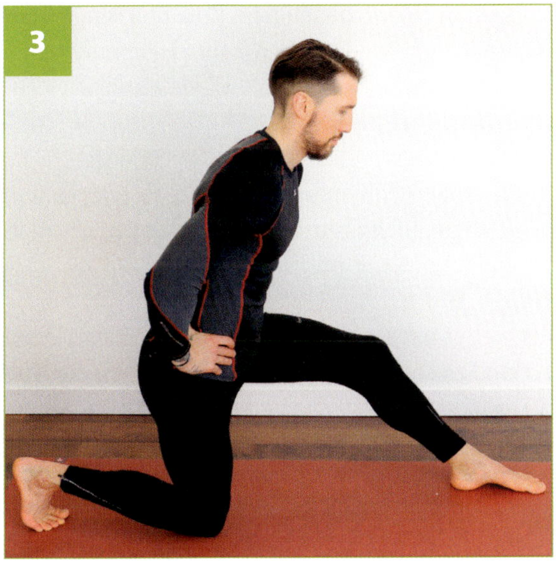

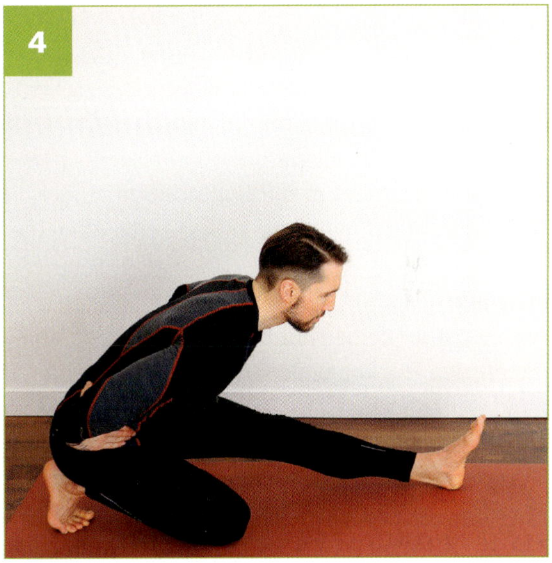

SPIDERMAN – ÜBUNGSSEQUENZ I (SPIDERMAN DRILL I)

Spiderman – Übungssequenz I (Spiderman Drill I)

Ausgangsposition

Starte in der Liegestützposition. Beide Füße stehen parallel auf dem Boden und die Knie sind durchgestreckt. Der Kopf zeigt während der gesamten Übung nach unten in Richtung Boden. Stelle nun einen Fuß außen neben die Hand der gleichen Seite. Hierbei bleibt das hintere Bein gestreckt und der Rücken weiterhin in neutraler Position.

Bewegungsablauf

Spanne deinen Ellbogen des stützenden Arms nun mit jeder Ausatmung weiter gegen das Knie des vorderen Beins. Alternativ kannst du diesen Arm auch lösen und mit der Hand gegen dein Knie drücken, jedoch nur so weit nach außen, wie auch die volle Fußsohle Kontakt zum Boden halten kann. Hierbei wird die Hüfte weiter geöffnet und mobilisiert.

Endposition

Kehre nun langsam in die Startposition zurück, indem du deinen Fuß zurück in die Liegestützposition stellst. Wechsle nun auf die andere Seite, ohne die Knie zwischendurch abzustellen.

Hinweis

Angepasst an deine Ausatmung, drücke das Knie immer weiter nach außen. Solltest du Schwierigkeiten haben, den Fuß mit einer Bewegung direkt neben deine Hand zu stellen, so helfe nach, indem du den Fuß dann weiter hochrutschst in die entsprechende Position. Stelle die Knie zwischen einem Wechsel möglichst nicht ab, so trainierst du zusätzlich die Rumpfkraft.

Wirkung

Ziel dieser Übung ist die gegenseitige Öffnung der Hüfte. Wenn also ein Bein maximal gebeugt ist, befindet sich das andere in maximaler Streckung. Diese Übung ist sehr wichtig für alle Laufsportarten und hilft bei der Verbesserung von Test 9., tiefe Kniebeuge (Deep Squat).

Frequenz | Dauer

Verbringe circa zwei Minuten in dieser Mobilisationsübung pro Seite. Das entspricht dreimal fünf AZ pro Seite.

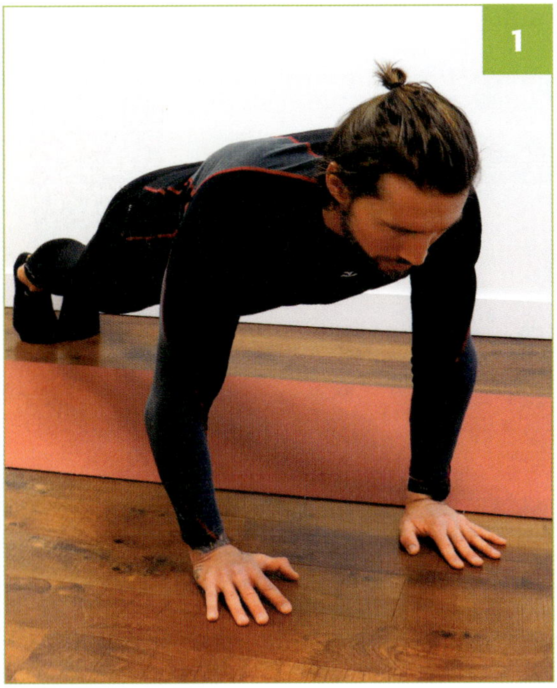
1

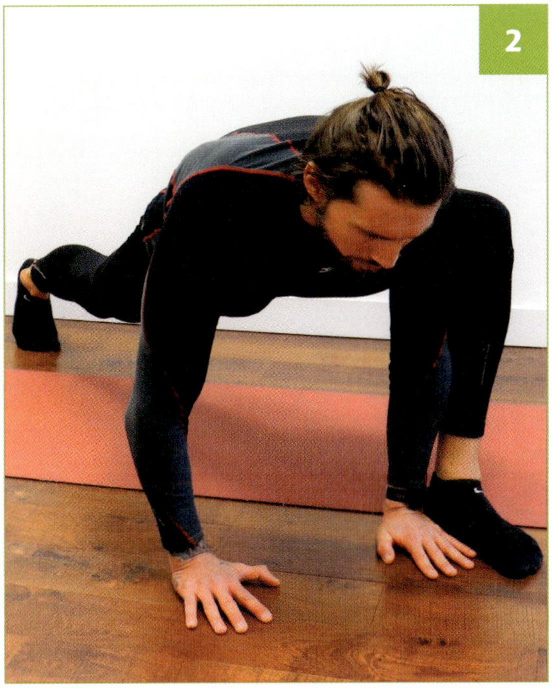
2

SPIDERMAN – ÜBUNGSSEQUENZ II (SPIDERMAN DRILL II)

Spiderman – Übungssequenz II (Spiderman Drill II)

Ausgangsposition

Starte in der Liegestützposition. Beide Füße stehen parallel auf dem Boden und die Knie sind durchgestreckt. Der Kopf zeigt während der gesamten Übung nach unten in Richtung Boden. Stelle nun einen Fuß außen neben die Hand der gleichen Seite. Hierbei setzt du nun das hintere Knie auf dem Boden auf. Der Rücken ist weiterhin in neutraler Position.

Bewegungsablauf

Spanne deinen Ellbogen des stützenden Arms nun mit jeder Ausatmung weiter gegen das Knie des vorderen Beins. Alternativ kannst du diesen Arm auch lösen und mit der Hand gegen dein Knie drücken, jedoch nur so weit nach außen, wie auch die volle Fußsohle Kontakt zum Boden halten kann. Hierbei wird die Hüfte weiter geöffnet und mobilisiert.

Endposition

Kehre nun langsam in die Startposition zurück, indem du zuerst das hintere Knie durchstreckst und dann deinen Fuß zurück in die Liegestützposition stellst. Wechsle nun auf die andere Seite.

Hinweis

Angepasst an deine Ausatmung, drücke das Knie immer weiter nach außen. Solltest du Schwierigkeiten haben, den Fuß mit einer Bewegung direkt neben deine Hand zu stellen, so helfe nach, indem du den Fuß dann weiter hochrutschst in die entsprechende Position. Durch Abstellen des hinteren Knies kannst du dich im Vergleich zu *Spiderman Drill I* jetzt mehr auf die Öffnung der Hüfte fokussieren, da du aus dem hinteren Bein die Spannung nimmst. Diese Variante ist weniger funktionell, generiert jedoch mehr Mobilität.

Wirkung

Ziel dieser Übung ist die gegenseitige Öffnung der Hüfte. Wenn also ein Bein maximal gebeugt ist, befindet sich das andere in Streckung. Diese Übung ist sehr wichtig für alle Laufsportarten und hilft bei der Verbesserung von Test 9., tiefe Kniebeuge (Deep Squat).

Frequenz | Dauer

Verbringe circa zwei Minuten in dieser Mobilisationsübung pro Seite. Das entspricht dreimal fünf AZ pro Seite.

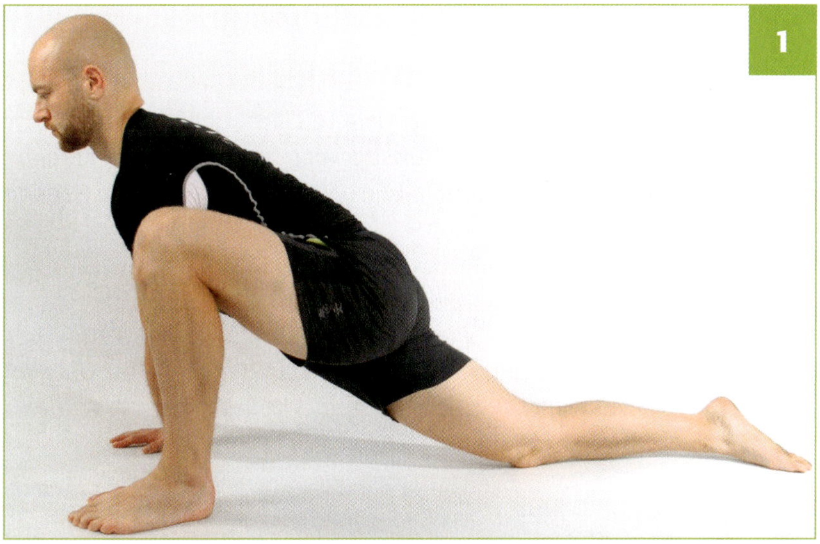
1

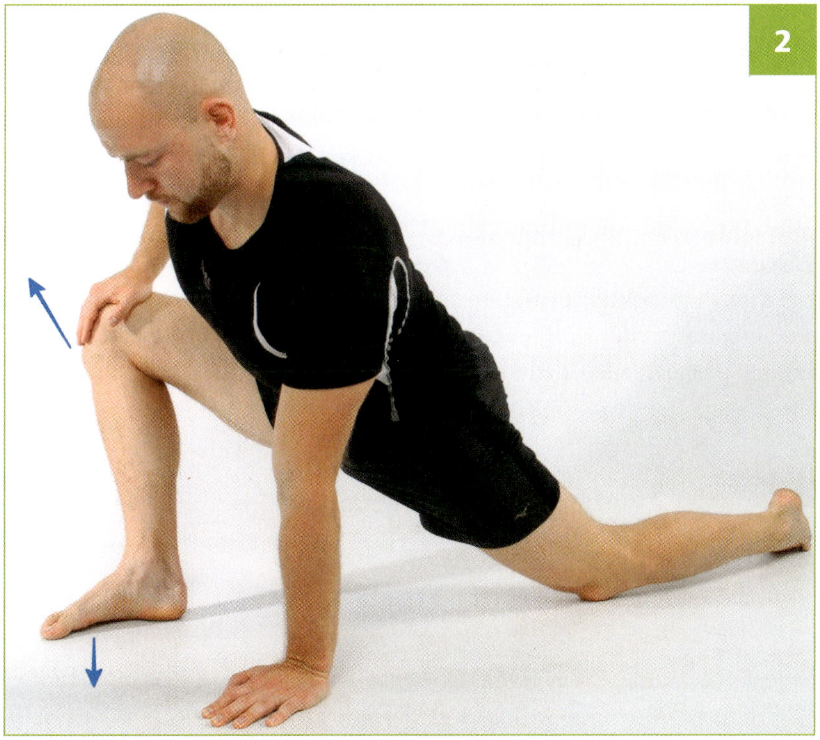
2

AUSFALLSCHRITT I (LUNGE I)

Ausgangsposition
Stelle dich in den Ausfallschritt. Der vordere Fuß steht dabei vor dem Körper und auf der gesamten Fußsohle auf. Der hintere Fuß steht in Hüftstreckung, also hinter dem Körper, mit dem Knie auf dem Boden und den Zehen aufgestellt und ebenfalls in gestreckter Position. Die Hände halten jeweils links und rechts am Becken bzw. an deiner Taille fest.

Bewegungsablauf
Mit jeder Ausatmung schiebst du nun deinen gesamten Körper weiter nach vorne über den vorderen Fuß hinweg. Halte hierbei eine leichte Bauchspannung und neige den Oberkörper leicht nach vorne, um ein Überstrecken im unteren Rücken zu verhindern. Das Bewegen des Körpers weiter nach vorne erhöht den Stretch in der vorderen Hüft- und Leistenregion.

Endposition
Kehre nun in die Startposition zurück und wechsle die Seite.

Hinweis
Führe die gesamte Bewegung synchron zu deiner Atmung aus. Solltest du dich sehr weit über den vorderen Fuß hinweg bewegen, so kannst du gegebenenfalls den vorderen Fuß etwas weiter nach vorne stellen. Vermeide ein Überstrecken im unteren Rücken. Diese Übung beinhaltet den ersten Teil des *Hip Counter Stretchs I*.

Wirkung
Ziel dieser Übung ist die Öffnung der vorderen Hüftgelenkkapsel mit allen dazugehörigen Geweben sowie die Mobilisation der Hüftbeugermuskulatur. Diese zieht bis in den unteren Rücken und wird oft adaptiv fest nach langen Sitzperioden. Diese Mobilisation hilft beim Bestehen von Test 9., tiefe Kniebeuge (Deep Squat).

Frequenz | Dauer
Verbringe circa 1,5 Minuten in dieser Mobilisationsübung pro Seite. Das entspricht zweimal fünf AZ je Seite.

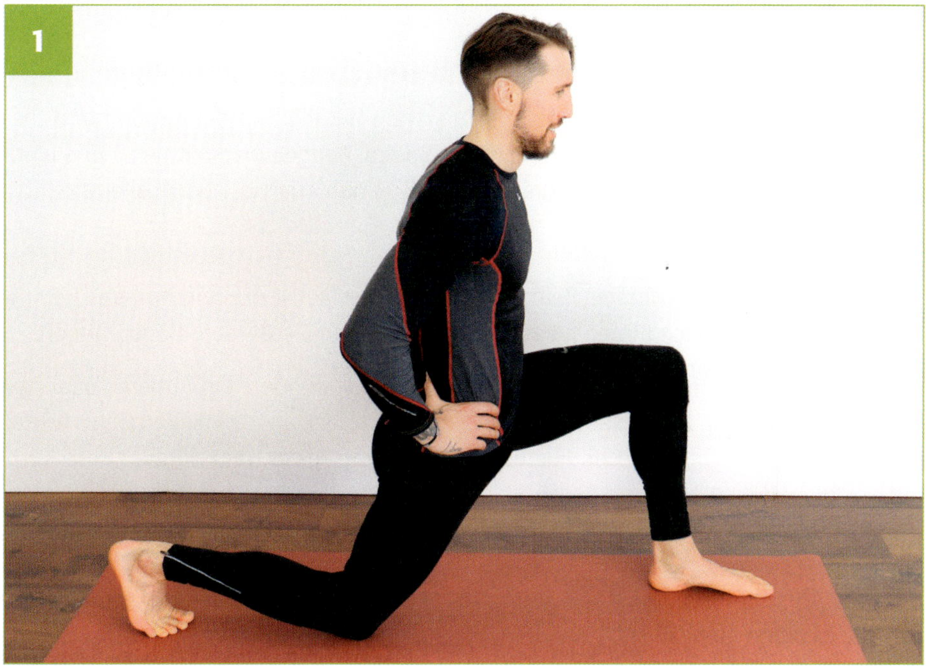
1

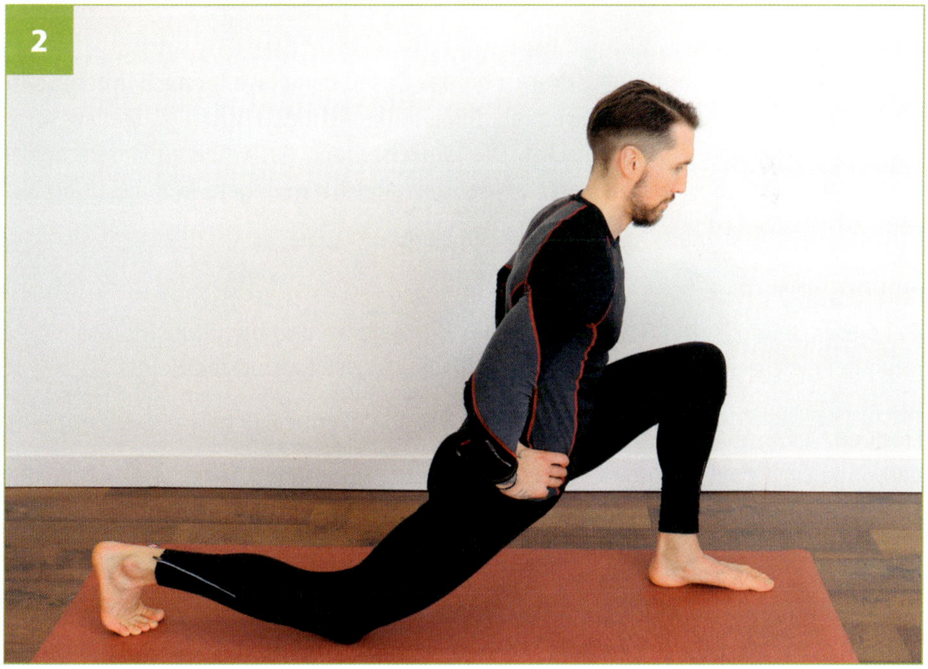
2

TAUBE I (PIGEON I)

Ausgangsposition

Starte in der Liegestützposition. Beide Füße stehen parallel auf dem Boden und die Knie sind durchgestreckt. Der Kopf zeigt nach unten in Richtung Boden. Beuge nun ein Knie an und platziere das Knie mittig unter dir auf dem Boden. Unterschenkel und Fuß zeigen nun zur Gegenseite raus.

Bewegungsablauf

Nachdem du dein nun vorderes Bein abgelegt hast, schiebst du dein hinteres Bein, welches noch immer gestreckt ist, weiter nach hinten heraus, sodass sich dein Gesäß dem Boden nähert.

Wichtig: Halte dein Becken in neutraler Position und verhindere ein Rotieren oder Abkippen des Beckens. Mit jeder Ausatmung bewegst du nun die Gesäßhälfte des angewinkelten Beins weiter in Richtung Boden und hältst das Becken aufrecht. Hierbei stützen deine Arme weiterhin vor dem Körper und der Blick ist nach unten vor deinen Körper gerichtet.

Endposition

Löse langsam die Spannung auf, indem du dein vorderes Bein aus der Position befreist und zurück in die Startposition bringst. Jetzt befindest du dich wieder in der Liegestützposition und kannst die Seite wechseln.

Hinweis

Angepasst an deine Ausatmung, drückst du das Gesäß immer weiter nach unten. Solltest du Schwierigkeiten haben, den Fuß mit einer Bewegung direkt in die richtige Position zu stellen, so helfe nach, indem du den Fuß dann weiter dorthin rutschst. Die Winkelstellung des vorderen Unterschenkels richtet sich nach deiner Mobilität, so ist ein kleinerer Winkel geeignet für geringere Mobilität und ein Winkel, der größer wird, für bessere Mobilität.

Wirkung

Ziel dieser Übung ist die Außenrotation der Hüftgelenke und damit die Mobilisation aller Hüftinnenrotatoren bei gleichzeitiger Mobilisation der Hüftbeuger des gestreckten Beins.

Frequenz | Dauer

Verbringe circa zwei Minuten in dieser Mobilisationsübung pro Seite. Das entspricht dreimal fünf AZ pro Seite.

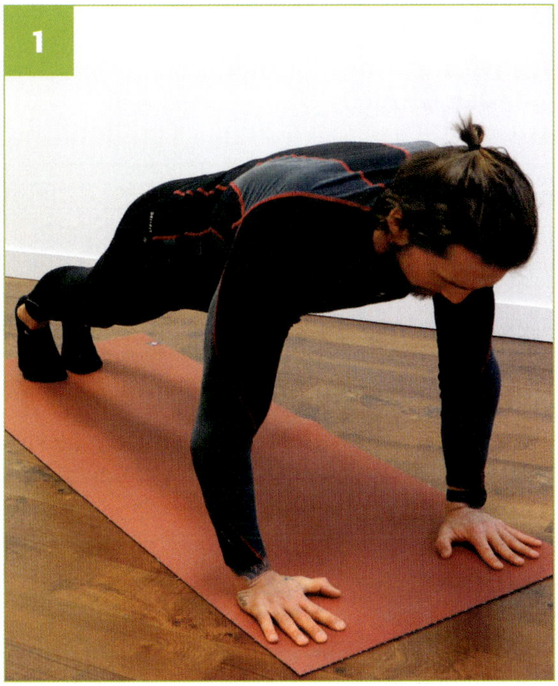
1

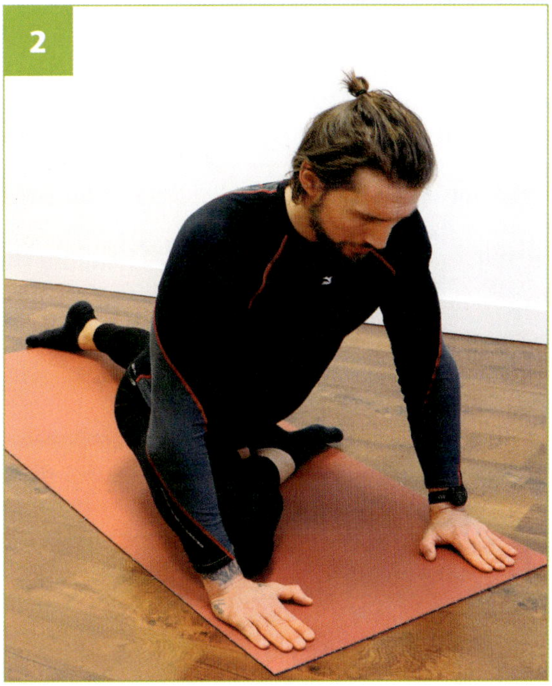
2

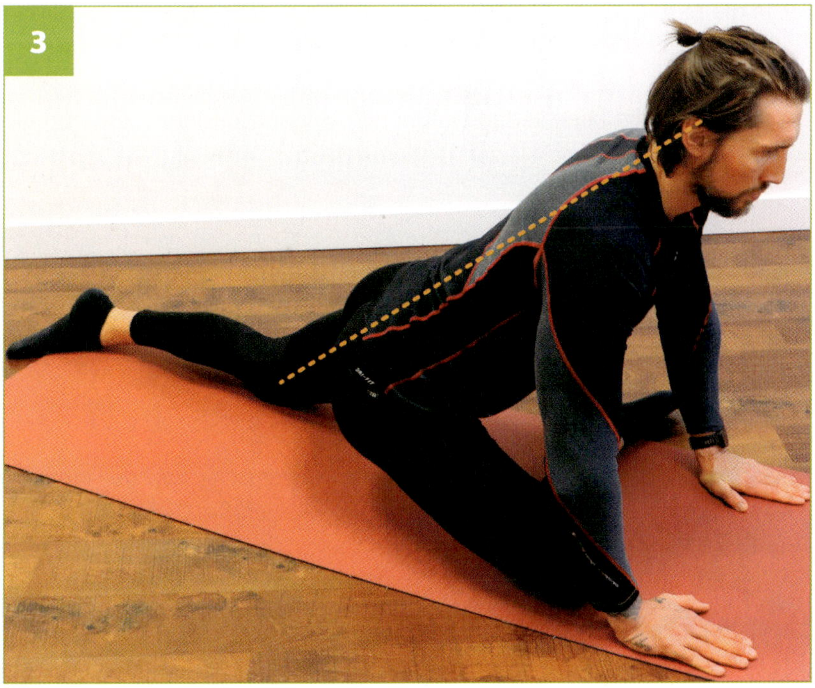
3

BEWEGUNGSBETONTE MOBILISATION

BEINSTRECKERMUSKELSCHLINGE (DORSAL MUSCLE CHAIN)

Beinstreckermuskelschlinge (Dorsal Muscle Chain)

Ausgangsposition

Setze dich im aufrechten Langsitz auf den Boden. Hierbei sind beide Beine parallel und nach vorne ausgestreckt. Du sitzt dabei so aufrecht wie möglich. Aus dieser Position fasst du nun mit beiden Händen um deine Wade bzw. Knöchel von einem Bein. Der Kopf ist dabei so nah zum gleichseitigen Knie angenähert wie nur möglich.

Bewegungsablauf

Während der Kopf möglichst dicht über dem Knie positioniert ist, beginnst du nun, im gleichmäßigen Tempo das gesamte Bein nach innen zu rotieren. Diese Innendrehung kann 1-3 Sekunden dauern, von dort aus drehst du wieder zurück in die Mittelposition. Auch das kann 1-3 Sekunden dauern.

Endposition

Wiederhole die Bewegung, wie angegeben, und beende den Drill in der Ausgangsposition. Löse nun die Hände vom Unterschenkel bzw. vom Knöchel und wechsle zum anderen Bein.

Hinweis

Führe die gesamte Bewegung im langsam-moderaten Tempo durch, so kann eine Drehung in beide Richtungen insgesamt 4-6 Sekunden dauern. Halte das jeweilige Kniegelenk durchgehend gestreckt und den Kopf so nah am Knie wie möglich. Die Drehung in der Hüfte erkennst du daran, dass der Fuß nach oben bzw. nach innen zeigt.

Wirkung

Ziel dieser Übung ist vor allem die Verbesserung der Gleitfähigkeit aller Gewebsschichten der hinteren Beinkette. Hierzu gehören Muskeln, Faszien, Bänder, Sehnen, Nerven und Blutgefäße. Diese Übung verbessert außerdem Test 8., den Toe Touch (Finger-Fuß-Abstand).

Frequenz | Dauer

Verbringe circa 1,5 Minuten in dieser Mobilisationsübung pro Seite. Das entspricht zweimal 8-10 WH je Seite.

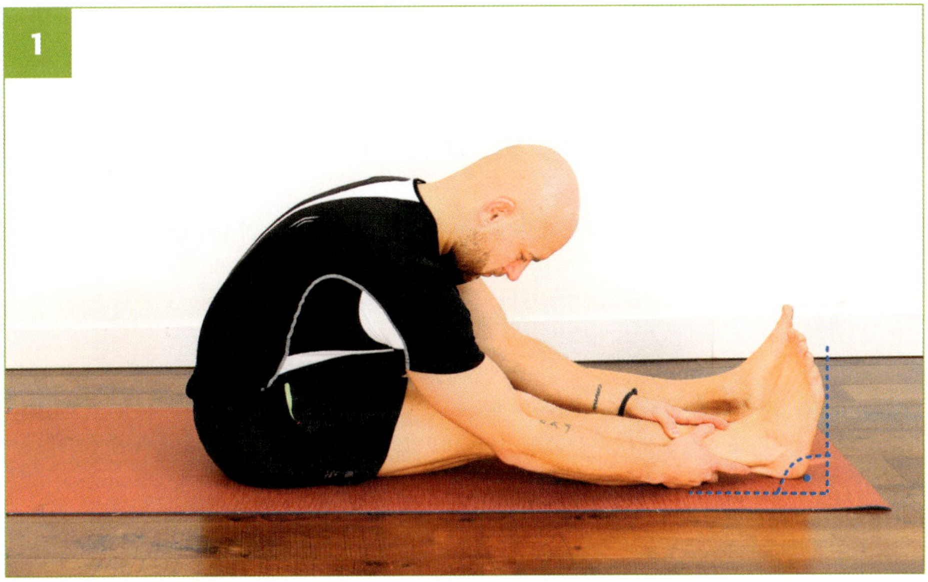

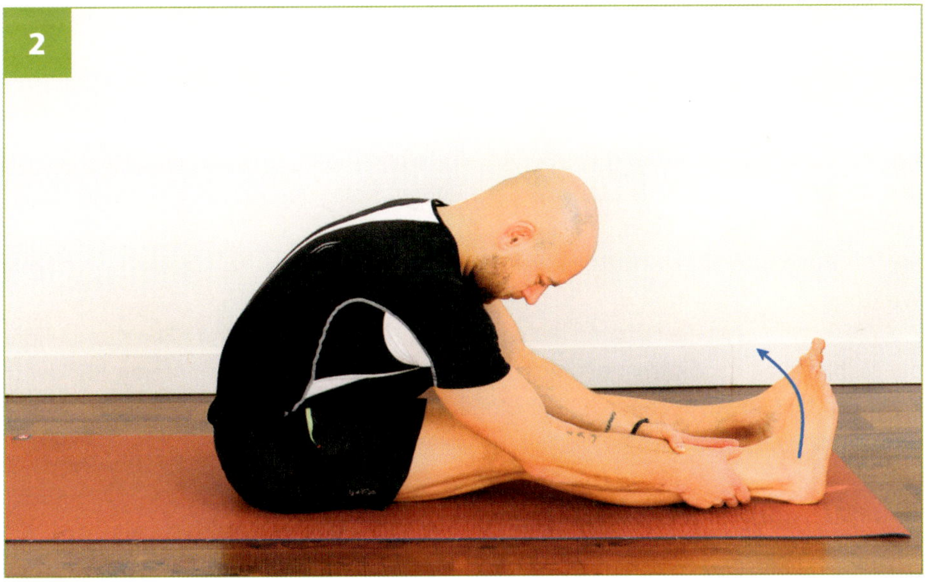

HÜFTBEUGER (HIP FLEXOR)

Hüftbeuger (Hip Flexor)

Ausgangsposition

Stelle dich in den Ausfallschritt. Der vordere Fuß steht dabei vor dem Körper und setzt mit der gesamten Fußsohle auf. Der hintere Fuß steht in Hüftstreckung, also hinter dem Körper mit dem Knie auf dem Boden und den Zehen aufgestellt und ebenfalls in gestreckter Position. Die Hände halten jeweils links und rechts am Becken bzw. an deiner Taille fest.

Bewegungsablauf

Aus dieser Position heraus bringst du das hintere, angewinkelte Knie in die Streckung mit dem Ziel, die hintere Ferse in Richtung Boden zu schieben. Diese Bewegung kann 1-3 Sekunden dauern.

Endposition

Kehre im gleichen Tempo (1-3 Sekunden) wieder zurück in die Startposition, sodass das hintere Knie wieder auf dem Boden aufsetzt. Wiederhole die Bewegung im gleichbleibenden Tempo und wechsle danach die Seite.

Hinweis

Führe die gesamte Bewegung im moderaten Tempo durch, so kann die Bewegung insgesamt 4-6 Sekunden dauern. Versuche, beim Strecken des hinteren Knies den Körper insgesamt flach über dem Boden zu halten und nicht anzuheben.

Wirkung

Ziel dieser Übung ist die Öffnung der vorderen Hüftgelenkkapsel mit allen dazugehörigen Geweben sowie die Mobilisation der Hüftbeugermuskulatur. Diese zieht bis in den unteren Rücken und wird oft adaptiv fest nach langen Sitzperioden. Diese Mobilisation hilft beim erfolgreichen Absolvieren von Test 9., tiefe Kniebeuge (Deep Squat).

Frequenz | Dauer

Verbringe circa 1,5 Minuten in dieser Mobilisationsübung pro Seite. Das entspricht zweimal 8-10 WH je Seite.

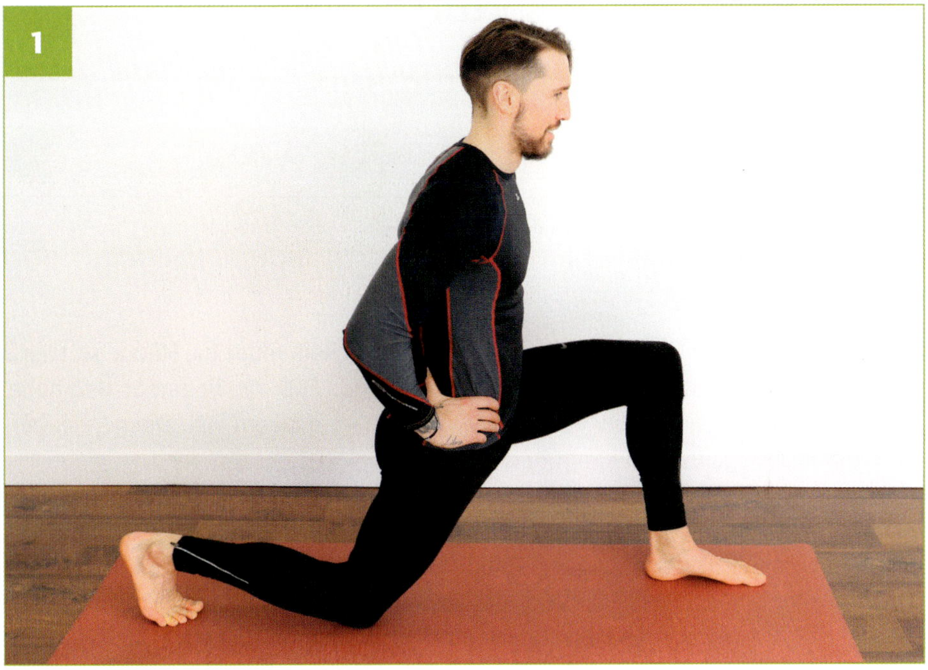
1

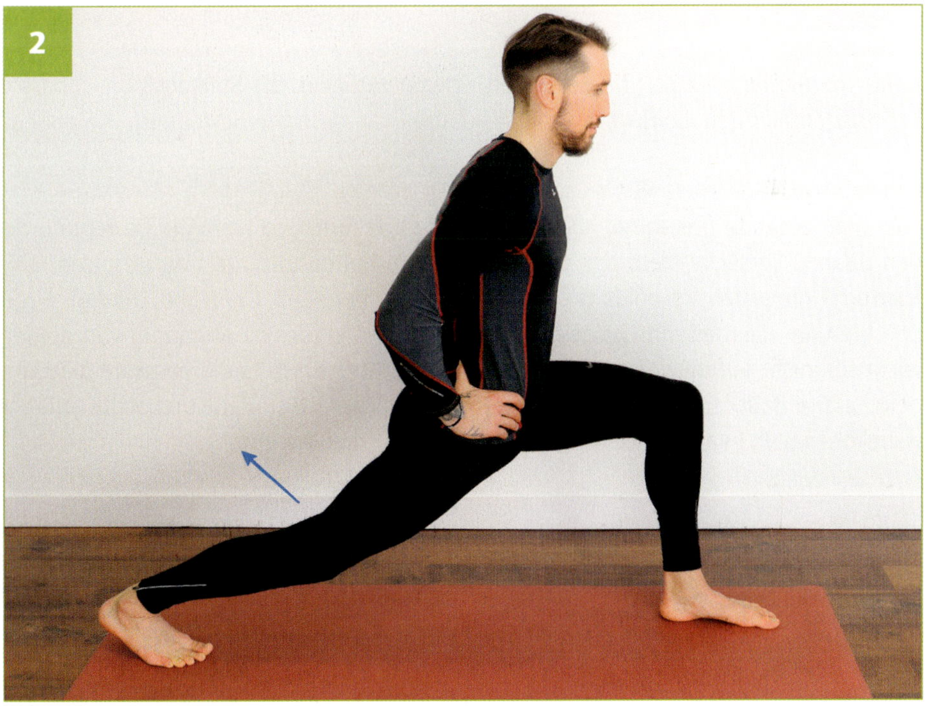
2

EIN-BEIN-MOBILISATION (SINGLE LEG STRETCH)

Ein-Bein-Mobilisation (Single Leg Stretch)

Ausgangsposition

Stelle dich in den stabilen Stand, die Beine stehen nebeneinander, die Hände stützen am Becken links und rechts und der Blick ist geradeaus gerichtet. Hebe einen Fuß vom Boden ab und halte diesen immer noch in gleicher Position direkt über dem Boden neben dem anderen Fuß. Die gegenüberliegende Hand wird jetzt vom Becken gelöst und hängt nach unten.

Bewegungsablauf

Beuge nun deinen Oberkörper nach vorne, sodass der hängende Arm in Richtung Boden greifen kann. Simultan wird, wie bei einer Wippe, das schwebende Bein nach hinten oben bewegt, sodass der Oberkörper und das sich bewegende Bein stets in einer Linie stehen. Die Bewegung findet ausschließlich in einer Hüfte statt und kann abwärts 2-4 Sekunden dauern.

Endposition

Kehre im gleichen Tempo (2-4 Sekunden) wieder zurück in die Startposition, sodass der sich bewegende Fuß wieder über dem Boden schwebt. Wiederhole die gesamte Bewegung, wie angegeben.

Hinweis

Führe die gesamte Bewegung im moderaten Tempo durch, so kann die Bewegung insgesamt 4-8 Sekunden dauern. Versuche stets, das Gleichgewicht zu halten und, falls du absetzen musst, dann nur in der Startposition, in der sich beide Füße nebeneinander befinden. Die Hand, die zum Boden reicht, soll diesen berühren, im Idealfall mit der gesamten Handfläche – dies ist abhängig von deiner Mobilität. Das Gewicht soll nicht auf die vordere Hand übertragen werden. Halte die gesamte Bewegungsübung hindurch deine aktive Bauchspannung aufrecht. Beginne auf fester Unterlage und achte auf einen festen Stand. Ein visueller Fixpunkt kann dir helfen, dein Gleichgewicht zu halten.

Wirkung

Ziel dieser Übung ist die Öffnung der hinteren Hüftgelenkkapsel mit allen dazugehörigen Geweben sowie die Mobilisation der Hüftstreckermuskulatur bei gleichzeitiger Kräftigung dieser Muskulatur. Zusätzlich wird die gesamte hintere Muskelkette mobilisiert und die Gleichgewichtsfähigkeit trainiert. Somit dient diese Übung auch der Verbesserung von Test 8., Finger-Zehen-Abstand (Toe Touch).

Frequenz | Dauer

Verbringe circa zwei Minuten in dieser Mobilisationsübung pro Seite. Das entspricht viermal fünf WH je Seite.

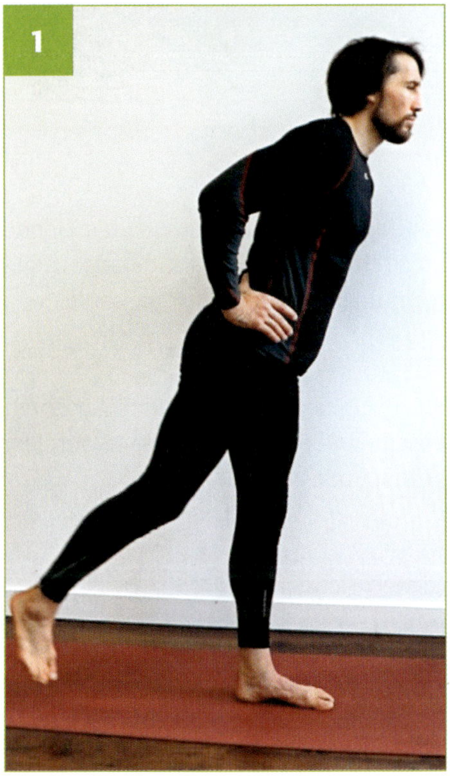

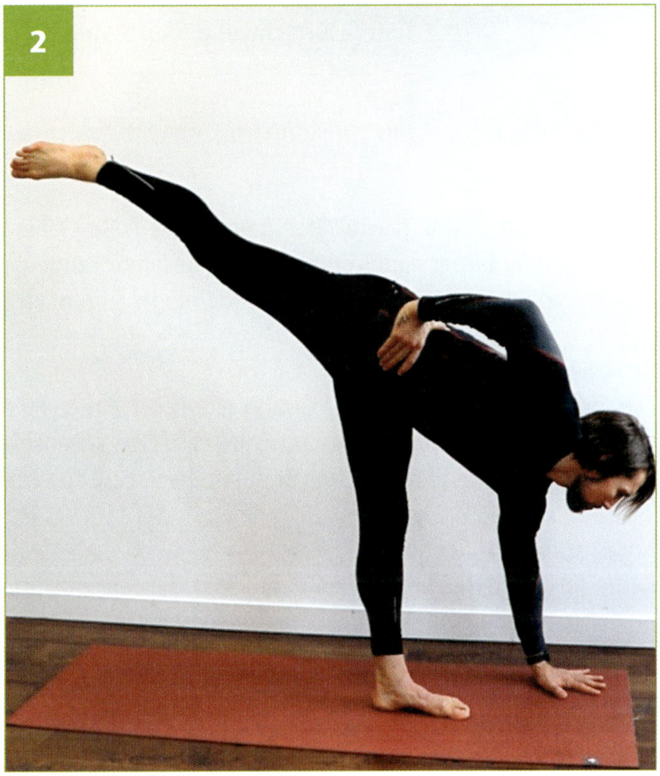

TIEFER HÜFTSCHWUNG (HIP SWING LOW)

Tiefer Hüftschwung (Hip Swing Low)

Ausgangsposition

Beginne im Sitz mit angewinkelten Beinen. Die Füße stehen dabei flach auf dem Boden und die Hände stützen schräg hinter dem Körper, um das gesamte Körpergewicht zu tragen. Der Blick ist geradeaus gerichtet und der Rücken ist so gestreckt wie möglich. Vermeide ein Einrunden der Lendenwirbelsäule.

Bewegungsablauf

Die Füße bleiben während der Übung möglichst am gleichen Ort. Beginne die Übung durch Absenken der Beine zu einer Seite, sodass am Ende eine Oberschenkelaußenseite und eine Fußaußenseite auf dem Boden liegt, während das andere Bein auf der Innenseite Kontakt zum Boden hat.

Endposition

Kehre im gleichen Tempo wieder zurück in die Startposition und wechsle direkt auf die jeweils andere Beinseite. Wiederhole diesen Drill, wie angegeben.

Hinweis

Führe die gesamte Bewegung im moderaten Tempo durch, so kann die Bewegung insgesamt 4-8 Sekunden dauern. Versuche stets, beide Gesäßhälften in Kontakt zum Boden zu halten. Somit wird die Rotation der Hüftgelenke mobilisiert. Die Kniegelenke sollten ebenfalls im gleichen Winkel bleiben – circa 90° gebeugt.

Wirkung

Ziel dieser Übung ist die Öffnung der gesamten Hüftgelenkkapsel sowie die Mobilisation der Hüfte in die Außen- und Innenrotation. Sehr effektive Übung zur Verbesserung von Test 9., tiefe Kniebeuge (Deep Squat).

Frequenz | Dauer

Verbringe circa zwei Minuten in dieser Mobilisationsübung. Das entspricht dreimal 8-10 WH. Ein Wechsel von der Mitte nach links und dann nach rechts zählt als eine WH.

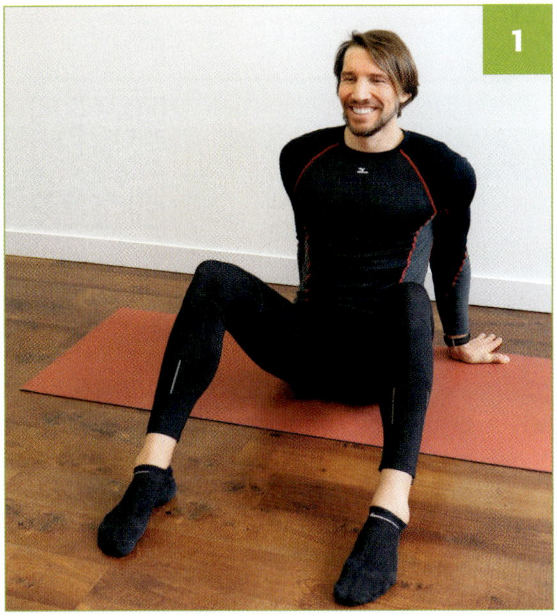
1

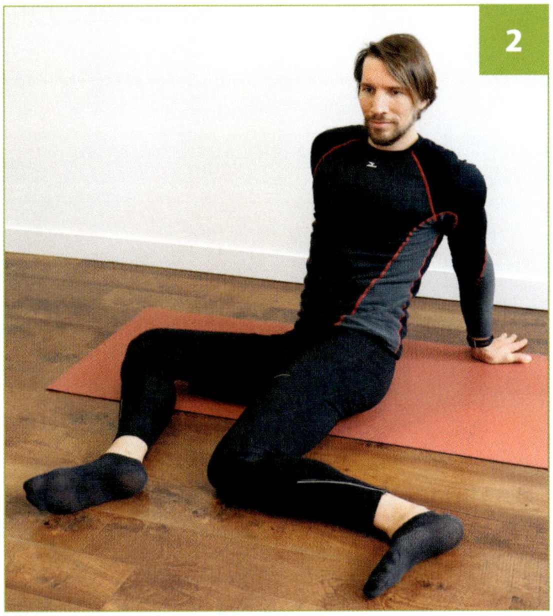
2

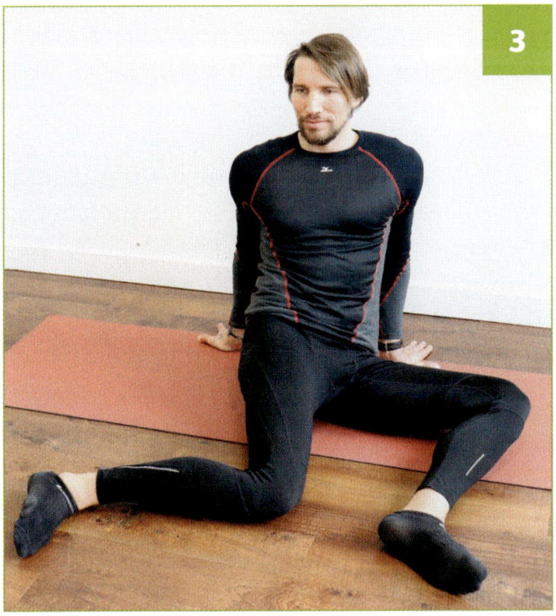
3

BEIDSEITIGER HÜFTÖFFNER (DOUBLE HIP OPENER)

Beidseitiger Hüftöffner (Double Hip Opener)

Ausgangsposition

Beginne im Vierfüßlerstand. Die Knie stehen senkrecht unter den Hüftgelenken, der Rücken ist in neutraler Position und der Blick ist nach unten gerichtet. Bringe nun beide Knie weiter nach außen, also von der hüftbreiten Einstellung in eine wesentlich breitere, sodass du beide Füße nach außen rotieren kannst und beide Fußinnenseiten den Boden berühren.

Bewegungsablauf

Bewege dich nun in den Stretch, indem du dein Gesäß nach hinten zwischen beide Beine setzt. Die Hände kannst du nun etwas weiter in Richtung deines Beckens positionieren. Bewege das Gesäß so weit nach hinten in Richtung Sitz, wie es dir möglich ist. Diese Bewegung kann 2-4 Sekunden dauern. Hier nutzen wir die Wirkung der Schwerkraft, die ein weiteres Einsinken in die möglicherweise eingeschränkte Richtung vereinfacht.

Endposition

Bewege dich im gleichen Tempo wieder raus aus dem Stretch, allerdings nicht bis in die Startposition zurück und wiederhole die Bewegung, wie angegeben. Kehre danach langsam zurück in die Startposition und bewege dich sehr vorsichtig aus der Übung heraus.

Hinweis

Führe die gesamte Bewegung im moderaten Tempo durch, so kann die Bewegung insgesamt 4-8 Sekunden dauern. Versuche stets, beide Fußinnenseiten in Kontakt zum Boden zu halten und bewege das Gesäß so weit nach hinten unten, wie es dir möglich ist. Ein Knacken in der Hüfte kann auftreten, ist aber nicht problematisch.

Wirkung

Ziel dieser Übung ist die Öffnung der gesamten Hüftgelenkkapsel und die Mobilisation der Hüfte in die Außenrotation. Eine sehr wertvolle Übung für die Erarbeitung einer guten Haltung im Stand und im Gang.

Frequenz | Dauer

Verbringe circa zwei Minuten in dieser Mobilisationsübung. Das entspricht dreimal 8-10 WH.

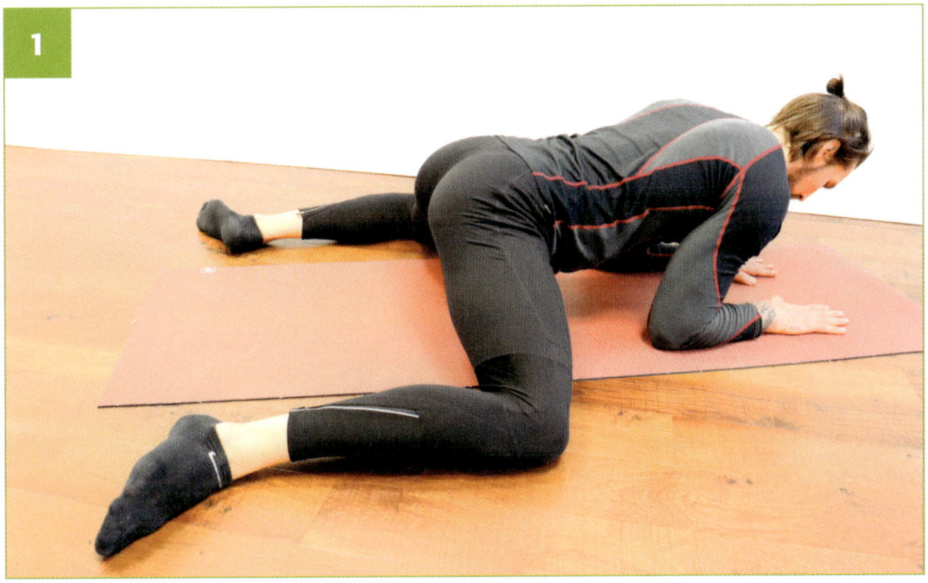
1

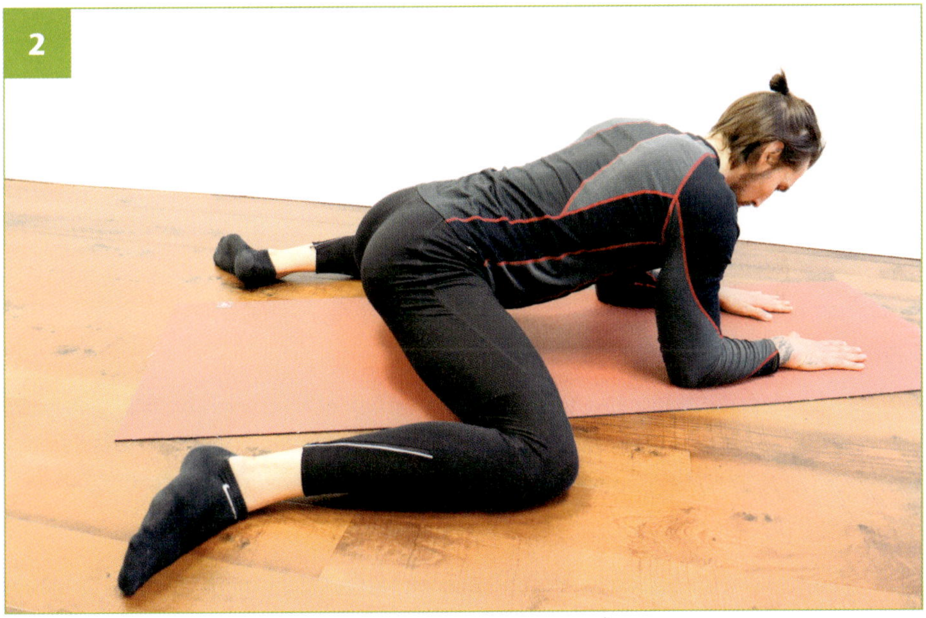
2

GEWEBSMOBILISATION

SMASH | SMASH UND ROLLEN | ANSPANNEN UND ENTSPANNEN

TFL

Technik
Smash

Ausgangsposition
Beginne in halber Seitlage und platziere die Foamroll bzw. den Foamball seitlich unter deiner vorderen Beckenkammspitze, sodass dieser direkt seitlich im oberen Viertel des Oberschenkels aufliegt (siehe Bild). Stütze dich auf der gleichen Seite mit dem Unterarm auf und lege das gegenüberliegende Bein angewinkelt auf dem Boden auf.

Bewegungsablauf
Verweile mit Druck auf den entsprechenden Schmerzpunkten bzw. Triggerpunkten, so lange, bis diese sich lösen. Vermeide Knochenpunkte, wie den Trochanter major und den SIAS (die vordere Beckenkammspitze).

Endposition
Nach dem Auflösen von Triggerpunkten löse langsam den Druck vom Foamball und beende die Technik auf der jeweiligen Seite.

Hinweis
Führe die Technik im langsamen Tempo durch und bearbeite sorgfältig empfindliche, verspannte und schmerzhafte Punkte.

Der Bereich des TFL (Musculus tensor fasciae latae) ist sehr empfindlich und gut durchblutet. Wende dennoch so viel Druck auf, wie dir möglich ist. Dieser wird oft adaptiv fest nach langen Sitzperioden. Bei Läufern neigt dieser Muskel zu starker Anspannung und ist sehr stark ausgeprägt.

Wirkung
Diese Übung dient der Spannungslösung und verbessert alle Kniebeuge- und Laufbewegungen, und auch Test 9., tiefe Kniebeuge (Deep Squat).

Frequenz | Dauer
Verbringe bis zu zwei Minuten in dieser Mobilisation pro Seite.

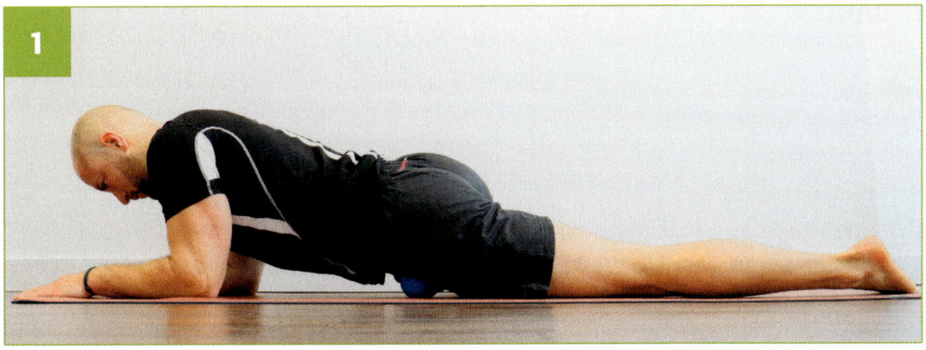
1

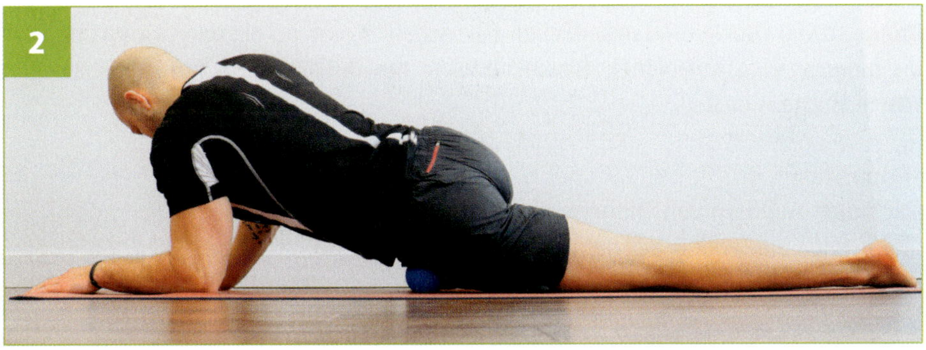
2

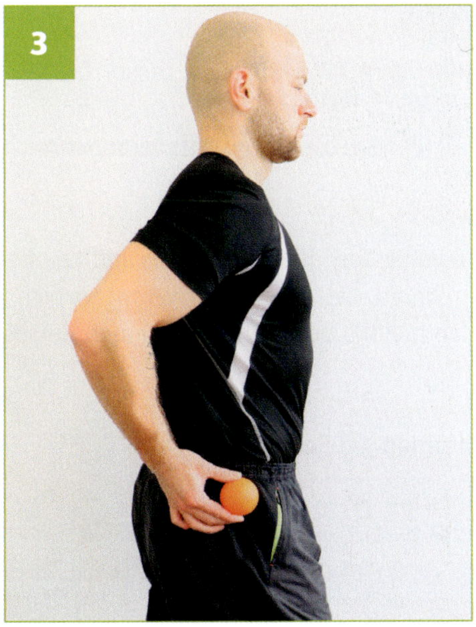
3

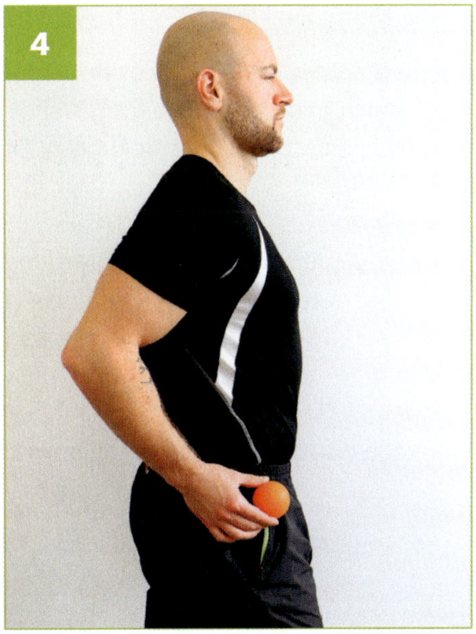
4

IT-BAND

Technik
Smash und Rollen

Ausgangsposition
Beginne in Seitlage und platziere die Foamroll seitlich unter deinem Oberschenkel. Stütze dich auf der gleichen Seite mit dem Unterarm auf und stelle das gegenüberliegende Bein über Kreuz vor das unten liegende Bein.

Bewegungsablauf
Bringe so viel Druck auf den seitlichen Oberschenkel, wie du ertragen kannst und rolle langsam entlang bis hinunter zum Kniegelenk. Bleibe dabei in der seitlichen Position und bewege dich langsam über schmerzhafte Areale.

Endposition
Nach dem Auflösen von Triggerpunkten und Verspannungen löse langsam den Druck von der Foamroll und beende die Technik auf der jeweiligen Seite.

Hinweis
Führe die Technik im langsamen Tempo durch und bearbeite sorgfältig empfindliche, verspannte und schmerzhafte Punkte.

Der Bereich des IT-Bands liegt im Verlauf unter dem TFL (Musculus tensor fasciae latae) und ist sehr empfindlich und gut durchblutet. Wende dennoch so viel Druck auf, wie dir möglich ist. Dieser wird oft adaptiv fest nach langen Sitzperioden. Diese Bindegewebsplatte ist oft verantwortlich für Knieprobleme.

Wirkung
Diese Übung dient der Spannungslösung und verbessert alle Kniebeuge- und Laufbewegungen, und die Ergebnisse von Test 9., tiefe Kniebeuge (Deep Squat). Das IT-Band ist verantwortlich für die Stabilität im Gang und im Stand und spielt eine entscheidende Rolle bei allen funktionalen Beinbewegungen.

Frequenz | Dauer
Verbringe bis zu zwei Minuten in dieser Mobilisation pro Seite.

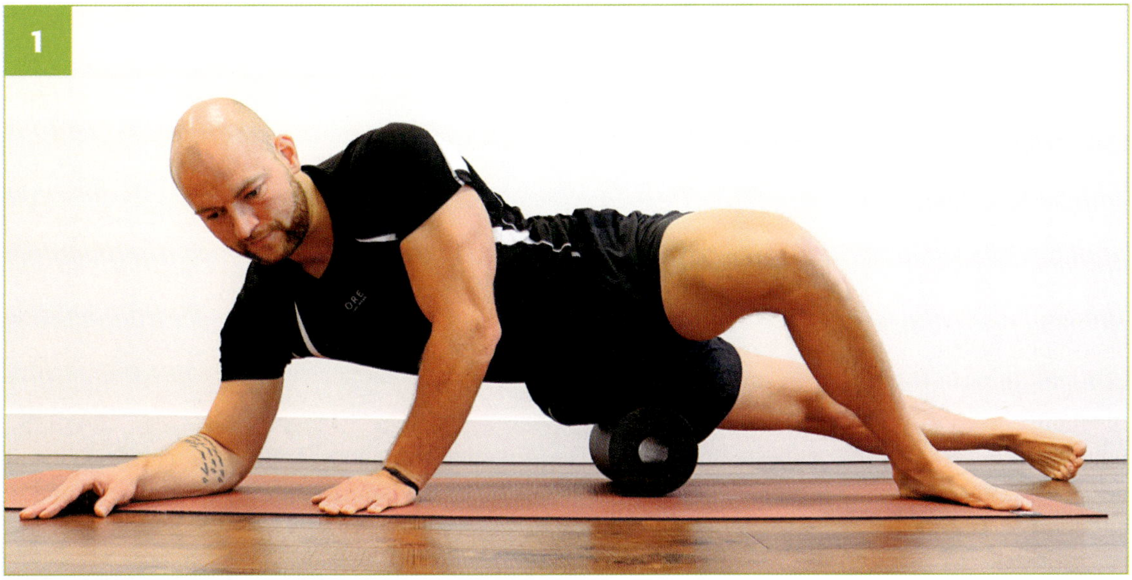
1

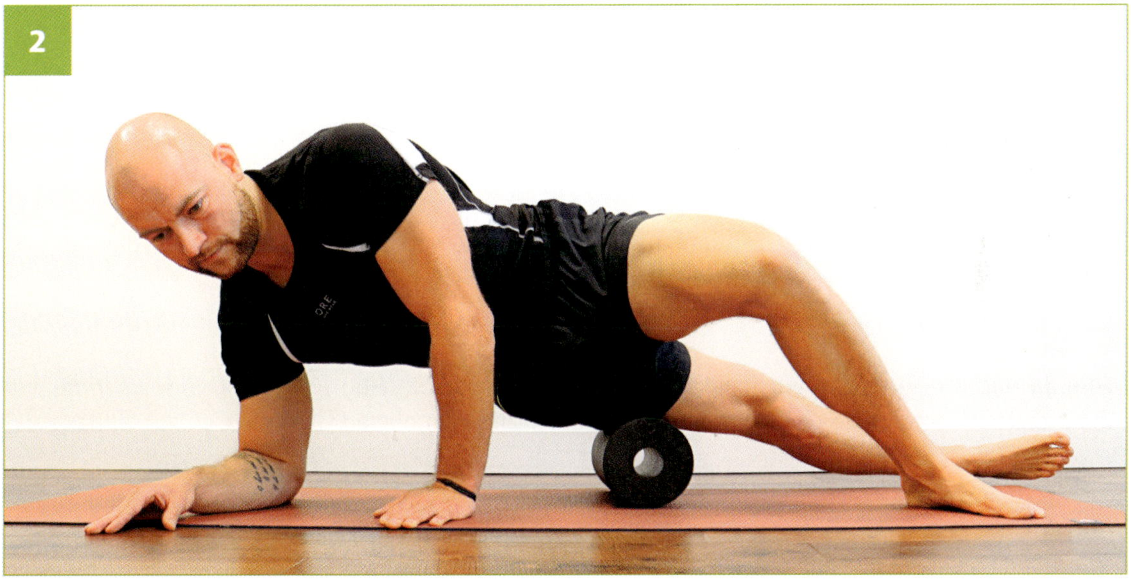
2

GESÄSSMUSKULATUR (GLUTEAL MUSCLE)

Gesäßmuskulatur (Gluteal Muscle)

Technik

Smash und Rollen

Ausgangsposition

Beginne in Rückenlage mit aufgestellten Beinen. Die Arme liegen neben dem Körper und der Blick ist nach oben gerichtet, der Kopf liegt dabei flach auf. Platziere den Foamball auf deiner Gesäßmuskulatur entlang deines Beckenkamms (siehe Bild).

Bewegungsablauf

Hebe das Gesäß nun leicht ab, sodass der Druck auf dem Foamball erhöht wird und beginne mit langsamer Rollbewegung von links nach rechts. Diese steuerst du über die Beckenbewegung. Für mehr Druck empfehlen wir, den Fuß auf der aktiven Seite, unter der der Foamball platziert ist, zu überkreuzen und auf dem Knie des anderen Beins abzulegen (siehe Video).

Endposition

Nach dem Auflösen von Triggerpunkten und Verspannungen löse langsam den Druck vom Foamball und beende die Technik auf der jeweiligen Seite.

Hinweis

Führe die Technik im langsamen Tempo durch und bearbeite sorgfältig empfindliche, verspannte und schmerzhafte Punkte. Halte dich beim Anwenden der Technik im oberen Gesäßbereich auf, entlang des Beckenkamms.

Wirkung

Diese Übung dient der Spannungslösung in der kräftigen Gesäßmuskulatur und hilft dabei, jede Kniebeugebewegung zu verbessern. In Test 9., tiefe Kniebeuge (Deep Squat) werden bessere Ergebnisse erzielt.

Frequenz | Dauer

Verbringe bis zu zwei Minuten in dieser Mobilisation pro Seite.

1

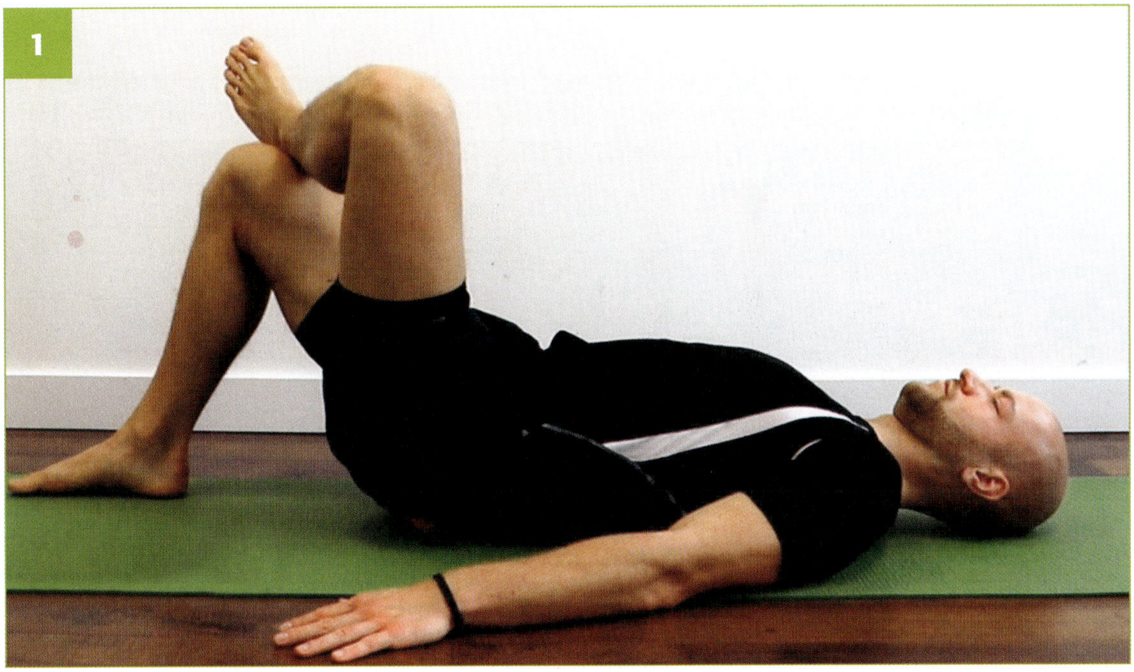

2

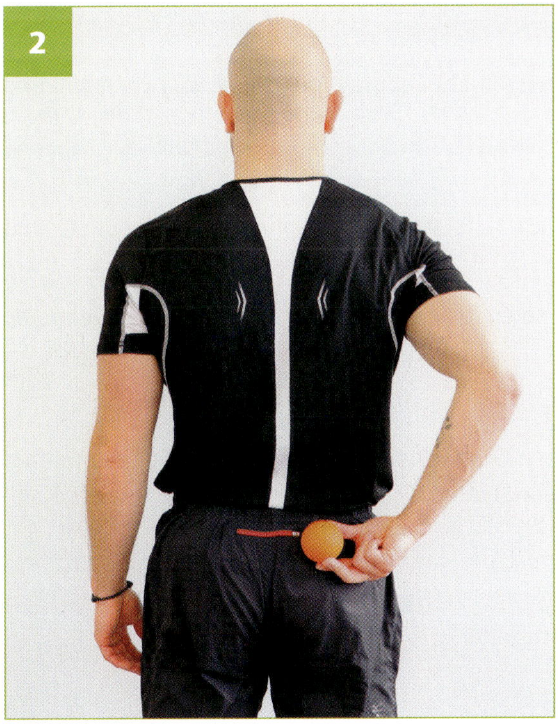

3

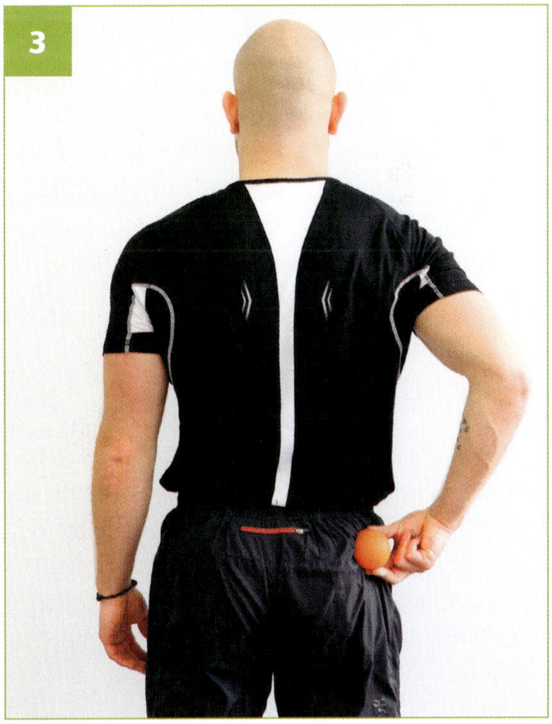

HÜFTAUSSENROTATOREN (PIRIFORMIS)

Hüftaußenrotatoren (Piriformis)

Technik
Smash und Rollen

Ausgangsposition
Beginne im Sitz mit aufgestellten Beinen. Die Arme stützen schräg hinter dir auf dem Boden und unter der Mitte einer Gesäßhälfte befindet sich der Foamball. Auf der gleichen Seite hebst du nun das Bein ab und legst den Fuß auf den Oberschenkel des anderen (stützenden) Beins.

Bewegungsablauf
Jetzt lastet ein großer Anteil deines Körpergewichts auf dem Ball. So beginne, mit minimaler seitlicher Bewegung die Gesäßhälfte über den Foamball zu schieben.

Endposition
Nach dem Auflösen von Triggerpunkten und Verspannungen löse langsam den Druck vom Foamball und beende die Technik auf der jeweiligen Seite.

Hinweis
Führe die Technik im langsamen Tempo durch und bearbeite sorgfältig empfindliche, verspannte und schmerzhafte Punkte.

Halte dich beim Anwenden der Technik im mittleren unteren Gesäßbereich auf. Meide den Sitzbeinhöcker, dies ist ein Knochenpunkt.

Wirkung
Diese Übung dient der Spannungslösung in der kräftigen Gesäßmuskulatur sowie in den Außenrotatoren der Hüfte und hilft der Verbesserung jeder Kniebeugebewegung. Die Ergebnisse von Test 9., tiefe Kniebeuge (Deep Squat), werden ebenfalls besser.

Frequenz | Dauer
Verbringe bis zu zwei Minuten in dieser Mobilisation pro Seite.

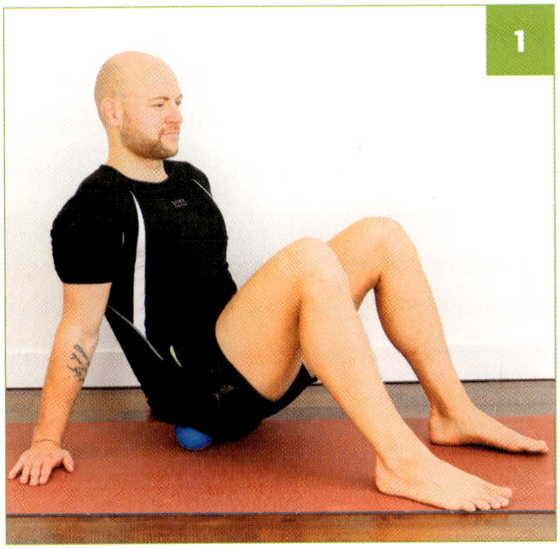
1

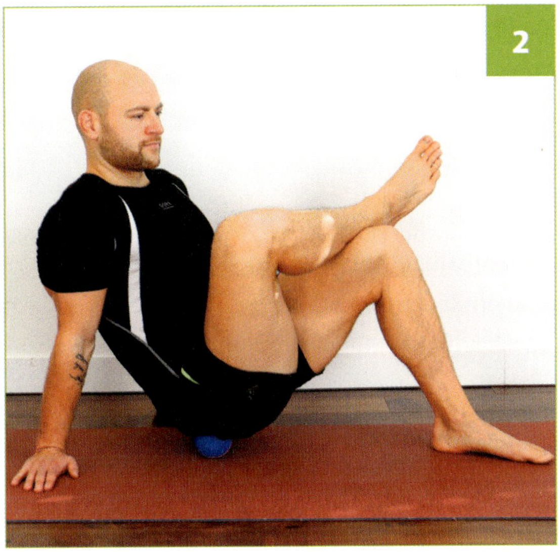
2

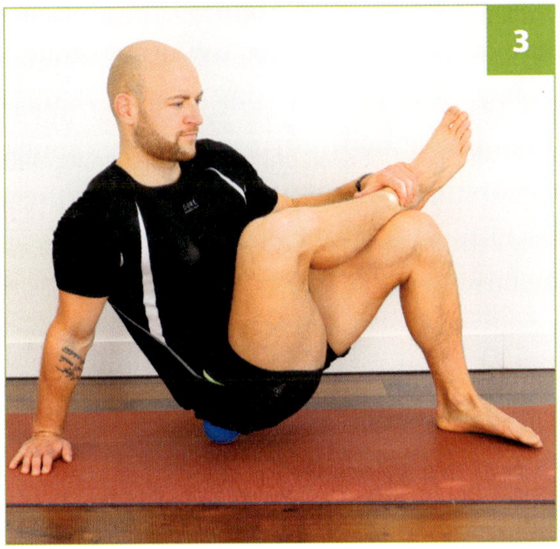
3

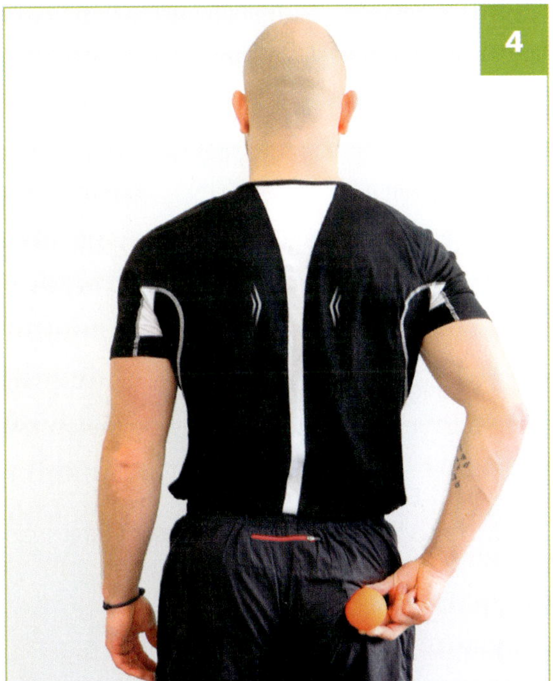
4

ILIOSAKRALGELENKMOBILISATION (SI JOINT)

Technik
Smash

Ausgangsposition
Beginne in Rückenlage mit aufgestellten Beinen. Die Arme liegen neben dem Körper und der Blick ist nach oben gerichtet, der Kopf liegt dabei flach auf. Platziere den Foamball im ganz unteren Bereich des unteren Rückens, am Übergang zum Gesäß und Kreuzbein. In diesem Bereich liegt auch das ISG, welches für viele Rückenprobleme verantwortlich gemacht wird.

Bewegungsablauf
Jetzt lastet ein großer Anteil deines Körpergewichts auf dem Ball. So beginne mit dem Smash in diesem Bereich und löse schmerzempfindliche Punkte.

Endposition
Nach dem Auflösen von Triggerpunkten und Verspannungen löse langsam den Druck vom Foamball und beende die Technik auf der jeweiligen Seite bzw. schiebe den Ball direkt unter dir durch zur Gegenseite.

Hinweis
Führe die Technik im langsamen Tempo durch und bearbeite sorgfältig empfindliche, verspannte und schmerzhafte Punkte.

Meide Knochenpunkt, so auch das Kreuzbein und ISG (Iliosakralgelenk). Diese spürst du als helleren Dauerschmerz. Solltest du diesen fühlen, wird es Zeit, die Position leicht zu ändern.

Wirkung
Diese Übung dient der Spannungslösung im unteren Rücken, der Schnittstelle von Rücken und Hüftbereich. Laut unserem Schema ist dies die Grenze zwischen Zone III und IV.

Frequenz | .Dauer
Verbringe bis zu zwei Minuten in dieser Mobilisation pro Seite.

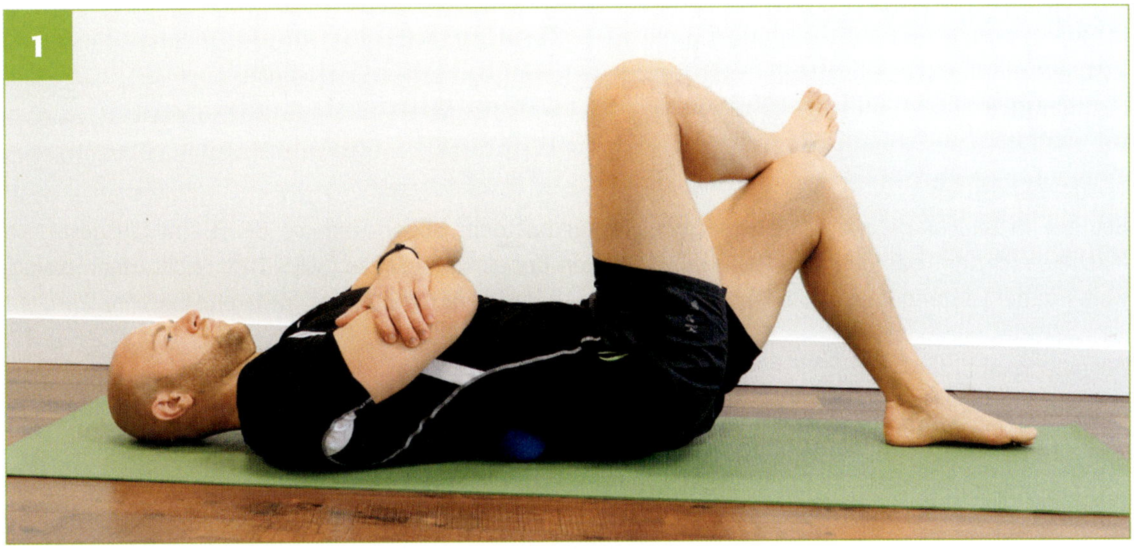
1

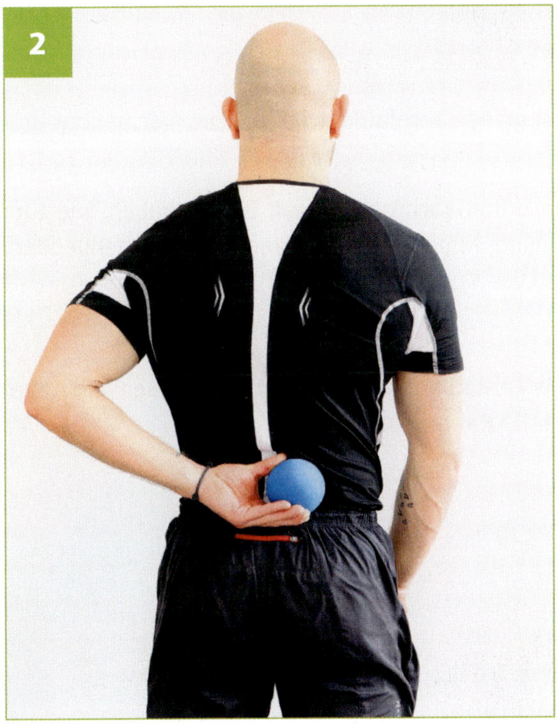
2

HÜFTBEUGER I (HIP FLEXOR I)

Technik
Smash

Ausgangsposition
Beginne in Bauchlage, die Arme stützen neben dir auf dem Boden und die Beine sind ausgestreckt. Platziere nun den Foamball direkt unter der vorderen Beckenkammspitze (SIAS) bzw. leicht innen davon, weiter in der Leistengegend. Alle Punkte befinden sich im oberen Viertel des vorderen Oberschenkels.

Bewegungsablauf
Verweile mit Druck auf den entsprechenden Schmerzpunkten bzw. Triggerpunkten so lange, bis diese sich lösen. Vermeide Knochenpunkte, wie den SIAS (die vordere Beckenkammspitze).

Endposition
Nach dem Auflösen von Triggerpunkten löse langsam den Druck vom Foamball und beende die Technik auf der jeweiligen Seite.

Hinweis
Führe die Technik im langsamen Tempo durch und bearbeite sorgfältig empfindliche, verspannte und schmerzhafte Punkte.

Wichtig: Solltest du aktive, entzündliche Vorgänge im Unterbauch oder in den Beinen haben, wie zum Bespiel auch nach einem sehr anstrengenden Beintraining, Marathon etc., so meide die Leistengegend. Hier liegen oberflächlich Lymphknoten, die wir genauso wie Knochenpunkte nicht ärgern wollen.

Wirkung
Diese Übung dient der Spannungslösung im Bereich der Leiste und der vorderen Hüfte. Dieser wird adaptiv fest nach längeren Sitzperioden und macht auch bei Radfahrern oft Beschwerden.

Frequenz | Dauer
Verbringe bis zu zwei Minuten in dieser Mobilisation pro Seite.

1

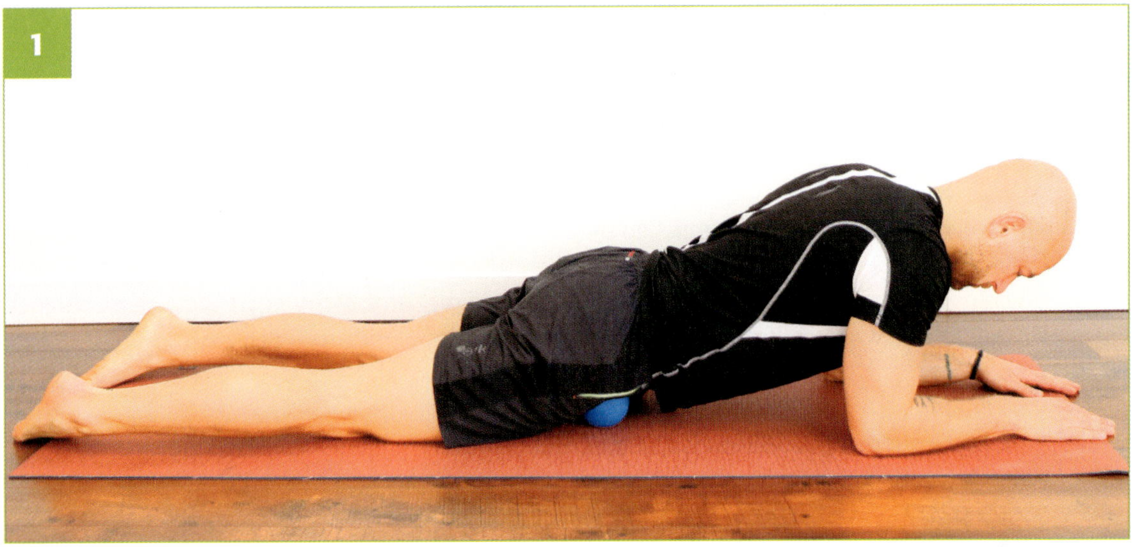

2

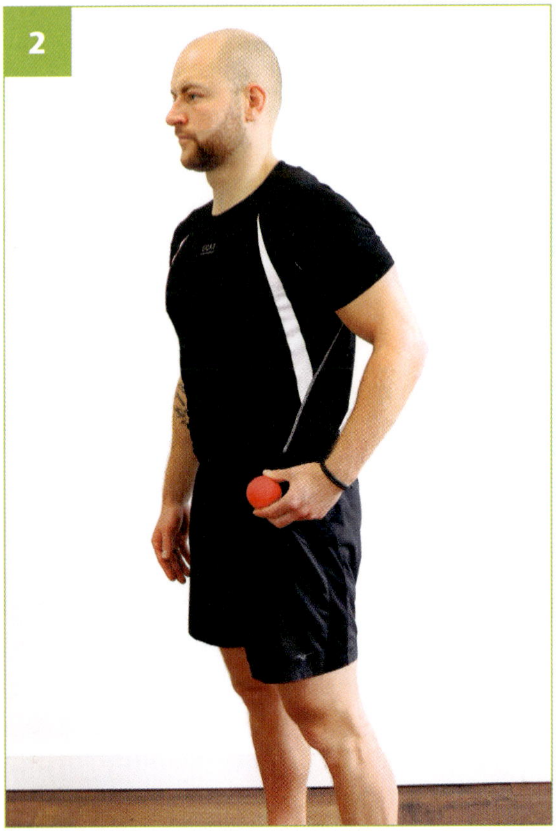

HÜFTBEUGER II (HIP FLEXOR II)

Technik
Smash

Ausgangsposition
Beginne in Bauchlage, die Arme stützen neben dir auf dem Boden und die Beine sind ausgestreckt. Anders als beim *Hip Flexor I* zielst du jetzt auf den zweiten (oberen) Hüftbeugermuskel, welcher bis in den unteren Rücken zieht und an den Querfortsätzen der Lendenwirbelsäule entspringt. Du platzierst also den Foamball über deinem vorderen Beckenkamm im Bereich des vorderen Unterbauchs.

Bewegungsablauf
Verweile mit Druck auf den entsprechenden Schmerzpunkten bzw. Triggerpunkten, so lange, bis diese sich lösen. Vermeide Knochenpunkte, wie den SIAS (die vordere Beckenkammspitze).

Endposition
Nach dem Auflösen von Triggerpunkten löse langsam den Druck vom Foamball und beende die Technik auf der jeweiligen Seite bzw. wechsle unter deinem Körper direkt auf die andere Seite.

Hinweis
Führe die Technik im langsamen Tempo durch und bearbeite sorgfältig empfindliche, verspannte und schmerzhafte Punkte.

Der vordere Unterbauch oberhalb des Beckenkamms kann sehr schmerzempfindlich sein, vor allem durch viel Aktivität der Beine oder aber auch durch lange Sitzperioden.

Wirkung
Diese Übung dient der Spannungslösung im Bereich der Hüftbeugermuskulatur. Dieser wird adaptiv fest nach längeren Sitzperioden und arbeitet funktionell mit der tiefen Bauchmuskulatur zusammen. Hier lassen sich Muskelbereiche nicht voneinander trennen. Daher bezieht sich die Technik auf den gesamten Unterbauch-/Beckenkammbereich.

Frequenz | Dauer
Verbringe bis zu zwei Minuten in dieser Mobilisation pro Seite.

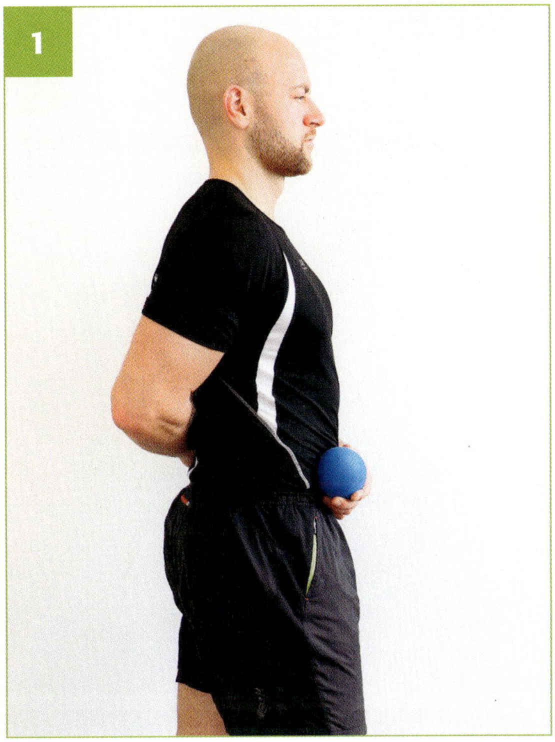
1

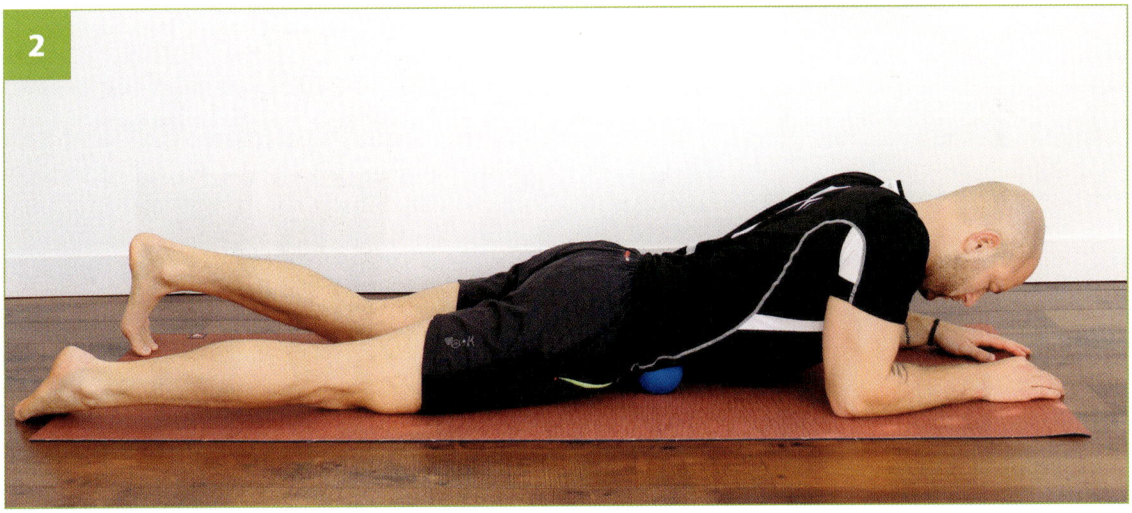
2

ZONE V

7.5 BEIN | SPRUNGGELENK | ZEHEN

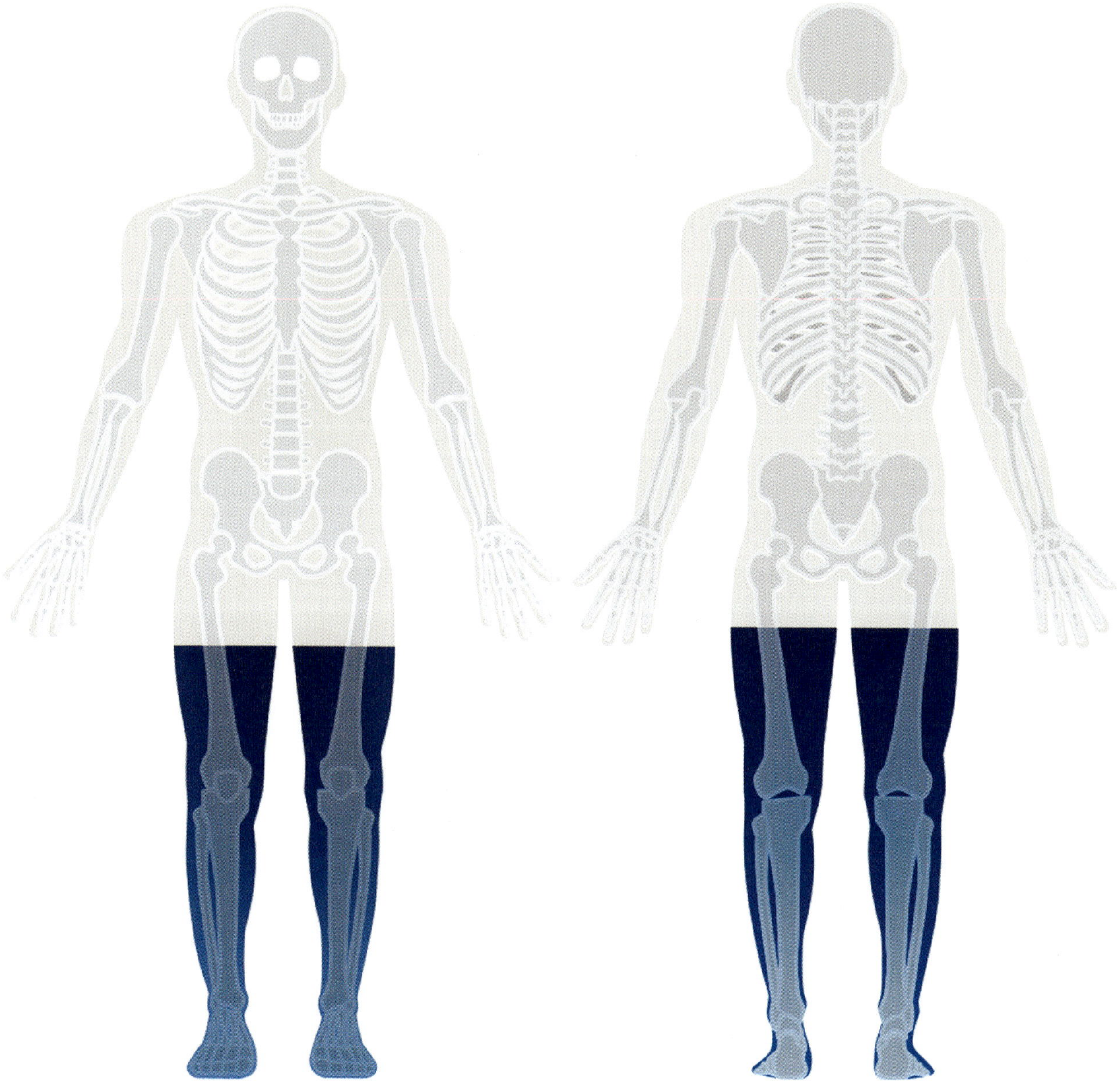

ALLGEMEINE VORTEILE

- Verbesserung von Stehen, Gehen, Laufen, Springen, Sprinten
- Verbesserung der Körperwahrnehmung
- Vorbereitung auf Sport und Aktivitäten
- Bessere Regeneration nach Sport und Aktivitäten
- Optimierung koordinativer Fähigkeiten
  - Gleichgewicht
  - Reaktion
  - Kopplung
- Vorbeugung von Verletzungen und Krämpfen

ANWENDUNG BEI BESCHWERDEN

- Reduzierung der Krampfneigung – in Wade, Oberschenkel, Fuß
- Arthrose und Arthritis im Sprunggelenk, in den Zehen und in den Knien
- Fersensporn, Achillodynie, Plantarfasziitis
- Kniesyndrome – Runner's Knee, Chondropathia patellae
- Zustand nach Kreuzband-OPs; TEPs; Faserrisse; Compartmentsyndrom

MOBILISATIONSÜBUNGEN

GELENKMOBILISATION

ATEMBETONTE MOBILISATION

- Wadenmobilisation I
- Ausfallschritt II
- Oberschenkelmuskulatur
- Lange Sitzbeinmuskulatur I
- Finger-Boden-Mobilisation
- Finger-Boden-Mobilisation: Beine gekreuzt

BEWEGUNGSBETONTE MOBILISATION

- Zehenstreckung
- Sprunggelenk – Übungssequenz I
- Sprunggelenk – Übungssequenz II
- Sprunggelenk – Übungssequenz III
- Wadenmobilisation II
- Sitzbeinmuskulatur II
- Finger-Boden-Gang

ZONE V

GEWEBSMOBILISATION

SMASH | SMASH UND ROLLEN | ANSPANNEN UND ENTSPANNEN

- Fußsohlenmuskulatur
- Schienbeinmuskulatur
- Wadenmuskulatur I
- Wadenmuskulatur I intensiv
- Wadenmuskulatur II
- Sitzbeinmuskulatur I
- Sitzbeinmuskulatur II
- Hüftgelenkadduktoren
- Schneidermuskulatur
- Vorderer Oberschenkel
- Vorderer Oberschenkel, mittig
- Vorderer Oberschenkel, seitlich

GELENKMOBILISATION

ATEMBETONTE MOBILISATION

WADENMOBILISATION I (CALF I)

Wadenmobilisation I (Calf I)

Ausgangsposition
Stelle dich vor eine Wand oder vor einen Türrahmen. Stelle einen Fuß im möglichst steilen Winkel gegen die Wand bzw. den Türrahmen. Der Kopf ist neutral eingestellt und der Blick zeigt geradeaus. Die Arme halten sich an der Wand bzw. am Türrahmen fest und ziehen gegebenenfalls den gesamten Körper weiter heran.

Bewegungsablauf
Mit jeder Ausatmung ziehst du dich weiter in Richtung Wand, während sich der Dehnzug im Bereich der Wadenmuskulatur des vorderen Beins deutlich erhöht.

Endposition
Löse langsam die Spannung, kehre in die Startposition zurück und wechsle auf die andere Seite.

Hinweis
Je steiler der Winkel ist, in dem du den Fuß an die Wand stellst, desto größer ist die Zugwirkung auf Muskulatur und Gewebe. Löse die Spannung vorsichtig, indem du deinen Oberkörper etwas von der Wand weg bewegst.

Wirkung
Ziel dieser Übung ist vor allem die Verbesserung der Streckung des Sprunggelenks, aber auch die Mobilisierung des Gewebes in der Fußsohle und in der Wadenmuskulatur.

Frequenz | Dauer
Verbringe circa 1,5 Minuten in dieser Mobilisationsübung. Das entspricht zweimal fünf AZ pro Seite.

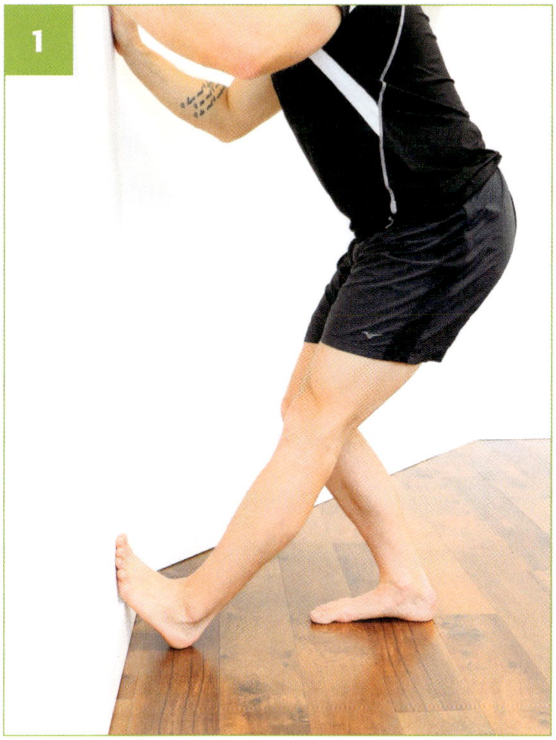
1

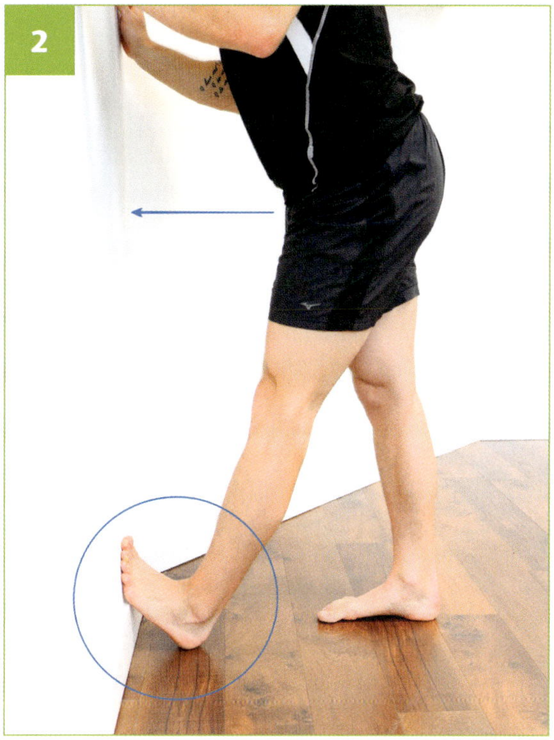
2

AUSFALLSCHRITT II (LUNGE II)

Ausgangsposition

Gehe in den Ausfallschritt. Der vordere Fuß steht dabei vor dem Körper und auf der gesamten Fußsohle auf. Der hintere Fuß steht in Hüftstreckung, also hinter dem Körper, mit dem Knie auf dem Boden mit aufgestellten Zehen und ebenfalls in gestreckter Position. Der Bauch ist angespannt und der Blick geht geradeaus.

Bewegungsablauf

Greife nun nach dem hinteren Fuß und ziehe diesen in Richtung Gesäß. Mit jeder Ausatmung erhöhst du den Zug der Ferse in Richtung Gesäß.

Endposition

Kehre in die Startposition zurück, wechsle die Knieposition und beginne auf der anderen Seite.

Hinweis

Führe die gesamte Bewegung angepasst an deinen Atemrhythmus durch. Solltest du empfindlich an den Knien sein, so lege dir hier ein zusätzliches Handtuch bzw. Kissen drunter. Ein deutlicher Dehnreiz im vorderen Oberschenkel kann spürbar sein.

Wirkung

Ziel dieser Übung ist vor allem die Öffnung der Hüfte sowie die Mobilisation der vorderen Beinmuskelkette.

Frequenz | Dauer

Verbringe circa 1,5 Minuten in dieser Mobilisationsübung. Das entspricht zweimal fünf AZ pro Seite.

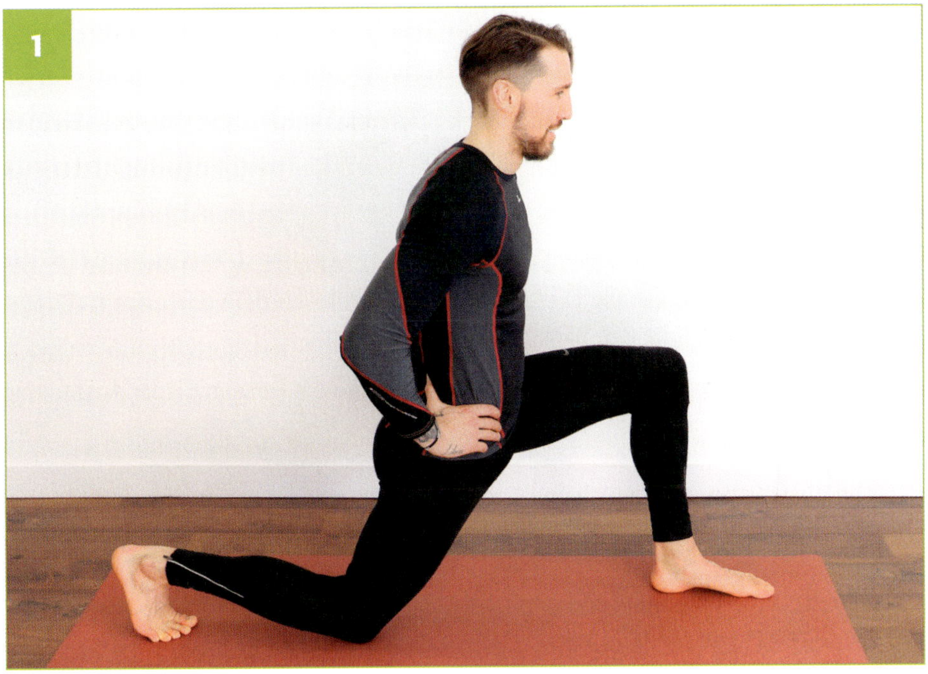

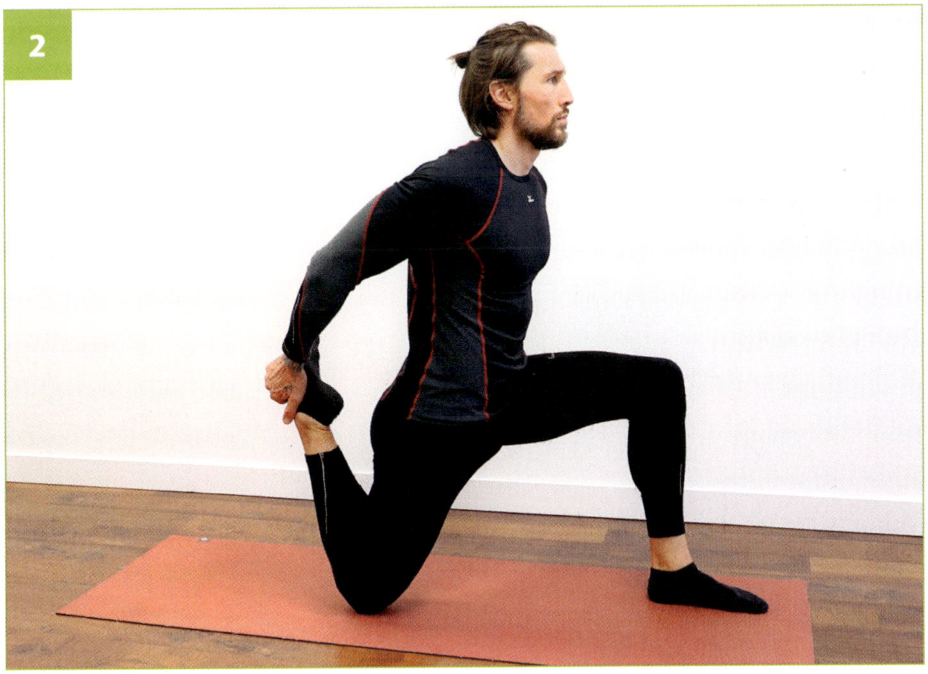

OBERSCHENKELMUSKULATUR (QUADS SINGLE LEG)

Ausgangsposition

Positioniere dich im Ein-Bein Stand, der Blick ist geradeaus gerichtet, die Arme hängen neben dem Körper und der Bauch und das Gesäß sind angespannt.

Bewegungsablauf

Greife nun nach dem Fuß, der sich bereits in der Luft befindet, winkle das Knie an, sodass du die Ferse in Richtung Gesäß ziehen kannst. Diese Bewegung ist ähnlich der von *Lunge II*. Bringe zuerst beide Oberschenkel auf gleiche Höhe (ein Blick nach unten genügt).

Während du die Bauchspannung erhöhst, ziehst du nun die Ferse mit jeder Ausatmung weiter zum Gesäß.

Endposition

Kehre in die Startposition zurück und beginne auf der anderen Seite.

Hinweis

Führe die gesamte Bewegung angepasst an deinen Atemrhythmus durch. Diese Übung trainiert zusätzlich das Gleichgewicht im Ein-Bein Stand. Halte dich hierzu nirgends fest.

Wichtig:

1. Sobald das Knie angewinkelt ist, bringe beide Oberschenkel auf gleiche Höhe nebeneinander, sodass nur wenig Platz zwischen den Beinen ist.
2. Durch Erhöhen der Bauchspannung erhöhst du auch den Dehnzug in der Oberschenkelmuskulatur.

Wirkung

Ziel dieser Übung ist vor allem die Öffnung der Hüfte sowie die Mobilisation der vorderen Beinmuskelkette.

Frequenz | Dauer

Verbringe circa 1,5 Minuten in dieser Mobilisationsübung. Das entspricht zweimal fünf AZ pro Seite.

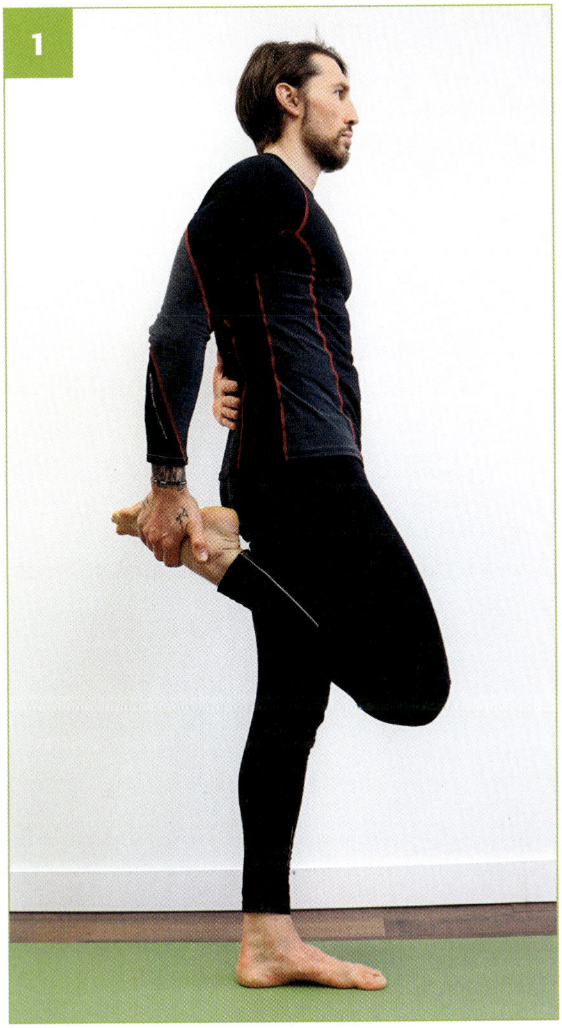
1

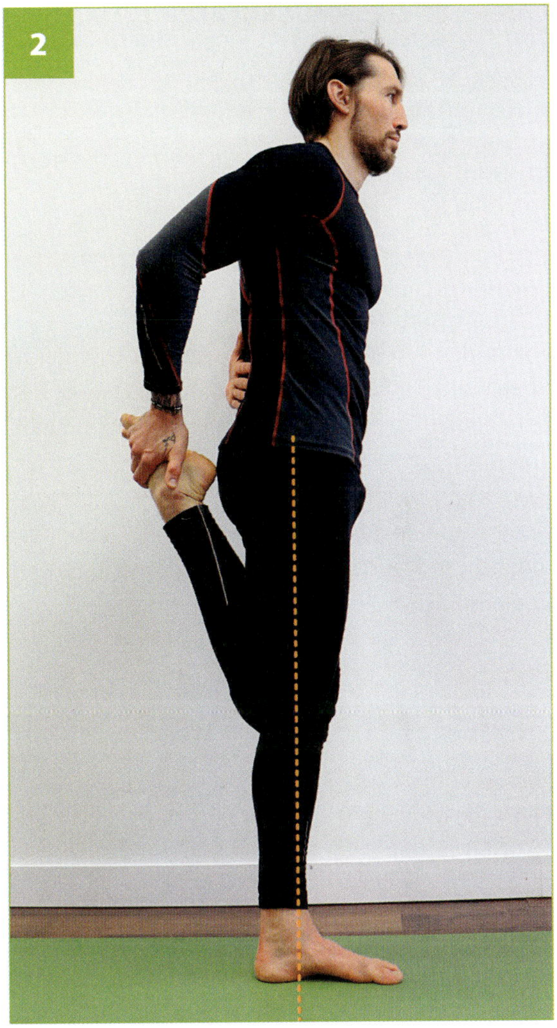
2

LANGE SITZBEINMUSKULATUR I (HAMSTRING DRILL I)

Lange Sitzbeinmuskulatur I (Hamstring Drill I)

Ausgangsposition

Nimm den Ein-Bein-Stand ein, der Blick ist geradeaus gerichtet, die Arme hängen neben dem Körper, Bauch und Gesäß sind angespannt. Das zweite Bein liegt gestreckt vor dir auf einer Kiste, auf einem Stuhl oder einem Tisch auf Oberschenkelhöhe auf. Beide Füße zeigen jeweils geradlinig nach vorne.

Bewegungsablauf

Rotiere nun deinen Oberkörper über die Seite des aufgelegten Beins. Der Rücken bleibt so gestreckt wie möglich, sodass das Becken aufrecht steht. Bewege nun deinen Oberkörper mit jeder Ausatmung weiter in die Rotation.

Endposition

Kehre in die Startposition zurück, stelle das Bein zurück und beginne auf der anderen Seite.

Hinweis

Führe die gesamte Bewegung angepasst an deinen Atemrhythmus durch. Diese Übung trainiert zusätzlich das Gleichgewicht im Ein-Bein-Stand. Halte dich hierzu nirgends fest.

Wichtig:

1. Halte den Rücken so gestreckt wie möglich. Sollte dein unterer Rücken einrunden, so ist die Erhöhung, auf der dein vorderes Bein liegt, zu hoch. Suche dir hierzu einen flacheren Gegenstand.

Wirkung

Ziel dieser Übung ist vor allem die Mobilisation der hinteren Beinmuskelkette, insbesondere der Hüftstreckermuskulatur.

Frequenz | Dauer

Verbringe circa 1,5 Minuten in dieser Mobilisationsübung. Das entspricht zweimal fünf AZ pro Seite.

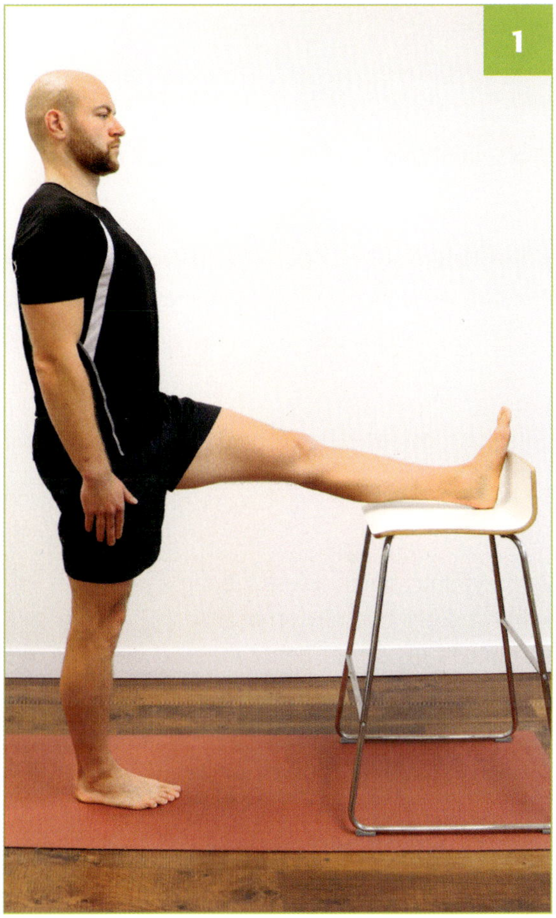
1

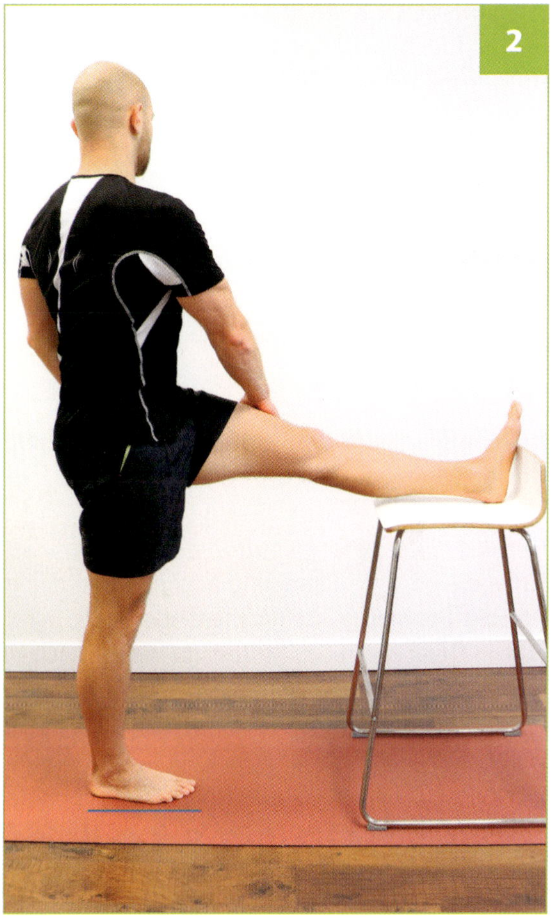
2

FINGER-BODEN-MOBILISATION (TOE TOUCH)

Ausgangsposition

Nimm den geschlossenen Stand ein. Die Fußinnenseiten haben dabei Kontakt zueinander. Die Arme hängen neben dem Körper, Gesäß und Bauch sind leicht angespannt und der Blick ist geradeaus gerichtet.

Bewegungsablauf

Beuge nun deinen Rumpf, während deine Kniegelenke gestreckt bleiben. Ziel ist es, dass die Hände die Füße berühren. Bewege dich, so weit es geht, nach unten und versuche, mit jeder folgenden Ausatmung noch weiter in Richtung Boden zu gelangen.

Endposition

Rolle dich langsam wieder auf, bis du wieder zurück in die Startposition gekehrt bist. Wiederhole nun die Übung, wie angegeben.

Hinweis

Führe die gesamte Bewegung angepasst an deinen Atemrhythmus durch. Diese Übung kann einen verstärkten Dehnreiz in der Rückseite des Beins, der Kniekehle und des Rückens verursachen. Halte die Knie durchgehend gestreckt. Solltest du weiter nach unten kommen als bis zu den Zehen, so versuche, die flache Hand auf den Boden aufzulegen.

Wirkung

Ziel dieser Übung ist vor allem die Mobilisation der hinteren Bein- und Rückenmuskelkette. Diese Übung verbessert auch die Ergebnisse von Test 8 (Finger-Zehen-Abstand).

Frequenz | Dauer

Verbringe circa 1,5 Minuten in dieser Mobilisationsübung. Das entspricht dreimal fünf AZ.

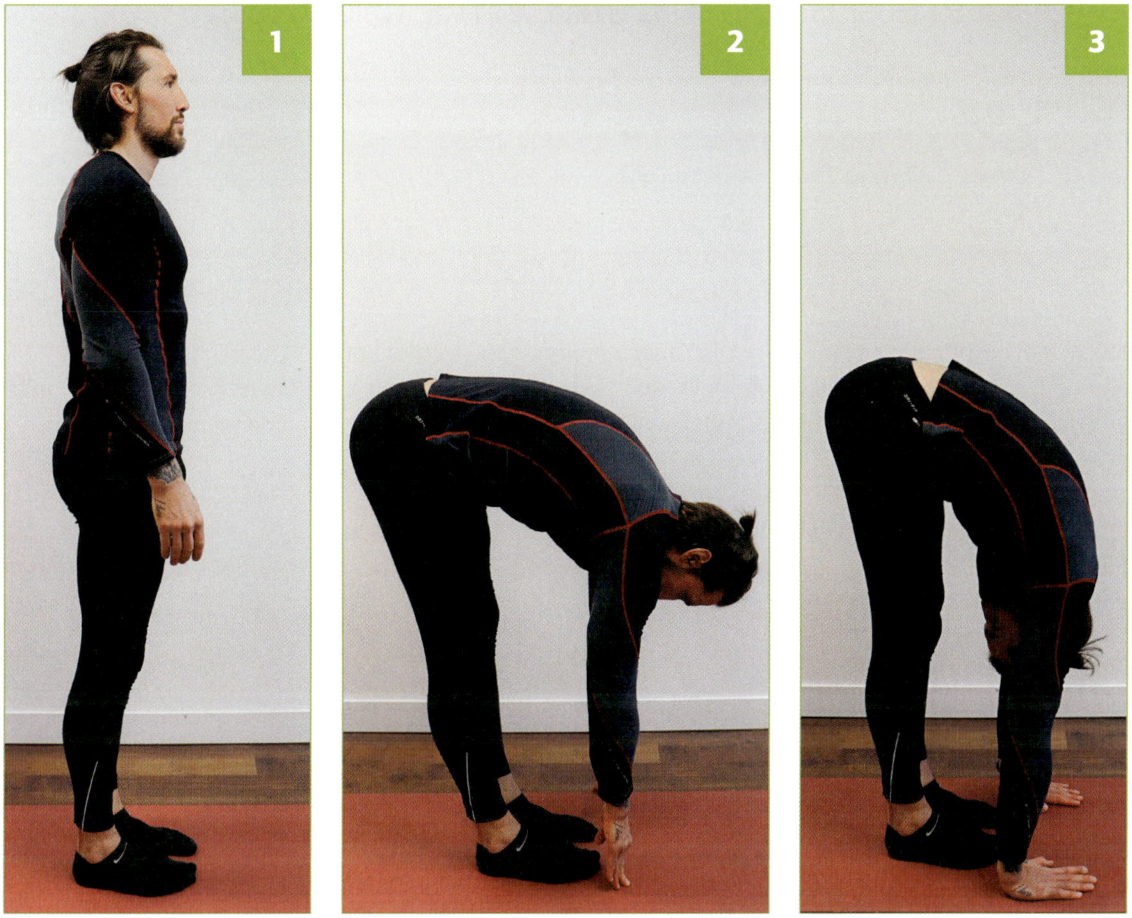
1
2
3

FINGER-BODEN-MOBILISATION: BEINE GEKREUZT (TOE TOUCH CROSSED LEG)

Finger-Boden-Mobilisation: Beine gekreuzt
(Toe Touch Crossed Leg)

Ausgangsposition

Nimm den geschlossenen Stand ein. Die Fußinnenseiten haben dabei Kontakt zueinander. Die Arme hängen neben dem Körper, Gesäß und Bauch sind leicht angespannt und der Blick ist geradeaus gerichtet. Überkreuze nun mit einem Fuß den anderen, sodass beide Fußaußenseiten aneinanderliegen.

Bewegungsablauf

Beuge nun deinen Rumpf, während deine Kniegelenke gestreckt bleiben. Ziel ist es, dass die Hände die Füße berühren. Bewege dich, so weit es geht, nach unten und versuche, mit jeder folgenden Ausatmung noch weiter in Richtung Boden zu gelangen.

Endposition

Rolle dich langsam wieder auf, bis du wieder zurück in die Startposition gekehrt bist. Wiederhole nun die Übung, wie angegeben, auf der anderen Seite.

Hinweis

Führe die gesamte Bewegung angepasst an deinen Atemrhythmus durch. Diese Übung kann einen verstärkten Dehnreiz in der Rückseite des Beins, der Kniekehle und des Gesäßes verursachen. Halte die Knie durchgehend gestreckt. Solltest du weiter nach unten kommen als bis zu den Zehen, so versuche, die flache Hand auf den Boden vor deinen überkreuzten Füßen aufzulegen.

Wirkung

Ziel dieser Übung ist vor allem die Mobilisation der hinteren Bein- und Rückenmuskelkette. Diese Übung verbessert auch die Ergebnisse von Test 8 (Finger-Zehen-Abstand).

Frequenz | Dauer

Verbringe circa 1,5 Minuten in dieser Mobilisationsübung. Das entspricht zweimal fünf AZ pro Seite.

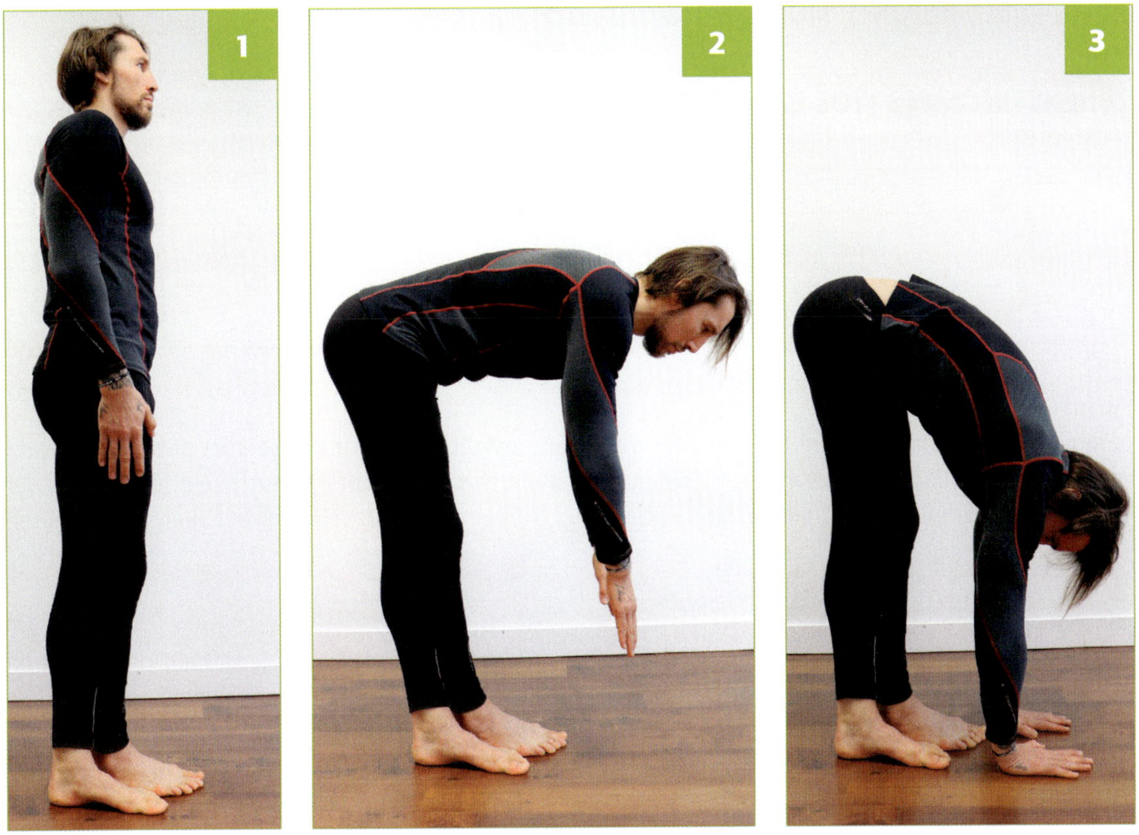
1
2
3

BEWEGUNGSBETONTE MOBILISATION

ZEHENSTRECKUNG (TOE EXTENSION)

Zehenstreckung (Toe Extension)

Ausgangsposition

Nimm den Ein-Bein-Kniestand ein, die Zehen sind aufgestellt und das Knie berührt den Boden, während der andere Fuß komplett auf dem Boden aufgestellt wird. Der Kopf ist neutral eingestellt und der Blick zeigt geradeaus. Die Arme hängen neben dem Körper oder stützen leicht auf dem aufgestellten Bein (Knie).

Bewegungsablauf

Angelehnt an Test 2., Zehenstreckung, bewegst du nun für 2-5 Sekunden dein Gesäß auf die Ferse und bringst es danach wieder zurück in die Startposition. Beim Absetzen auf der Ferse wird die Zugwirkung im Bereich der Fußsohle (Plantarfaszie) verstärkt.

Endposition

Kehre in die Startposition zurück, wechsle die Knieposition und beginne auf der anderen Seite.

Hinweis

Führe die gesamte Bewegung im langsam-moderaten Tempo durch (2-5 Sekunden). Solltest du empfindlich an den Knien sein, so lege dir hier ein zusätzliches Handtuch bzw. Kissen darunter. Ein unangenehmer Dehnzug im Bereich der Zehengelenke kann spürbar sein, sobald Restriktionen („Verspannungen") vorhanden sind.

Wirkung

Ziel dieser Übung ist vor allem die Verbesserung der Streckung der Zehen, aber auch die Mobilisierung des Gewebes in der Fußsohle. Wichtig für frei bewegliche Füße.

Frequenz | Dauer

Verbringe circa 1,5 Minuten in dieser Mobilisationsübung. Das entspricht zweimal 8-10 WH pro Seite.

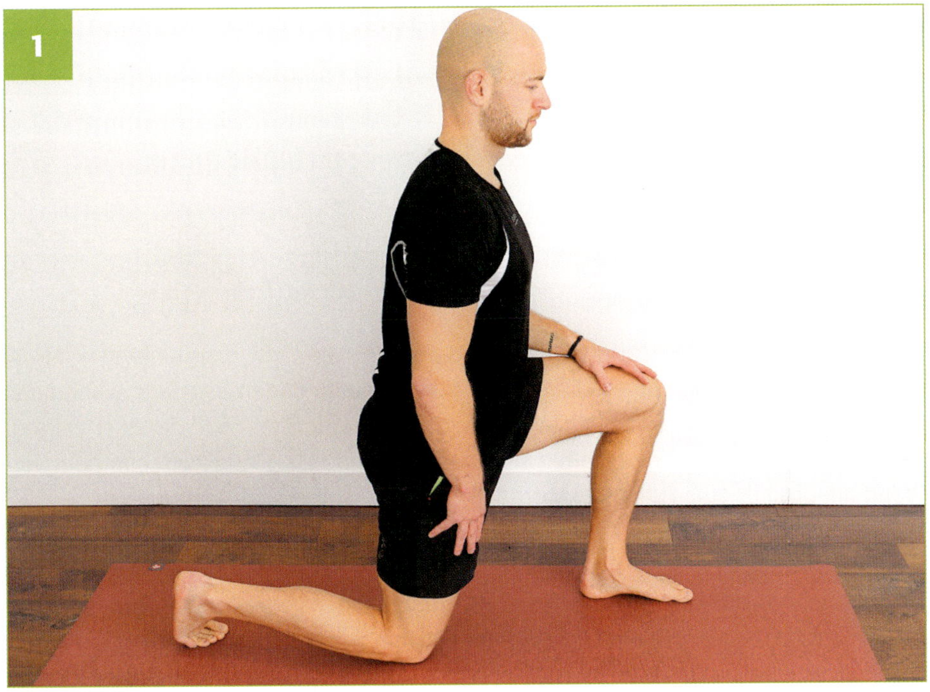
1

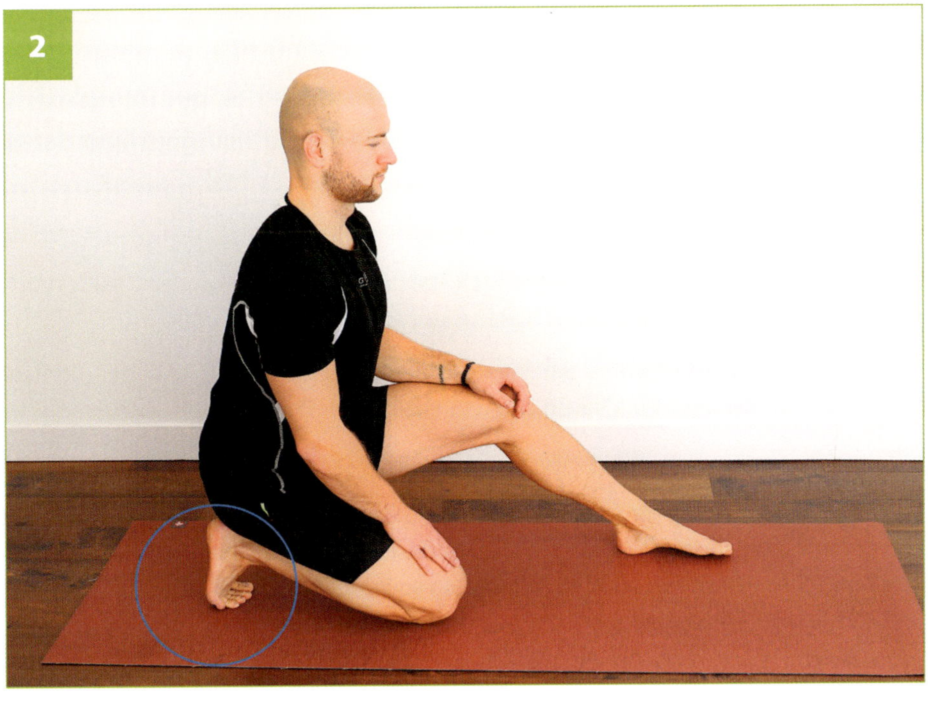
2

SPRUNGGELENK – ÜBUNGSSEQUENZ I (ANKLE DRILL I)

Sprunggelenk – Übungssequenz I (Ankle Drill I)

Ausgangsposition

Nimm den Ein-Bein-Kniestand vor einer Wand, Sprossenwand oder einer stabilen Kiste ein. Bei einem Bein werden die Zehen aufgestellt und das Knie auf dem Boden abgelegt, während das andere Bein den ganzen Fuß auf den Boden stellt. Der Kopf ist neutral eingestellt und der Blick zeigt geradeaus. Die Arme stützen am Gegenstand bzw. halten sich an der Wand fest. Halte zwischen dem vorderen Knie und der Wand mindestens eine Fußlänge Abstand.

Bewegungsablauf

Du bewegst nun das vordere Knie in drei Richtungen nach vorne zur Wand, Kiste etc. und schiebst fünfmal das Knie direkt senkrecht nach vorne (auf 12 Uhr), mit dem Ziel, die Wand mit dem Knie zu berühren. Fünfmal schiebst du das Knie leicht nach vorne außen – über die Seite des kleinen Zehs zielen. Hiernach fünfmal über die Innenseite, also über den großenZeh nach vorne innen in Richtung Wand zielen. 5-5-5 ist der Drill.

Endposition

Kehre immer wieder die Startposition zurück, sodass Knie und Sprunggelenk im Lot untereinanderstehen. Wechsle dann auf die gegenüberliegende Seite.

Hinweis

Führe die gesamte Bewegung im moderaten Tempo durch (2-3 Sekunden). Solltest du empfindlich an den Knien sein, so lege dir hier ein zusätzliches Handtuch bzw. Kissen unter.

Wichtig: Die Ferse des vorderen Beins darf während der Bewegung nicht den Kontakt zum Boden verlieren. Der Fersenkontakt ist die natürliche Begrenzung der Bewegung.

Wirkung

Diese Mobilisation wirkt vor allem im oberen und unteren Sprunggelenk und mobilisiert direkt das Gelenk in die Streckung (Dorsalextension) als auch in die leichte Seitneigung (innen und außen). Eine sehr wichtige Übung zum Verbessern jeder Fußbewegung sowie zum Bestehen von Test. 3, (Sprunggelenkstreckung) und von Test 9, (tiefe Kniebeuge).

Frequenz | Dauer

Verbringe circa 1,5 Minuten in dieser Mobilisationsübung pro Seite. Das entspricht dreimal 5-5-5 WH pro Seite.

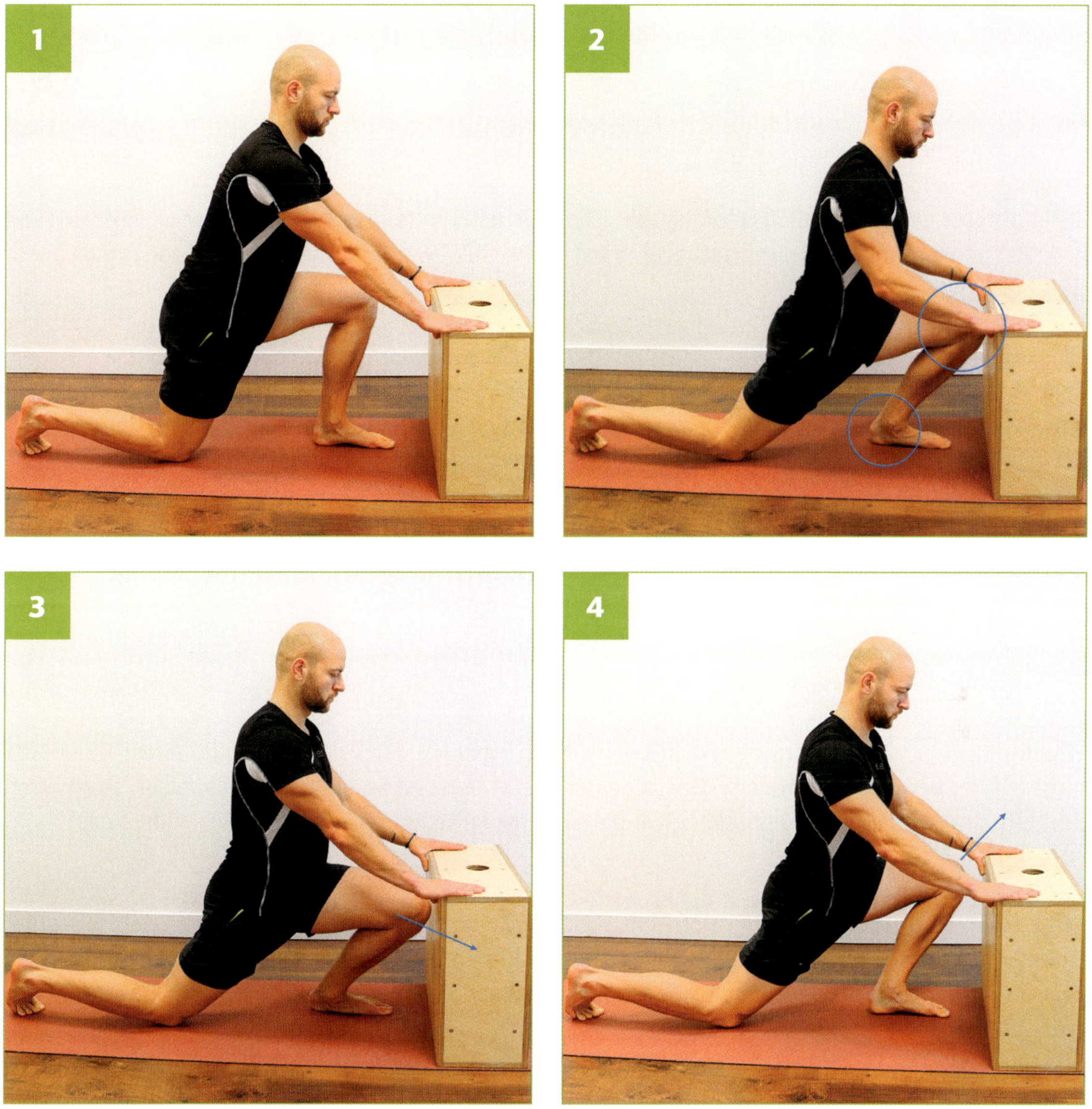

SPRUNGGELENK ÜBUNGSSEQUENZ II (ANKLE DRILL II)

Sprunggelenk Übungssequenz II (Ankle Drill II)

Ausgangsposition

Stelle dich vor eine Wand, die Hände halten sich dabei an der Wand fest, der Blick ist gegen die Wand gerichtet und die Füße zeigen senkrecht zur Wand. Halte circa zwei Fußlängen Abstand zur Wand.

Bewegungsablauf

Nun löst du einen Fuß vom Boden, sodass du im Ein-Bein-Stand vor der Wand stehst. Beginne, mit dem Bein in der Luft seitlich zu schwingen, d. h., bewege es maximal weit zur Seite nach hinten oben und schwinge es dann kräftig zur Gegenseite durch, sodass es die Körpermitte kreuzt und am Standbein vorbei nach vorne innen schwingt. Von hier geht es direkt wieder zurück nach hinten außen. Wiederhole die Übung, wie angegeben.

Endposition

Kehre in die Startposition zurück und wechsle auf die andere Seite.

Hinweis

Führe die gesamte Bewegung im zügigen Tempo durch (1-2 Sekunden).

Wichtig: Diese Übung ist nur eine Sprunggelenkübung, wenn du den Fuß, auf dem du stehst, überhaupt nicht mit der Bewegung mitrotierst. Das bedeutet, dieser muss zwingend geradeaus zeigen, auch wenn der Hüftschwung diesen dazu bringt, sich in die jeweilige Bewegung mitzudrehen. Verhindere das!

Wirkung

Diese Mobilisation wirkt vor allem im oberen und unteren Sprunggelenk und mobilisiert sowohl direkt das Gelenk in die Rotation als auch in die leichte Seitneigung (innen und außen). Eine sehr wichtige Übung zum Verbessern jeder Fußbewegung sowie zum Bestehen von Test. 3, (Sprunggelenkstreckung) und Test 9, (tiefe Kniebeuge).

Frequenz | Dauer

Verbringe circa eine Minute in dieser Mobilisationsübung pro Seite. Das entspricht dreimal 8-10 WH pro Seite.

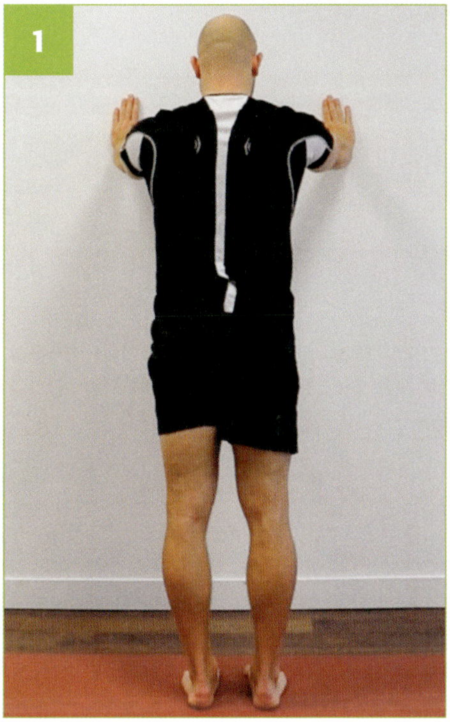
1

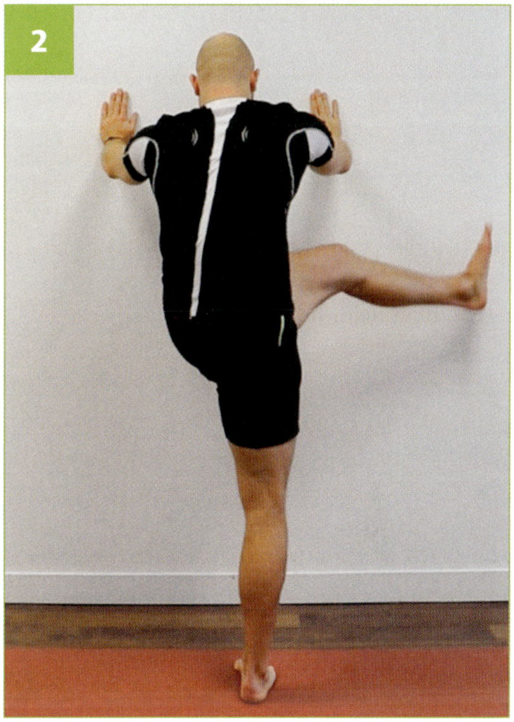
2

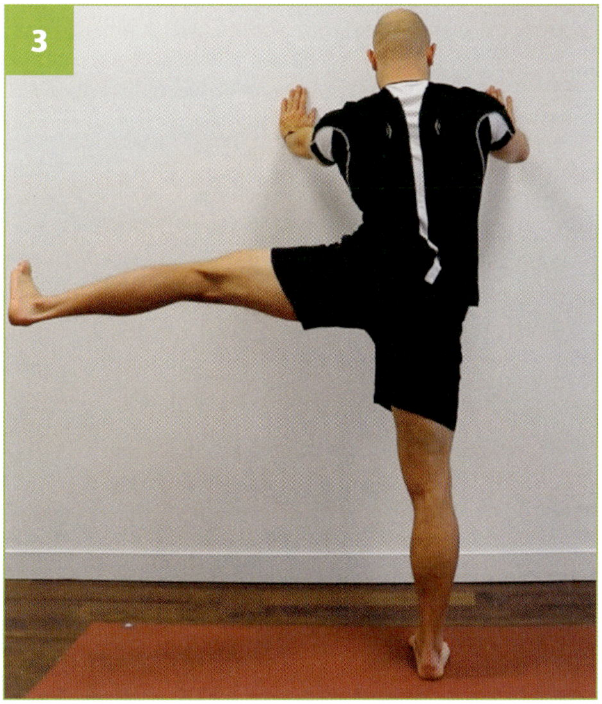
3

SPRUNGGELENK ÜBUNGSSEQUENZ III (ANKLE DRILL III)

Sprunggelenk Übungssequenz III (Ankle Drill III)

Ausgangsposition

Nimm eine Schrittstellung vor einer Wand oder Sprossenwand ein. Das vordere Bein steht auf der gesamten Fußsohle auf und das hintere Bein überwiegend auf den Zehen. Der Kopf ist neutral eingestellt und der Blick zeigt geradeaus. Die Hände halten sich an der Wand fest. Halte zwischen vorderem Knie und Wand mindestens zwei Fußlängen Abstand.

Bewegungsablauf

Du bewegst nun das vordere Knie in drei Winkeln nach vorne in Richtung Wand. Fünfmal schiebst du das Knie direkt senkrecht nach vorne, mit dem Ziel, die Wand mit dem Knie zu berühren. Fünfmal schiebst du das Knie leicht nach vorne außen – also über die Seite des kleinen Zehs zielen. Anschließend fünfmal über die Innenseite, also über den großen Zeh nach vorne innen in Richtung Wand zielen. 5-5-5 ist der Drill.

Endposition

Kehre immer wieder in die Startposition zurück, sodass Knie und Sprunggelenk im Lot zueinander stehen. Wechsle dann auf die andere Seite.

Hinweis

Führe die gesamte Bewegung im moderaten Tempo durch (2-3 Sekunden).

Wichtig: Die Ferse des vorderen Beins darf während der Bewegung nicht den Kontakt zum Boden verlieren. Der Fersenkontakt ist die natürliche Begrenzung der Bewegung. *Ankle Drill III* ist das stehende Äquivalent zu *Ankle Drill I*. Eine Dehnung im Bereich der Wade kann auftreten.

Wirkung

Diese Mobilisation wirkt vor allem im oberen und unteren Sprunggelenk und mobilisiert direkt das Gelenk in die Streckung (Dorsalextension) ebenso wie in die leichte Seitneigung (innen und außen). Eine sehr wichtige Übung zum Verbessern jeder Fußbewegung sowie zum Bestehen von Test. 3, (Sprunggelenkstreckung) und von Test 9, (tiefe Kniebeuge).

Frequenz | Dauer

Verbringe circa 1,5 Minuten in dieser Mobilisationsübung pro Seite. Das entspricht dreimal 5-5-5 WH pro Seite.

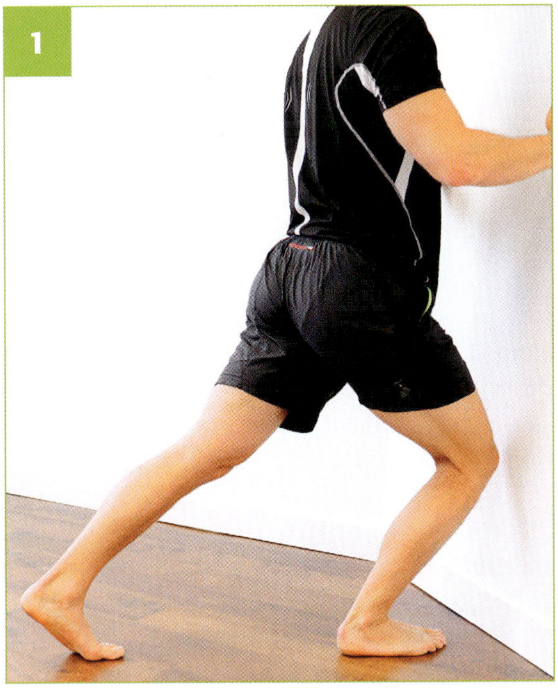
1

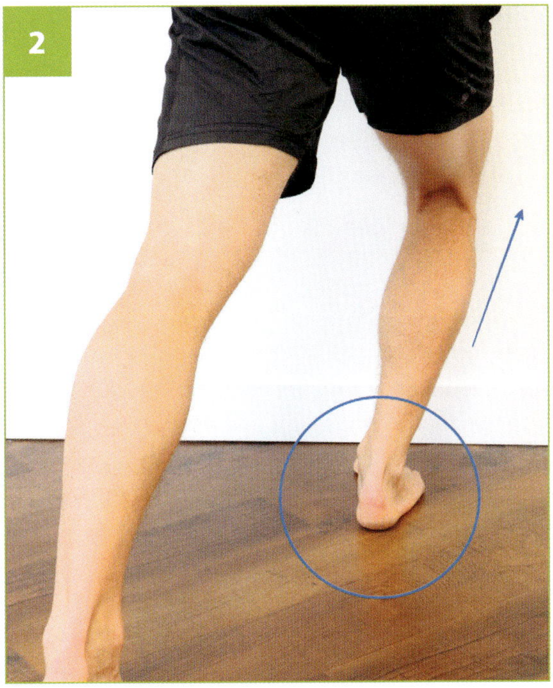
2

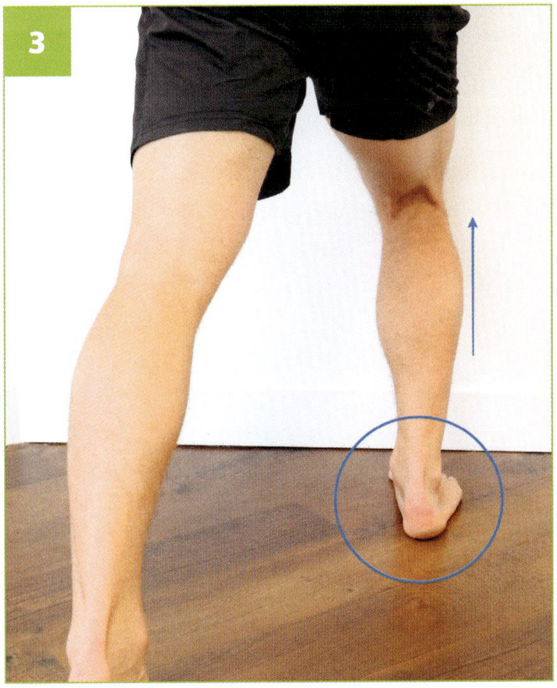
3

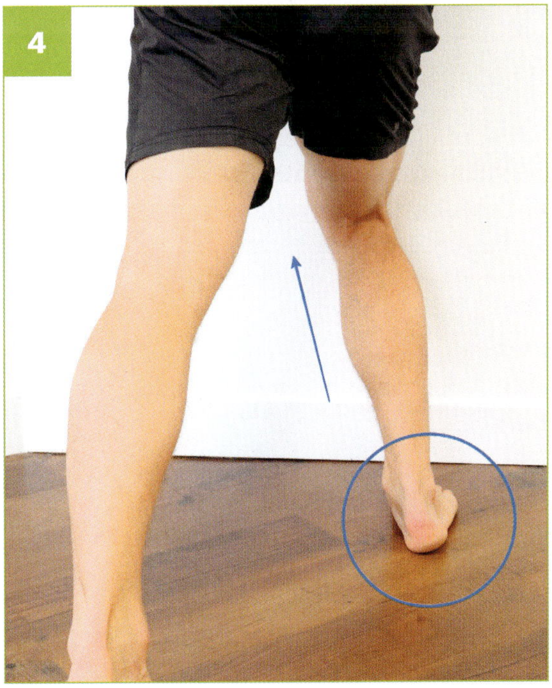
4

WADENMOBILISATION II (CALF II)

Wadenmobilisation II (Calf II)

Ausgangsposition

Nimm eine Schrittstellung vor einer Wand oder Sprossenwand ein. Das vordere Bein steht auf der gesamten Fußsohle auf und das hintere Bein zuerst auf den Zehen und ist dabei im Knie leicht angebeugt. Der Kopf ist neutral eingestellt und der Blick zeigt nach schräg unten. Die Hände halten sich an der Wand fest. Halte zwischen vorderem Knie und Wand mindestens zwei Fußlängen Abstand.

Bewegungsablauf

Du bewegst nun das hintere Bein aus der leichten Kniebeugestellung in die volle Kniestreckung, dabei ist das Ziel, dass die hintere Ferse den Boden berührt. Die Bewegung findet also nun im Knie statt.

Endposition

Kehre immer wieder in die Startposition zurück, sodass das Knie leicht gebeugt ist und strecke es wieder voll durch, sodass die hintere Ferse sich dem Boden nähert. Wechsle dann auf die andere Seite.

Hinweis

Führe die gesamte Bewegung im moderaten Tempo durch (2-3 Sekunden). Platziere das hintere Bein so weit vom Körper weg, dass es nicht zu leicht ist, die Ferse auf den Boden zu bekommen. Hierdurch stellst du sicher, dass die Zugwirkung im Bereich des hinteren Unterschenkels auch vorhanden ist. Eine Dehnung im Bereich der Wade ist gewünscht. Der vordere Fuß hat permanent vollen Bodenkontakt. Du kannst während der Mobilisation kräftiger mit den Händen in die Wand drücken, um die Intensität zu erhöhen.

Wirkung

Diese Mobilisation wirkt vor allem im Sprunggelenk und mobilisiert die Unterschenkelmuskulatur und das Gewebe.

Frequenz | Dauer

Verbringe circa zwei Minuten in dieser Mobilisationsübung pro Seite. Das entspricht zweimal 8-10 WH pro Seite.

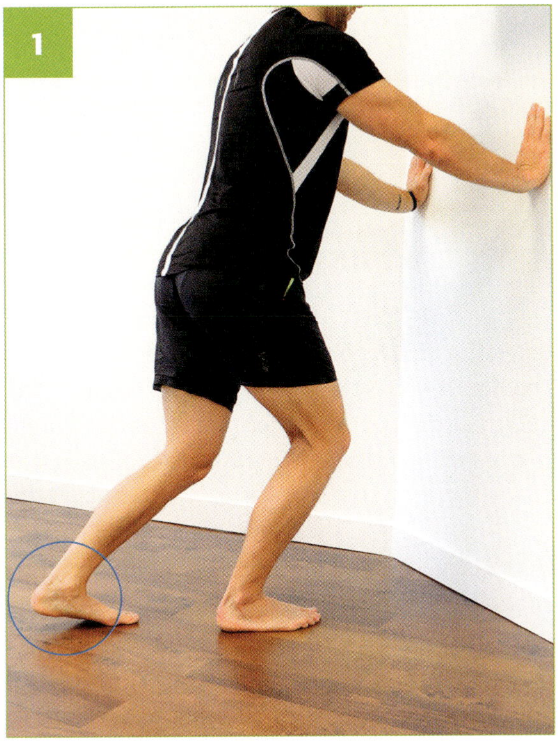
1

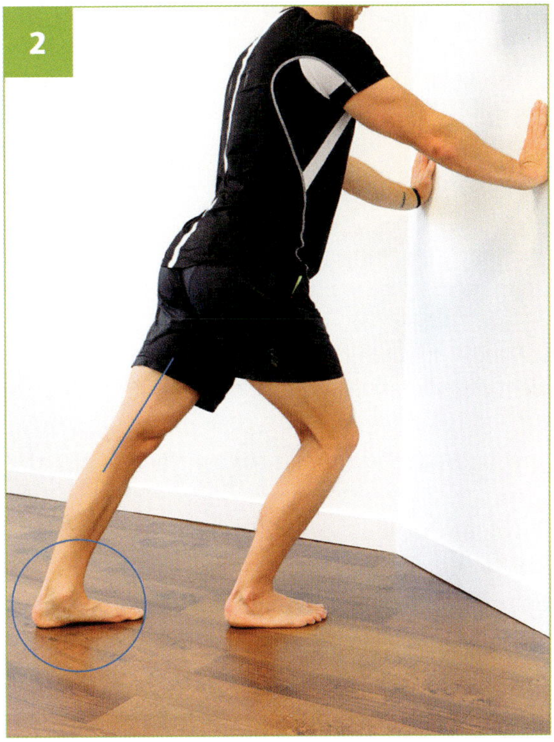
2

SITZBEINMUSKULATUR II (HAMSTRING DRILL II)

Sitzbeinmuskulatur II (Hamstring Drill II)

Ausgangsposition

Du liegst auf dem Rücken, Beine und Arme sind parallel und der Blick geht hoch zur Decke. Der Kopf ist nicht unterlagert. Nun ziehst du ein Knie hoch in Richtung Bauch, sodass es in der Hüfte 90° angewinkelt ist. Das gegenüberliegende Bein bleibt flach und gestreckt auf dem Boden liegen, ohne dass dieses mit abhebt. Umgreife nun mit beiden Händen das abgewinkelte Bein am Oberschenkel (kniegelenknah).

Bewegungsablauf

Die Bewegung findet am angewinkelten Knie statt. Strecke es nach oben in Richtung Decke durch und ziehe den Fuß mit nach unten. Die Zehen sollten in Richtung Nase zeigen. Verweile hier für 1-2 Sekunden und beuge das Knie wieder an, um die Übung, wie angegeben, zu wiederholen.

Endposition

Kehre immer wieder in die Startposition zurück, sodass das Knie angebeugt ist und strecke es dann voll durch. Wechsle dann auf die andere Seite.

Hinweis

Führe die gesamte Bewegung im moderaten Tempo durch (3-5 Sekunden). Solltest du feststellen, dass du das Knie nicht voll durchstrecken kannst, so senke den Oberschenkel etwas ab, sodass ein größerer Hüftwinkel entsteht (bis 110°). Beuge also die Hüfte so weit an wie möglich, die Übung muss aber ausführbar bleiben.

Wirkung

Diese Mobilisation wirkt vor allem in der hinteren Beinmuskelkette, so im Gesäß-, Oberschenkel- und Wadenbereich.

Frequenz | Dauer

Verbringe circa zwei Minuten in dieser Mobilisationsübung pro Seite. Das entspricht dreimal 8-10 WH pro Seite.

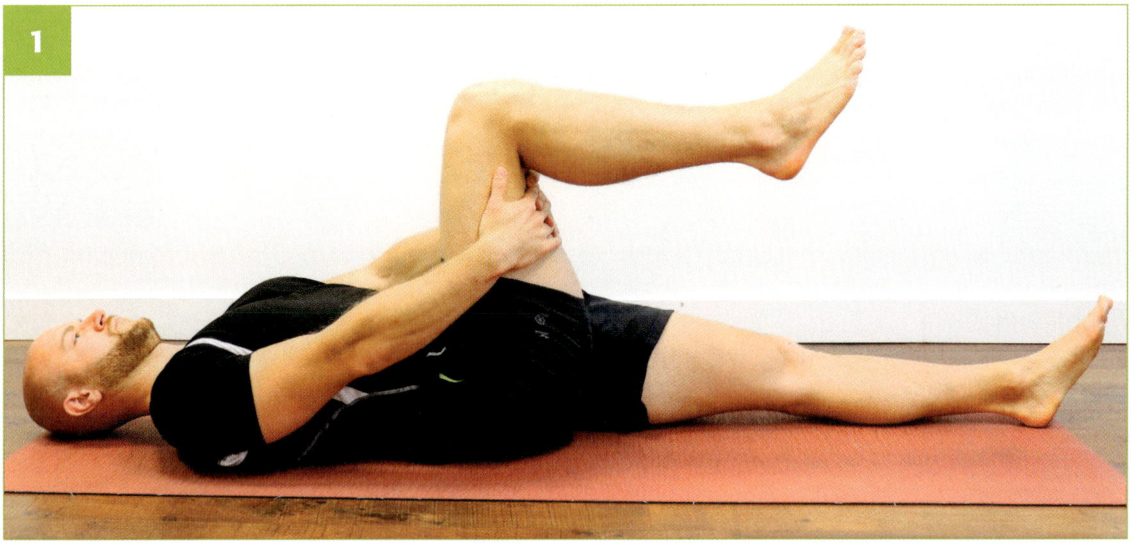
1

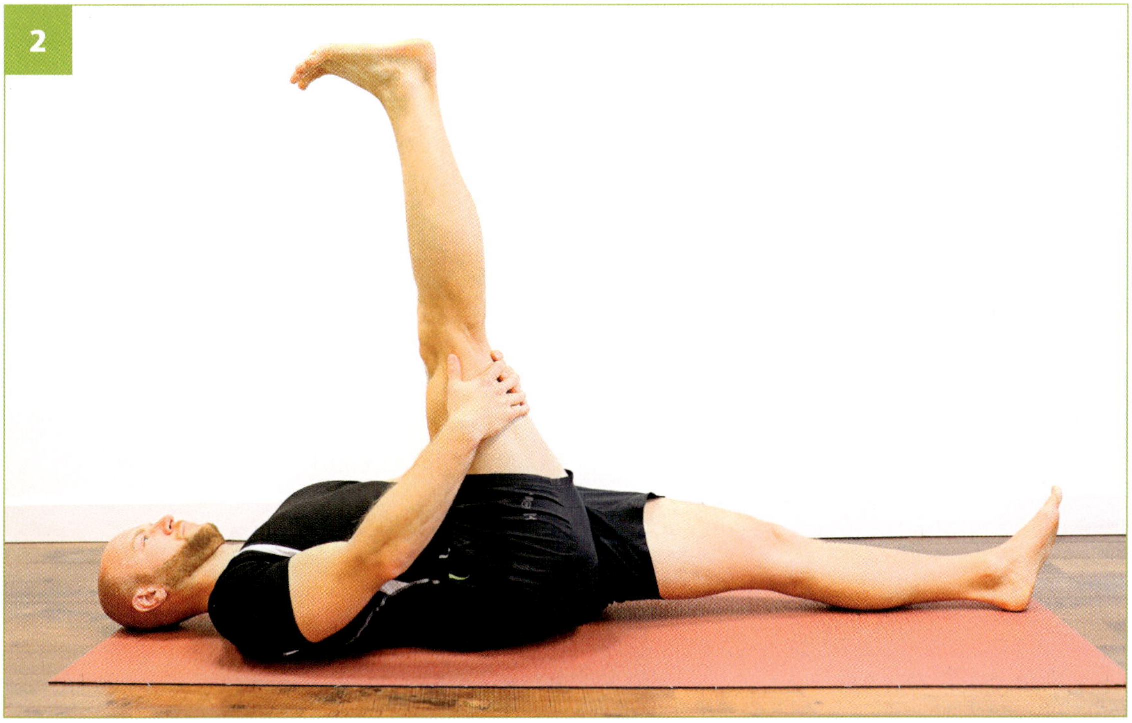
2

FINGER-BODEN-GANG (TOE TOUCH WALK)

Finger-Boden-Gang (Toe Touch Walk)

Ausgangsposition

Du beginnst im Stand. Die Füße stehen eng zusammen, das Knie ist voll durchgestreckt und der Blick geradeaus gerichtet. Die Arme hängen am Körper herab. Das Gesäß und der Bauch sind leicht angespannt. Nun bewegst du dich runter in den *Toe Touch* – so weit du hinunterkommst, um mit den Fingern die Zehen zu berühren. Das ist deine Startposition.

Bewegungsablauf

Beginne nun, den ersten kleinen Schritt nach vorne zu machen, dabei bleiben die Füße eng zusammen und die Schrittlänge ist nicht größer als ein Viertel deiner Fußlänge. Mit jedem Schritt nach vorne bewegst du zeitgleich deinen Oberkörper leicht nach oben, sodass etwa Dynamik in den gesamten Rumpf kommt. Mit dem Aufsetzen des nächsten Schritts bewegst du nun deine Finger wieder hinunter zu den Zehen. 20 Schritte folgen ohne Unterbrechung.

Endposition

Der letzte Schritt sollte beide Füße wieder direkt zusammenbringen, sodass die Zehen beider Füße auf gleicher Höhe sind. Richte nun langsam deinen Oberkörper auf und wiederhole den Drill.

Hinweis

Führe die gesamte Bewegung im moderaten Tempo durch, so kann der 20-Schritte-Walk circa eine Minute dauern. Solltest du dazu neigen, am Ende der Bewegung die Kniegelenke leicht zu beugen, so vermeide dies dringend, indem du dich dann nicht so tief zu den Zehen hinabbewegst.

Wirkung

Diese Mobilisation wirkt vor allem in der hinteren Beinmuskelkette, also im Gesäß-, Oberschenkel- und Wadenbereich und hilft, Test 8 (Finger-Zehen-Abstand) zu bestehen.

Frequenz | Dauer

Verbringe circa zwei Minuten in dieser Mobilisationsübung. Das entspricht zweimal 20 WH.

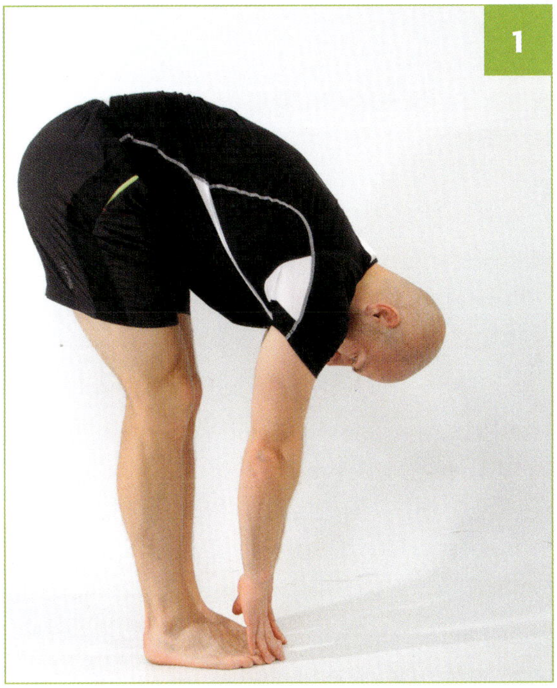
1

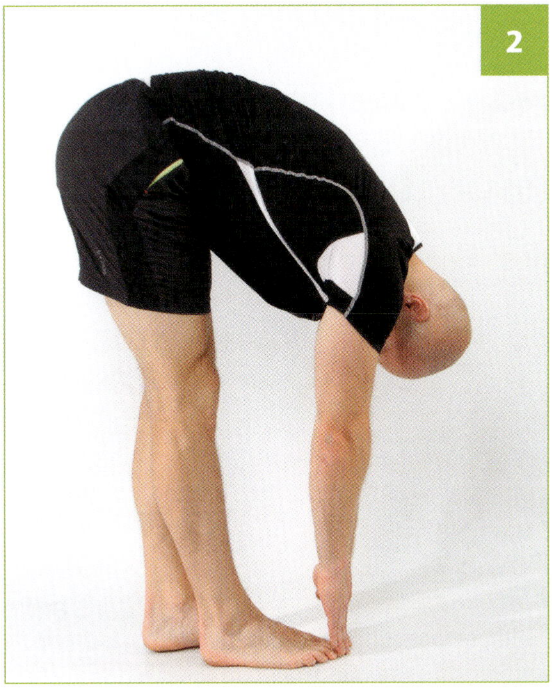
2

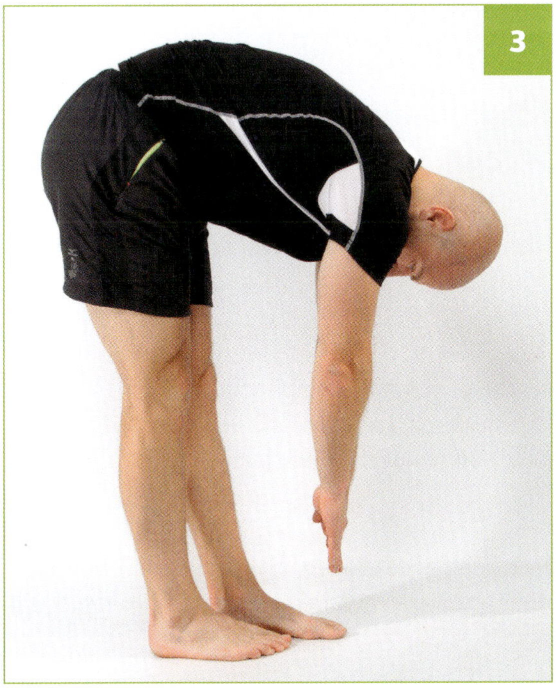
3

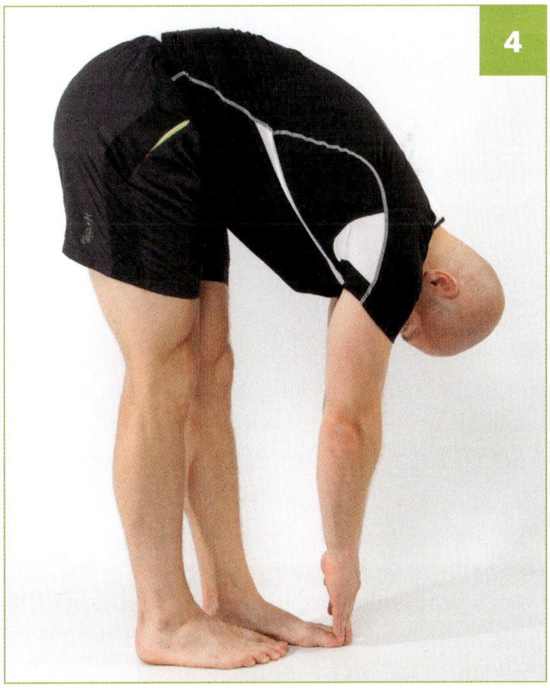
4

GEWEBSMOBILISATION

SMASH | SMASH UND ROLLEN | ANSPANNEN UND ENTSPANNEN

FUSSSOHLENMUSKULATUR (PLANTAR FASCIA)

Fußsohlenmuskulatur (Plantar Fascia)

Technik
Smash

Ausgangsposition
Nimm einen stabilen, schulterbreiten Stand ein, der Kopf ist mittig ausgerichtet und die Augen schauen geradeaus. Lege den Foamball unter eine Fußsohle. Bringe so viel Druck auf den Ball, wie du aufbringen kannst.

Bewegungsablauf
Verweile mit Druck auf entsprechenden Schmerzpunkten bzw. Triggerpunkten so lange, bis diese sich lösen. Halte dich hier an den Bereich, wie im Bild dargestellt.

Endposition
Nach dem Auflösen von Triggerpunkten löse langsam den Druck vom Foamball und beende die Technik auf der jeweiligen Seite.

Hinweis
Führe die Technik im langsamen Tempo durch und bearbeite sorgfältig empfindliche, verspannte und schmerzhafte Punkte. Alternativ empfehlen wir, diese Mobilisation im Sitzen, wie zum Beispiel im Büro, durchzuführen. So kannst du auch hier mit genügend Druck empfindliche Punkte massieren.

Wirkung
Diese Übung dient der Spannungslösung der gesamten Fußsohle, der Zehenmuskulatur und kann ebenfalls auch auf Fußreflexpunkte einwirken. Diese Übung hilft ebenfalls bei Knieschmerzen und Fersensporn.

Frequenz | Dauer
Verbringe bis zu drei Minuten in dieser Mobilisation pro Seite.

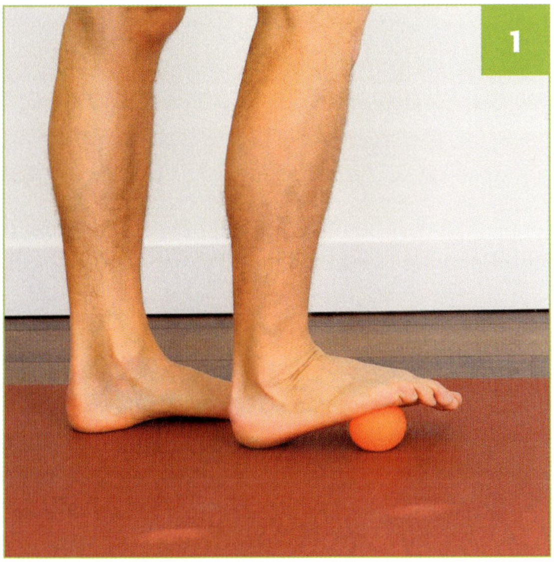
1

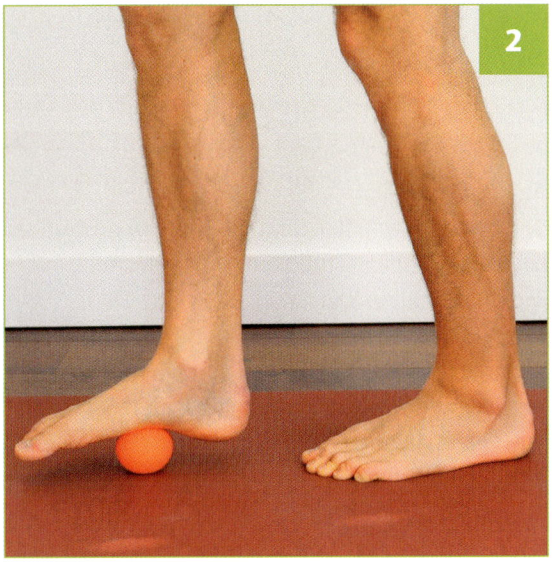
2

SCHIENBEINMUSKULATUR (TIBIALIS)

Technik
Smash

Ausgangsposition
Beginne im Vierfüßlerstand, platziere den Foamball oder die Foamroll seitlich (außen) neben und entlang deines Schienbeins. Bringe nun so viel Druck auf Schmerzpunkte im Gewebe deiner Fußhebermuskulatur, wie du aushalten kannst.

Bewegungsablauf
Verweile mit Druck auf entsprechenden Schmerzpunkten bzw. Triggerpunkten so lange, bis diese sich lösen. Orientiere dich hierfür an deinem Schienbein, meide jedoch Kontakt zu diesem, denn dieses ist meist sehr schmerzempfindlich (Periostschmerz).

Endposition
Nach dem Auflösen von Triggerpunkten löse langsam den Druck von der Foamroll und beende die Technik auf der jeweiligen Seite.

Hinweis
Führe die Technik im langsamen Tempo durch und bearbeite sorgfältig empfindliche, verspannte und schmerzhafte Punkte. In diesem Bereich liegt die Fußhebermuskulatur, diese kann vor allem bei aktiven Laufsportlern empfindlich reagieren.

Wirkung
Diese Übung dient der Spannungslösung der gesamten Fußhebermuskulatur und verbessert das Gangbild. Sie verbessert auch die Ergebnisse von Test 3 (Sprunggelenkstreckung).

Frequenz | Dauer
Verbringe bis zu zwei Minuten in dieser Mobilisation pro Seite.

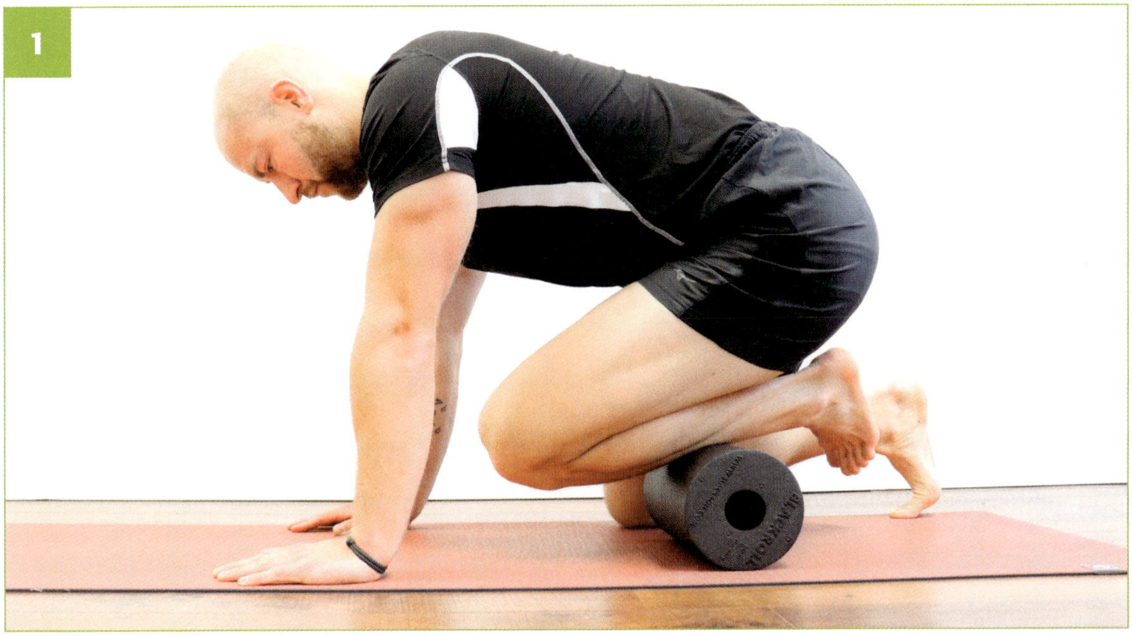
1

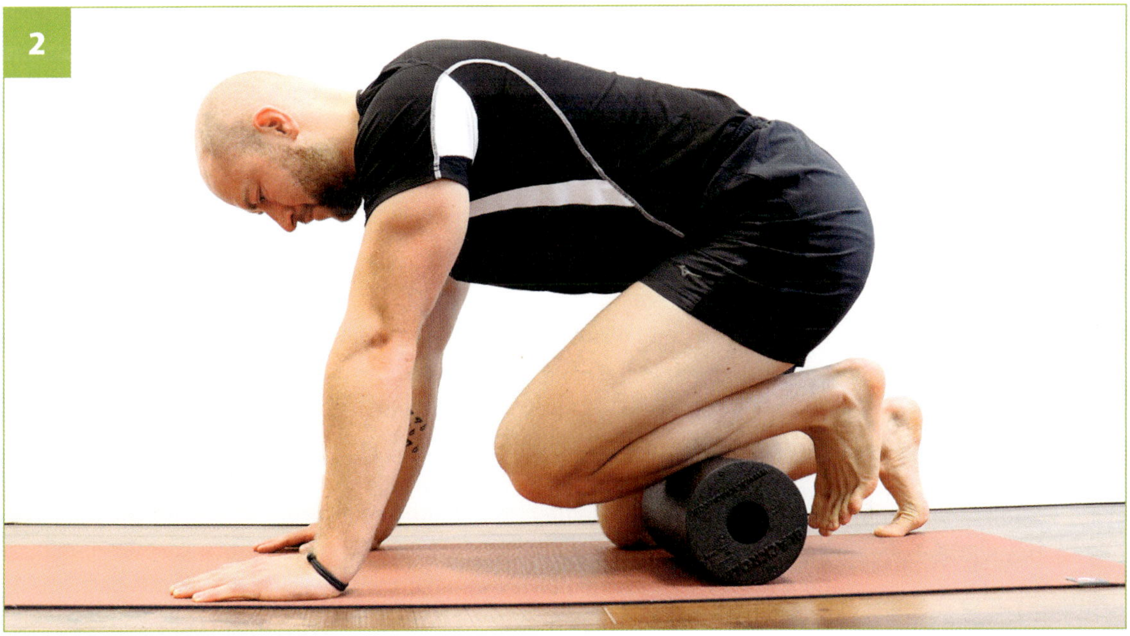
2

WADENMUSKULATUR I (CALF MOBILIZATION I)

Wadenmuskulatur I (Calf Mobilization I)

Technik

Anspannen und Entspannen

Ausgangsposition

Setze dich im Langsitz auf den Boden, die Arme stützen hinter dem Körper und sind durchgestreckt. Der Blick ist leicht geneigt und unter der jeweiligen Wade ist die Foamroll, alternativ auch der Foamball, platziert. Hebe nun dein Gesäß vom Boden ab, sodass mehr Druck auf der Wade lastet. Das andere Bein stellst du mit der Fußsohle auf den Boden.

Bewegungsablauf

Verweile mit Druck auf entsprechenden Schmerzpunkten bzw. Triggerpunkten so lange, bis diese sich lösen. Hierzu bewegst du deinen Fuß in Beugung und Streckung, um auch tiefer liegende Gewebsschichten zu mobilisieren.

Endposition

Nach dem Auflösen von Triggerpunkten setze dein Gesäß wieder ab, löse langsam den Druck von der Foamroll und beende die Technik auf der jeweiligen Seite.

Hinweis

Führe die Technik im langsamen Tempo durch und bearbeite sorgfältig empfindliche, verspannte und schmerzhafte Punkte im gesamten Bereich der Wade (innen, seitlich, von der Kniekehle bis zur Achillessehne reichend). Diese Technik hilft auch zur Krampflösung im Wadenbereich.

Wirkung

Diese Übung dient der Spannungslösung der gesamten Wadenmuskulatur und verbessert die Fuß- und Kniebeweglichkeit, wie auch das Gangbild. Test 3 (Sprunggelenkstreckung) und auch Test 8 (Finger-Zehen-Abstand) sowie Test 9 (tiefe Kniebeuge) können damit optimiert werden.

Frequenz | Dauer

Verbringe bis zu zwei Minuten in dieser Mobilisation pro Seite.

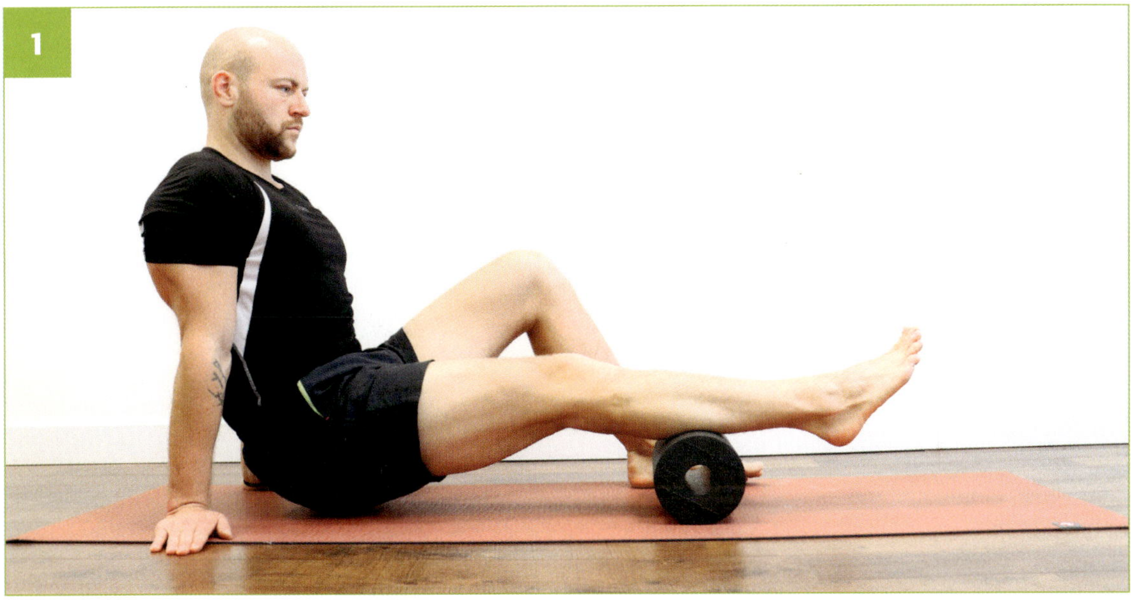
1

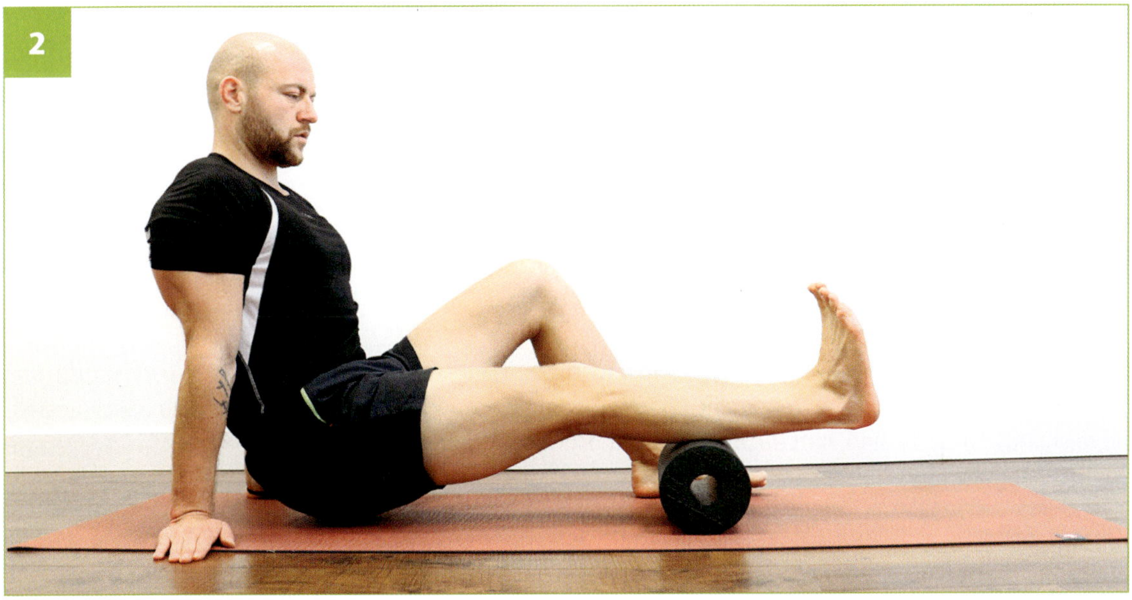
2

WADENMUSKULATUR I INTENSIV (CALF MOBILIZATION I INTENSE)

Wadenmuskulatur I intensiv
(Calf Mobilization I Intense)

Technik
Anspannen und Entspannen

Ausgangsposition
Setze dich im Langsitz auf den Boden, die Arme stützen hinten dem Körper und sind durchgestreckt. Der Blick ist leicht geneigt und unter der jeweiligen Wade ist die Foamroll, alternativ auch der Foamball, platziert. Hebe nun dein Gesäß vom Boden, sodass mehr Druck auf der Wade lastet. Das andere Bein stellst du mit der Fußsohle auf das Schienbein des zu mobilisierenden Beins.

Bewegungsablauf
Verweile mit Druck auf entsprechenden Schmerzpunkten bzw. Triggerpunkten so lange, bis diese sich lösen. Hierzu bewegst du deinen Fuß in Beugung und Streckung, um auch tiefer liegende Gewebsschichten zu mobilisieren.

Endposition
Nach dem Auflösen von Triggerpunkten setze dein Gesäß wieder ab, löse langsam den Druck von der Foamroll und beende die Technik auf der jeweiligen Seite.

Hinweis
Führe die Technik im langsamen Tempo durch und bearbeite sorgfältig empfindliche, verspannte und schmerzhafte Punkte im gesamten Bereich der Wade (innen, seitlich, von der Kniekehle bis zur Achillessehne reichend). Diese Technik hilft auch zur Krampflösung im Wadenbereich und ist die intensivere Variante von *Calf Mobilization I*.

Wirkung
Diese Übung dient der Spannungslösung der gesamten Wadenmuskulatur und verbessert die Fuß- und Kniebeweglichkeit, wie auch das Gangbild. Test 3 (Sprunggelenkstreckung). Test 8 (Finger-Zehen-Abstand) sowie Test 9 (tiefe Kniebeuge) können damit optimiert werden.

Frequenz | Dauer
Verbringe bis zu zwei Minuten in dieser Mobilisation pro Seite.

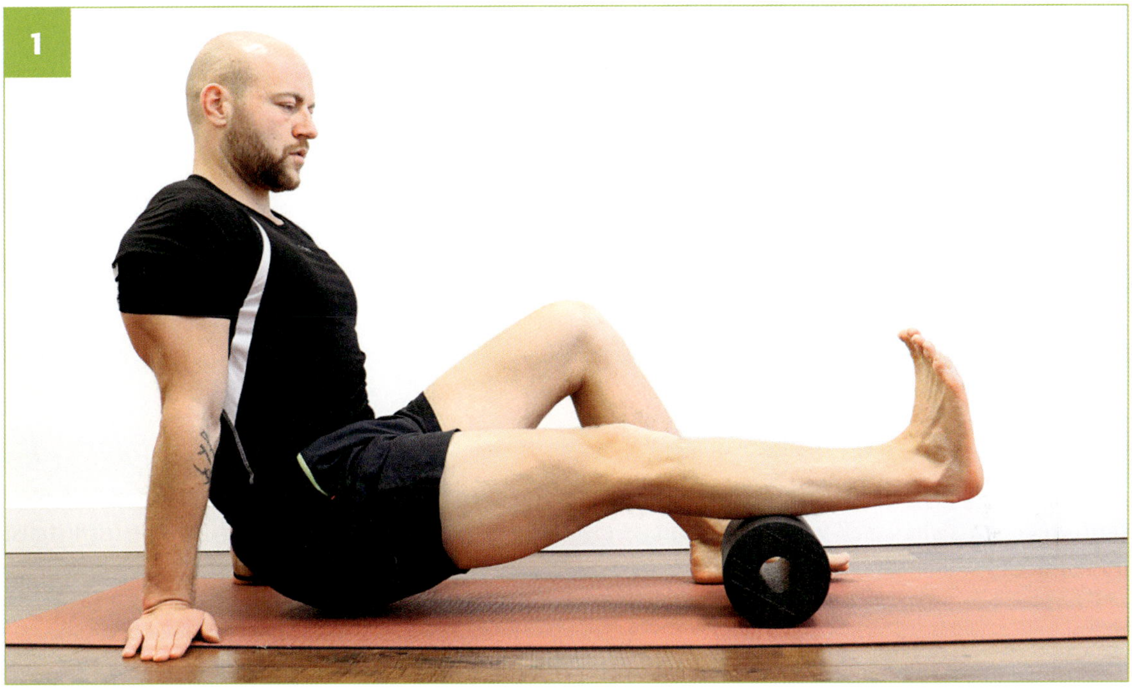
1

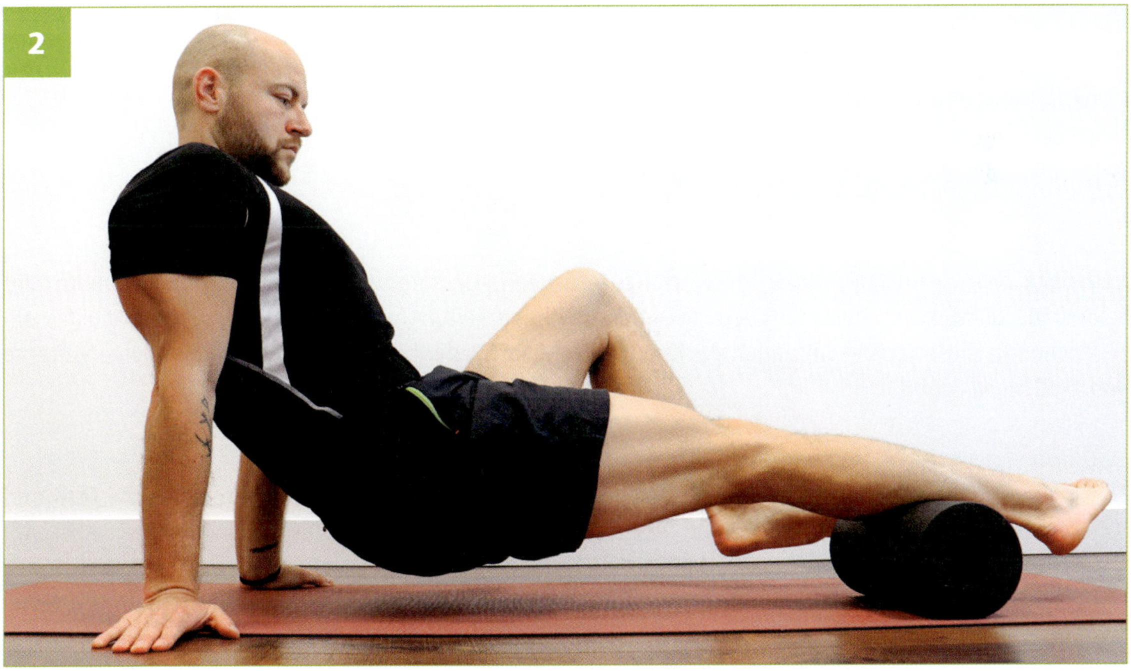
2

WADENMUSKULATUR II (CALF MOBILIZATION II)

Wadenmuskulatur II (Calf Mobilization II)

Technik

Smash und Rollen

Ausgangsposition

Nimm den Langsitz auf dem Boden ein, die Arme stützen hinter dem Körper und sind durchgestreckt. Der Blick ist leicht geneigt und unter der jeweiligen Wade ist die Foamroll, alternativ auch der Foamball, platziert. Hebe nun dein Gesäß vom Boden, sodass mehr Druck auf der Wade lastet. Das andere Bein stellst du mit der Fußsohle auf das Schienbein des zu mobilisierenden Beins.

Bewegungsablauf

Bewege nun dein Becken vor und zurück, sodass die Foamroll unter deiner Wade auf- und abrollt. Fokussiere dich auf schmerzhafte und verspannte Bereiche. Alternativ kannst du dein gegenüberliegendes Bein auf dem Schienbein platzieren (Video), sodass sich der Druck erhöht.

Endposition

Nach dem Auflösen von Triggerpunkten setze dein Gesäß wieder ab, löse langsam den Druck von der Foamroll und beende die Technik auf der jeweiligen Seite.

Hinweis

Führe die Technik im langsamen Tempo durch und bearbeite sorgfältig empfindliche, verspannte und schmerzhafte Punkte im gesamten Bereich der Wade (innen, seitlich, von der Kniekehle bis zur Achillessehne reichend). Diese Technik hilft auch zur Krampflösung im Wadenbereich und ist die intensivere Variante von *Calf Mobilization I*.

Wirkung

Diese Übung dient der Spannungslösung der gesamten Wadenmuskulatur und verbessert die Fuß- und Kniebeweglichkeit, wie auch das Gangbild. Test 3 (Sprunggelenkstreckung). Test 8 (Finger-Zehen-Abstand) sowie Test 9 (tiefe Kniebeuge) können damit optimiert werden.

Frequenz | Dauer

Verbringe bis zu zwei Minuten in dieser Mobilisation pro Seite.

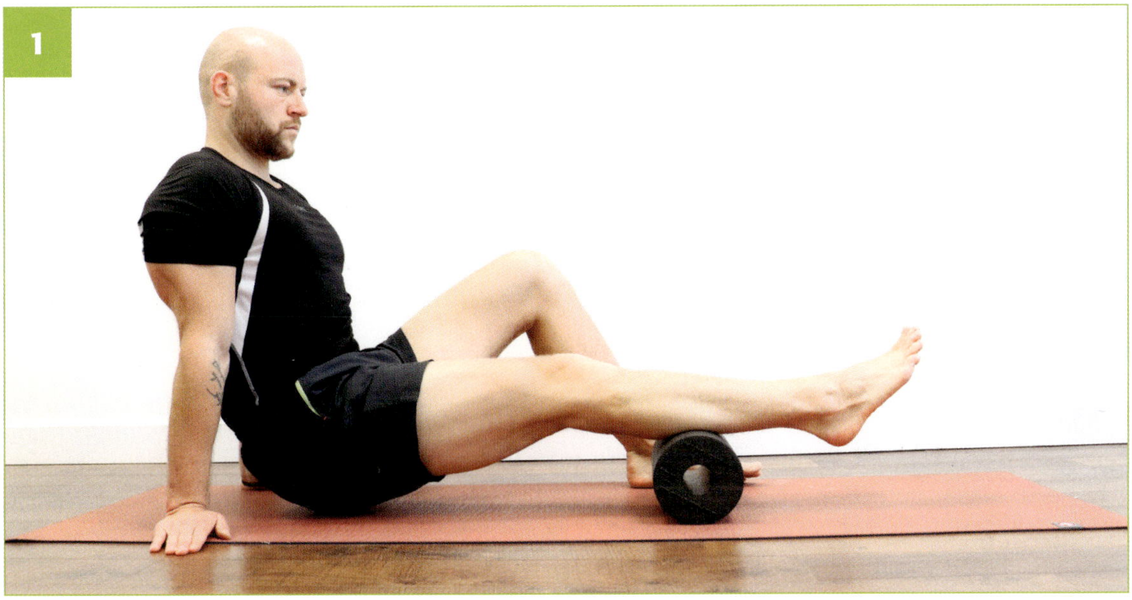
1

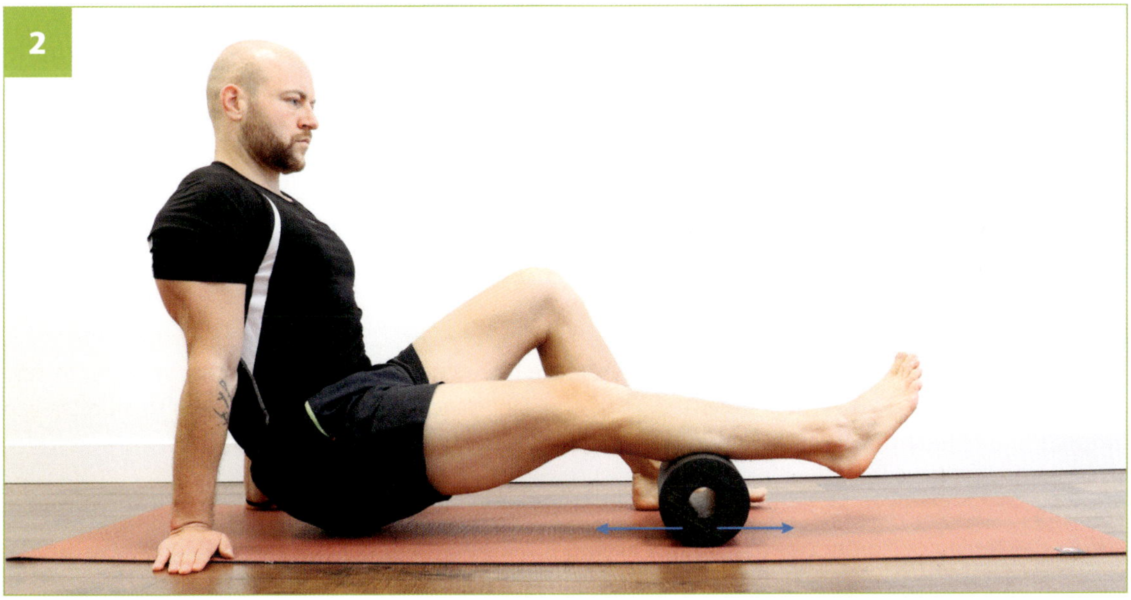
2

SITZBEINMUSKULATUR I (HAMSTRINGS I)

Sitzbeinmuskulatur I (Hamstrings I)

Technik
Smash

Ausgangsposition
Setze dich im Langsitz auf den Boden. Beide Beine sind eng zusammen und nach vorne ausgestreckt. Platziere den Foamball unter deiner hinteren Oberschenkelmuskulatur. Der Kopf ist leicht nach unten geneigt, der Rücken ist in aufrechter Position und die Arme liegen auf deinen Oberschenkeln. Alternativ können diese auch hinter deinem Körper auf dem Boden stützen.

Bewegungsablauf
Bringe so viel Druck, wie du aushalten kannst, auf schmerzhafte und unangenehme Punkte. Durch das Innenrotieren des gesamten Beins (der Fuß zeigt nach innen zum anderen Fuß) erreichst du tiefere Gewebsschichten. Arbeite dich vom Sitzbeinhöcker aus bis in Richtung Kniekehle.

Endposition
Nach dem Auflösen von Triggerpunkten löse langsam den Druck vom Foamball und beende die Technik auf der jeweiligen Seite.

Hinweis
Führe die Technik im langsamen Tempo durch und bearbeite sorgfältig empfindliche, verspannte und schmerzhafte Punkte im gesamten Bereich des hinteren Oberschenkels. Halte den Rücken so aufrecht wie möglich.

Wirkung
Ziel ist die Verbesserung der Gewebsbeweglichkeit des hinteren Oberschenkels im Verlauf von wichtigen Nerven und von muskulären Strukturen. Hilft bei der Verbesserung von Test 8 (Finger-Zehen-Abstand).

Frequenz | Dauer
Verbringe bis zu vier Minuten in dieser Mobilisation pro Seite.

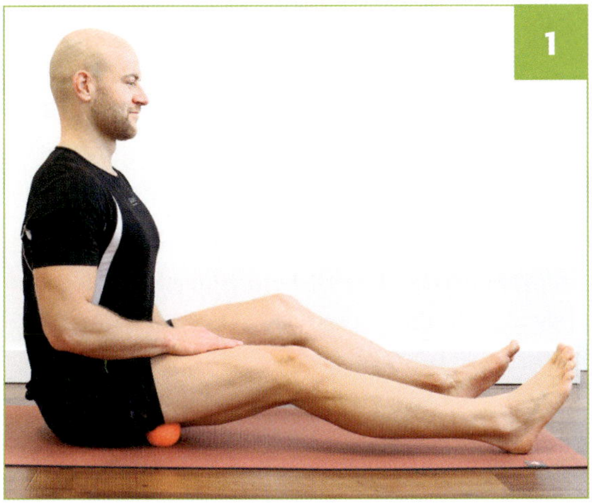
1

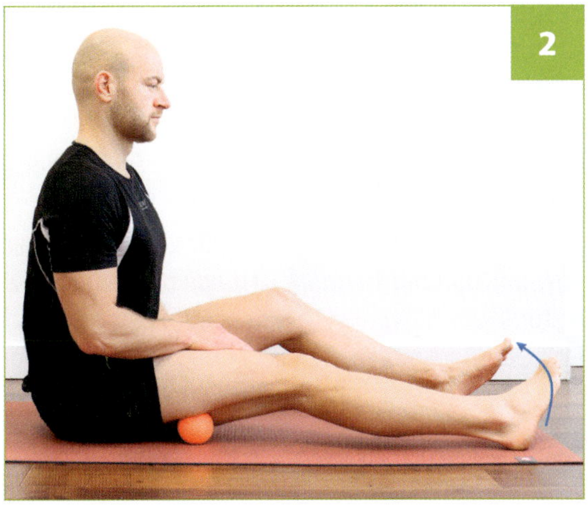
2

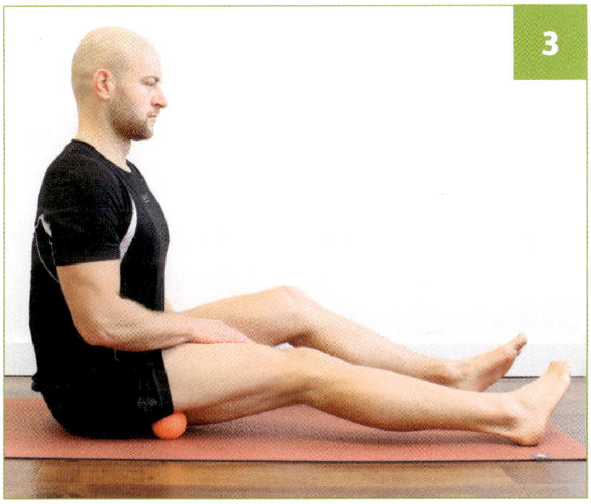
3

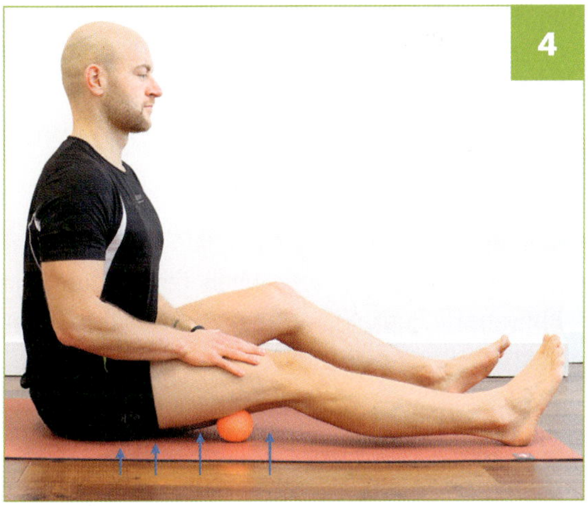
4

SITZBEINMUSKULATUR II (HAMSTRINGS II)

Technik
Smash und Rollen

Ausgangsposition
Setze dich im Langsitz auf den Boden. Beide Beine sind eng zusammen und nach vorne ausgestreckt. Platziere nun die Foamroll unter deiner hinteren Oberschenkelmuskulatur. Der Kopf ist leicht nach unten geneigt, der Rücken ist in aufrechter Position und die Arme stützen hinter deinem Körper auf dem Boden. Das Gesäß ist abgehoben und führt die Rollbewegung aus.

Bewegungsablauf
Bringe so viel Druck, wie du aushalten kannst, auf schmerzhafte und unangenehme Punkte. Durch das Rollen der Foamroll unter dem gesamten Oberschenkels erreichst du effektiv verklebte und unbewegliche Areale.

Endposition
Nach dem Auflösen von verklebten Arealen löse langsam den Druck vom Foamball und beende die Technik auf der jeweiligen Seite.

Hinweis
Führe die Technik im langsamen Tempo durch und bearbeite sorgfältig empfindliche, verspannte und schmerzhafte Punkte im gesamten Bereich des hinteren Oberschenkels. Halte den Rücken so aufrecht wie möglich.

Wirkung
Ziel ist die Verbesserung der Gewebsbeweglichkeit des hinteren Oberschenkels im Verlauf von wichtigen Nerven und von muskulären Strukturen. Die Übung hilft bei der Verbesserung von Test 8 (Finger-Zehen-Abstand).

Frequenz | Dauer
Verbringe bis zu zwei Minuten in dieser Mobilisation pro Seite.

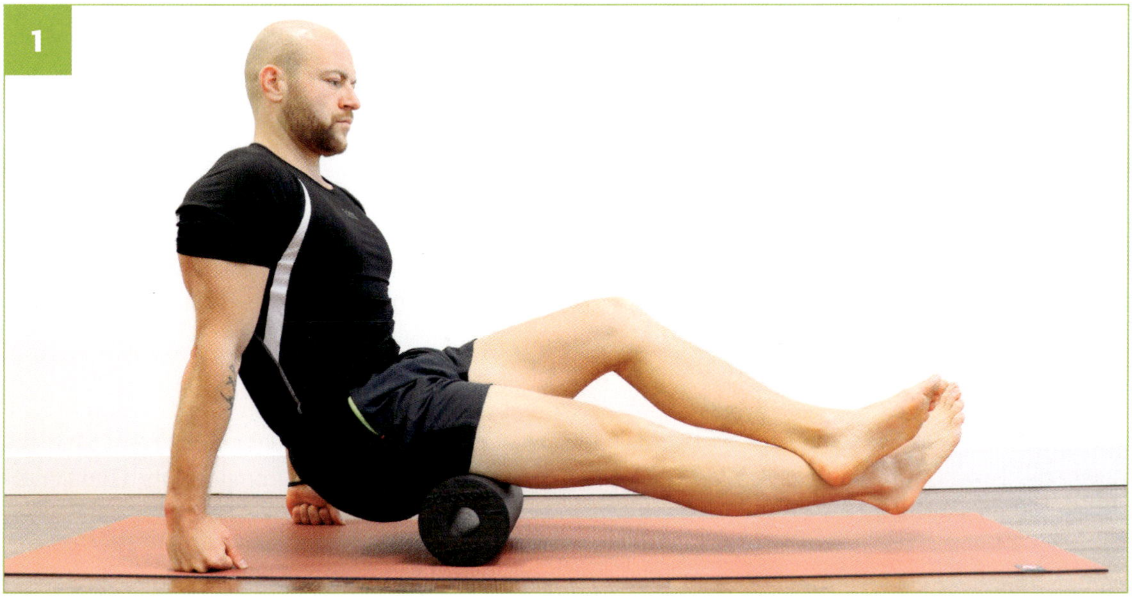
1

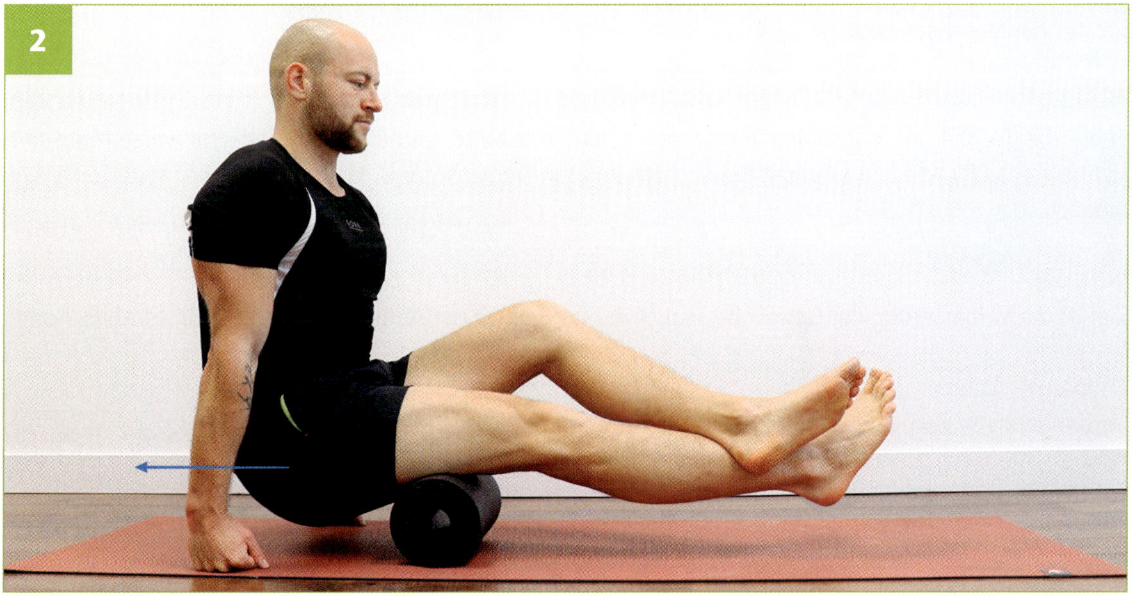
2

HÜFTGELENKADDUKTOREN (ADDUCTORS)

Technik

Smash und Rollen

Ausgangsposition

Positioniere dich im Seitstütz auf der Foamroll, im Bereich zwischen der Innenseite der Leiste und dem inneren Kniegelenkspalt. Stütze dich mit der Hand und dem Ellbogen ab und bringe deinen Oberkörper in eine stabile, gerade Position. Der Bauch ist leicht angespannt und das Knie über der Rolle circa 90° angewinkelt.

Bewegungsablauf

Bringe so viel Druck, wie du aushalten kannst, auf schmerzhafte und unangenehme Punkte. Durch das Rollen der Foamroll unter der gesamten Oberschenkelinnenseite (Adduktoren) erreichst du effektiv verklebte und unbewegliche Areale.

Endposition

Nach dem Auflösen von verklebten Arealen löse langsam den Druck vom Foamball und beende die Technik auf der jeweiligen Seite.

Hinweis

Führe die Technik im langsamen Tempo durch und bearbeite sorgfältig empfindliche, verspannte und schmerzhafte Punkte im gesamten Bereich des inneren Oberschenkels. Halte den Rücken so aufrecht wie möglich.

Wirkung

Ziel ist die Verbesserung der Gewebsbeweglichkeit im Bereich der Adduktoren und der Kniestabilisatoren.

Frequenz | Dauer

Verbringe bis zu zwei Minuten in dieser Mobilisation pro Seite.

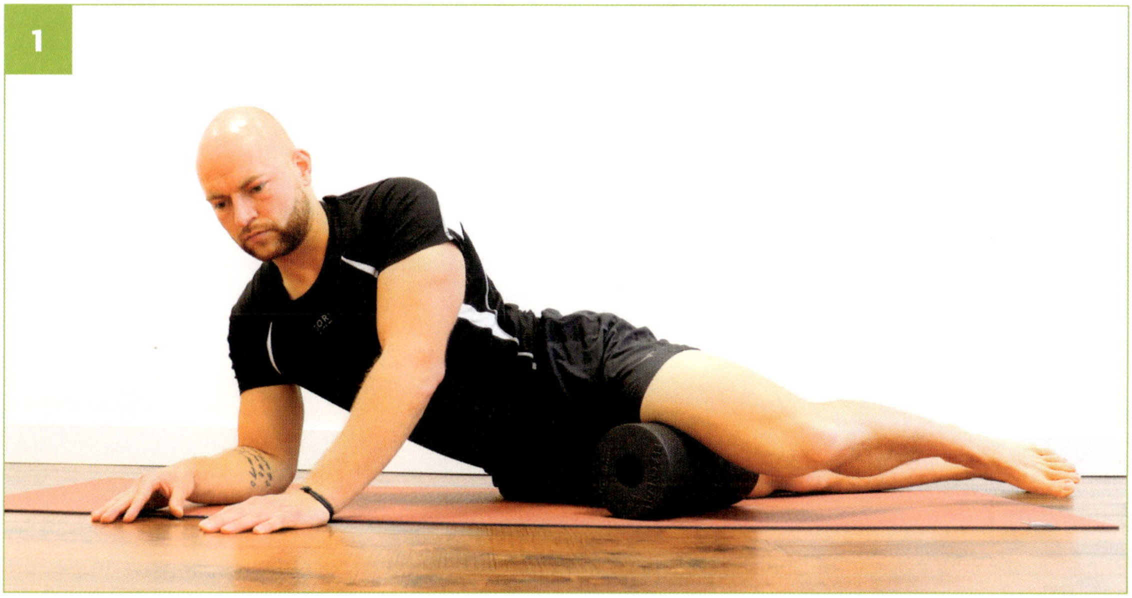
1

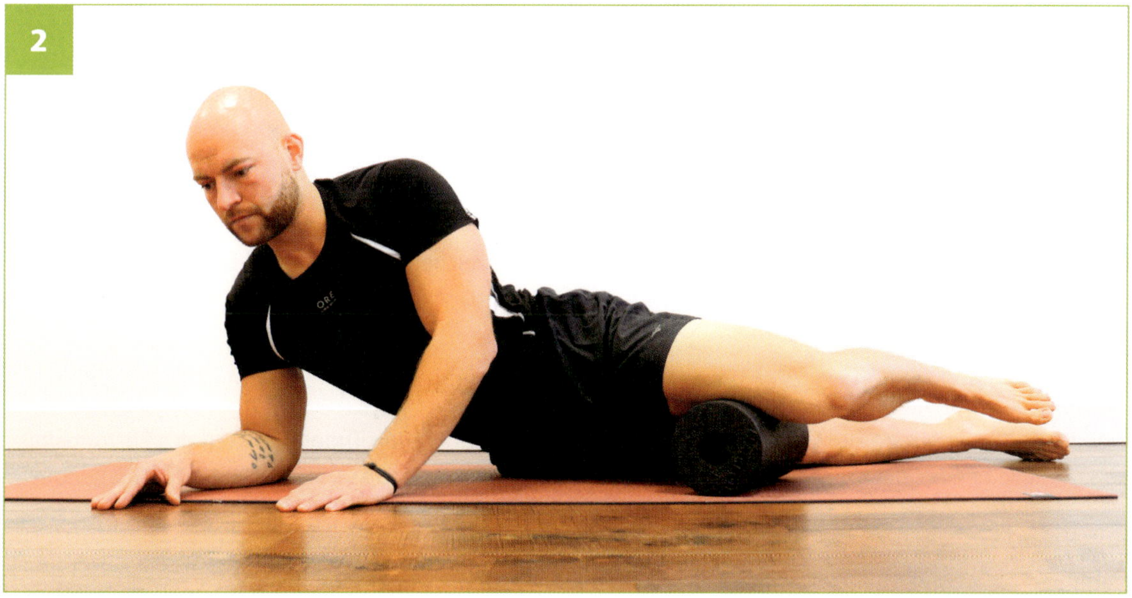
2

SCHNEIDERMUSKULATUR (SARTORIUS)

Technik
Smash

Ausgangsposition
Nimm die Bauchlage ein, die Unterarme stützen neben dem Körper und der Blick ist nach unten, in Richtung Boden, gerichtet. Arbeite mit dem Foamball. Dieser liegt vorzugsweise unter den markierten Punkten. Diese drei Bereiche sind folgende:

1. unterhalb der SIAS (vordere Beckenkammspitze),
2. Mitte des Oberschenkels, direkt über dem Oberschenkelknochen,
3. seitlich innen über dem Kniegelenk.

Bewegungsablauf
Bringe so viel Druck, wie du aushalten kannst, auf schmerzhafte und unangenehme Punkte. Bearbeite die jeweiligen Areale, bis sich Verspannungen und Verklebungen lösen.

Endposition
Nach dem Auflösen von verklebten Arealen löse langsam den Druck vom Foamball und beende die Technik auf der jeweiligen Seite.

Hinweis
Führe die Technik im langsamen Tempo durch und bearbeite sorgfältig empfindliche, verspannte und schmerzhafte Punkte im gesamten Bereich des vorderen Oberschenkels. Diese drei Bereiche sind oft sehr angespannt und empfindlich. Diese werden adaptiv fest bei zu langen Sitzperioden und bei Sportlern, die bevorzugt Beintraining integriert haben.

Wirkung
Ziel ist die Verbesserung der Gewebsbeweglichkeit und die Lösung von Triggerpunkten des Sartoriusmuskels. Dies verbessert die Kniebeugebewegung wie auch die Testergebnisse bei Test 9 (tiefe Kniebeuge).

Frequenz | Dauer
Verbringe bis zu drei Minuten in dieser Mobilisation, entlang der Punkte, pro Seite.

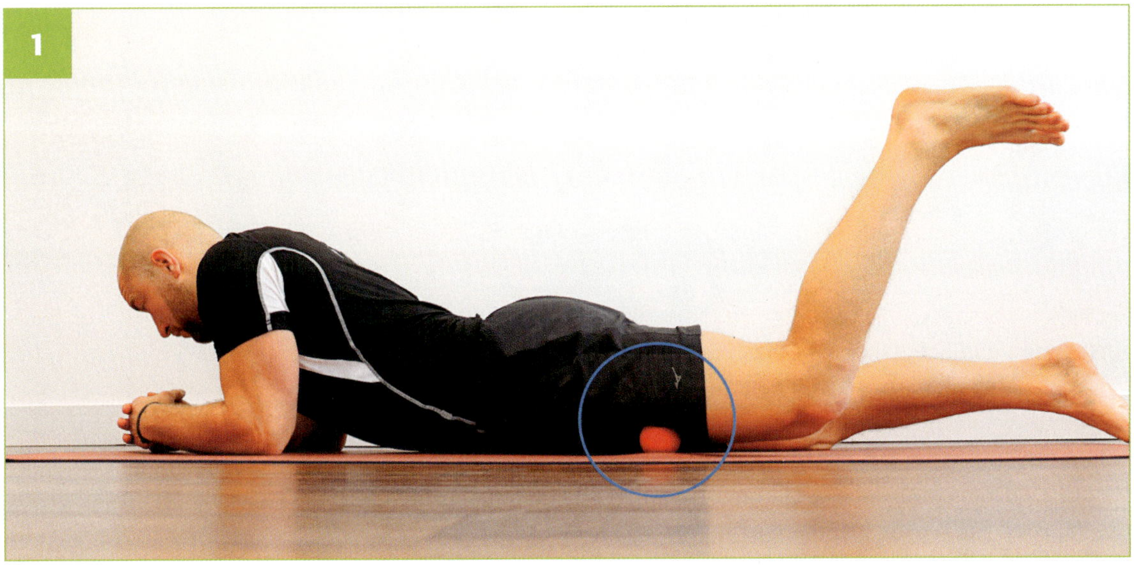
1

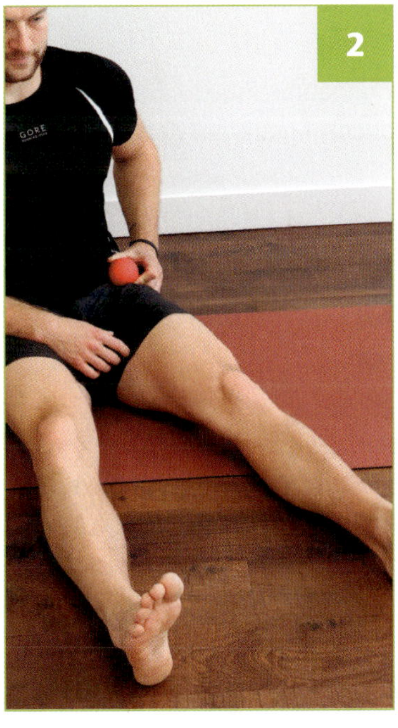
2

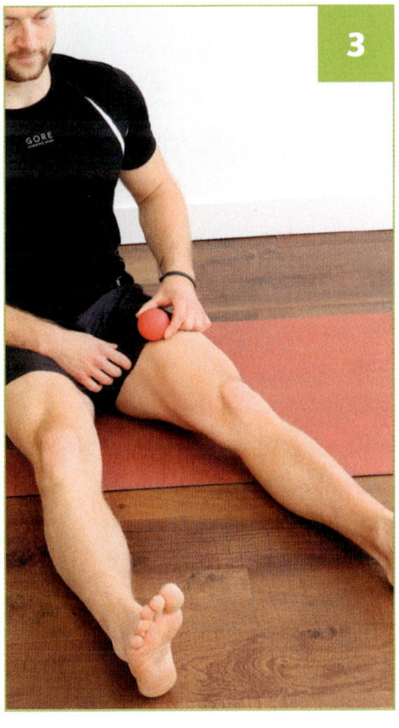
3

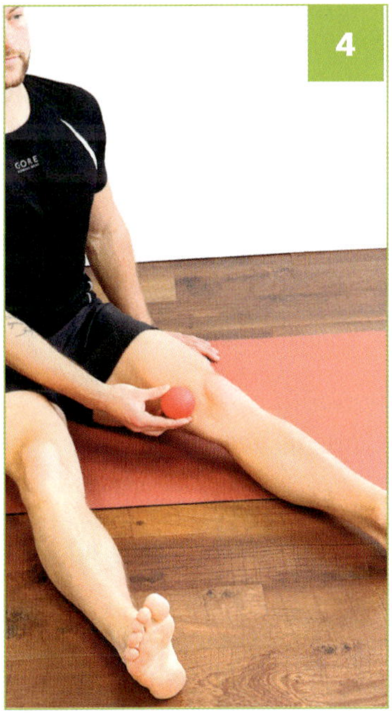
4

VORDERER OBERSCHENKEL (QUADS)

Vorderer Oberschenkel (Quads)

Technik
Anspannen und Entspannen | Smash und Rollen

Ausgangsposition
Nimm die Bauchlage ein, die Unterarme stützen neben dem Körper und der Blick ist nach unten, in Richtung Boden, gerichtet. Arbeite mit der Foamroll. Diese liegt unter dem oberen Oberschenkel, reichend von der vorderen Beckenkammspitze bis hin über die Kniescheibe (Patella). Hebe deinen Rumpf ab, sodass du in eine liegestützähnliche Position gelangst.

Bewegungsablauf
Bringe so viel Druck, wie du aushalten kannst, auf schmerzhafte und unangenehme Punkte. Durch Anwinkeln und Strecken des Knies erreichst du effektiv verklebte und unbewegliche Areale auf der Oberschenkelvorderseite (Quadrizeps).

Endposition
Nach dem Auflösen von verklebten Arealen löse langsam den Druck von der Foamroll und beende die Technik auf der jeweiligen Seite.

Hinweis
Führe die Technik im langsamen Tempo durch und bearbeite sorgfältig empfindliche, verspannte und schmerzhafte Punkte im gesamten Bereich des vorderen Oberschenkels. Halte den Rücken so aufrecht wie möglich und lasse diesen nicht nach unten durchhängen! Halte somit Bauch- und Gesäßspannung aufrecht. Solltest du merken, dir fehlt die Rumpfkraft, so mache eine kurze Pause.

Wirkung
Ziel ist die Verbesserung der Gewebsbeweglichkeit im Bereich der Hüftbeuger- und der Kniestreckermuskulatur.

Frequenz | Dauer
Verbringe bis zu zwei Minuten in dieser Mobilisation pro Seite.

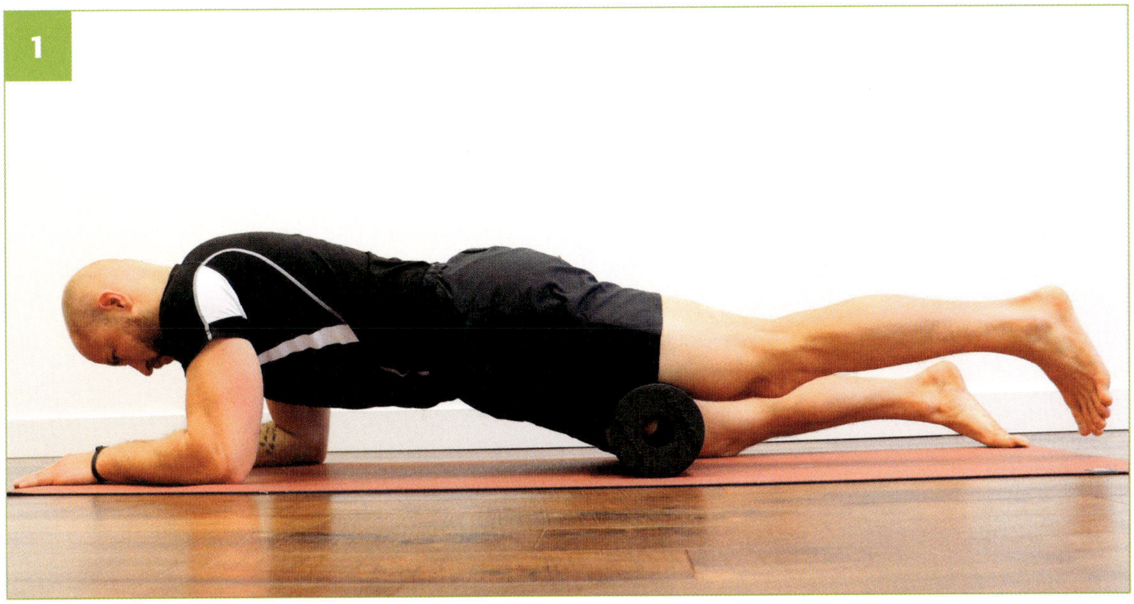
1

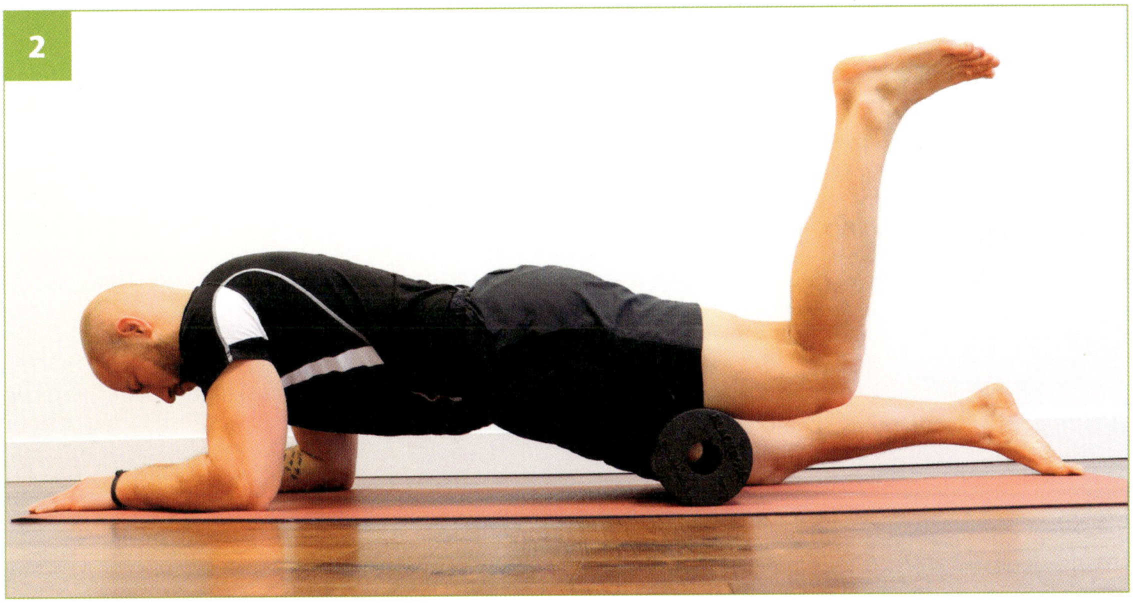
2

VORDERER OBERSCHENKEL, MITTIG (QUADS MED)

Technik
Smash

Ausgangsposition
Nimm die Bauchlage ein, die Unterarme stützen neben dem Körper und der Blick ist nach unten, in Richtung Boden, gerichtet. Arbeite mit dem Foamball. Dieser liegt unter dem unteren, inneren Teil des Oberschenkels (knienah). Hebe deinen Rumpf ab, sodass du in eine liegestützähnliche Position gelangst. Zur besseren Platzierung kannst du nun im Liegen das jeweilige Bein leicht nach innen drehen, sodass der Foamball zentraler auf dem Muskelbauch liegt.

Bewegungsablauf
Bringe so viel Druck, wie du aushalten kannst, auf schmerzhafte und unangenehme Punkte und wende den Smash an.

Endposition
Nach dem Auflösen von verklebten Arealen löse langsam den Druck vom Foamball und beende die Technik auf der jeweiligen Seite.

Hinweis
Führe die Technik im langsamen Tempo durch und bearbeite sorgfältig empfindliche, verspannte und schmerzhafte Punkte im gesamten Bereich des vorderen Oberschenkels. Halte den Rücken so aufrecht wie möglich und lasse diesen nicht nach unten durchhängen! Halte somit Bauch- und Gesäßspannung aufrecht. Solltest du merken, dir fehlt die Rumpfkraft, so mache eine kurze Pause. Im Bereich des inneren Teils des Quadrizeps (knienah) kannst du mehrere Punkte mit dem Ball finden, die verspannt sein können.

Wirkung
Ziel ist die Verbesserung der Gewebsbeweglichkeit im Bereich der Kniestreckermuskulatur. Sehr hilfreiche Technik zum Lösen von Knieschmerzen.

Frequenz | Dauer
Verbringe bis zu zwei Minuten in dieser Mobilisation pro Seite.

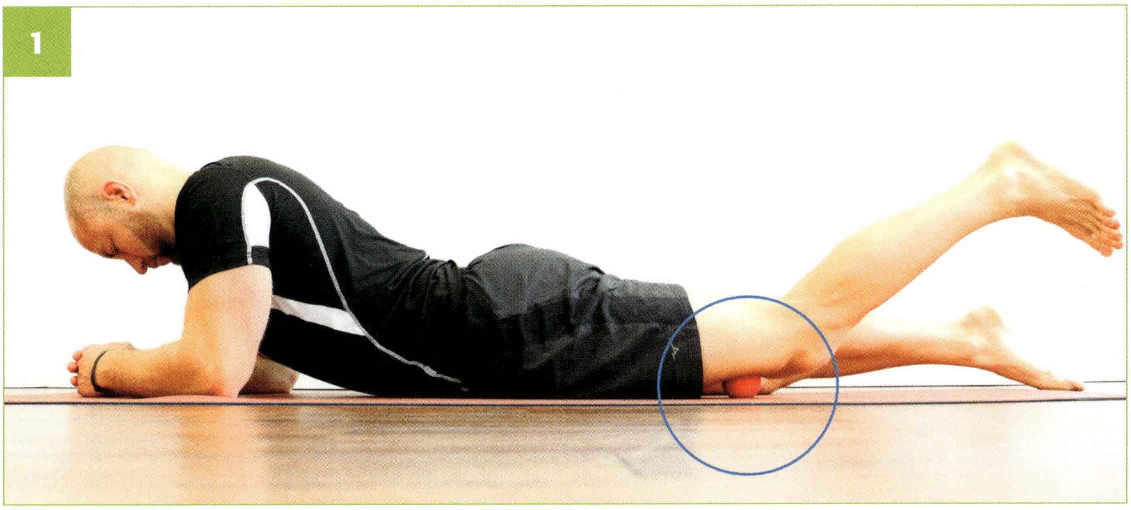
1

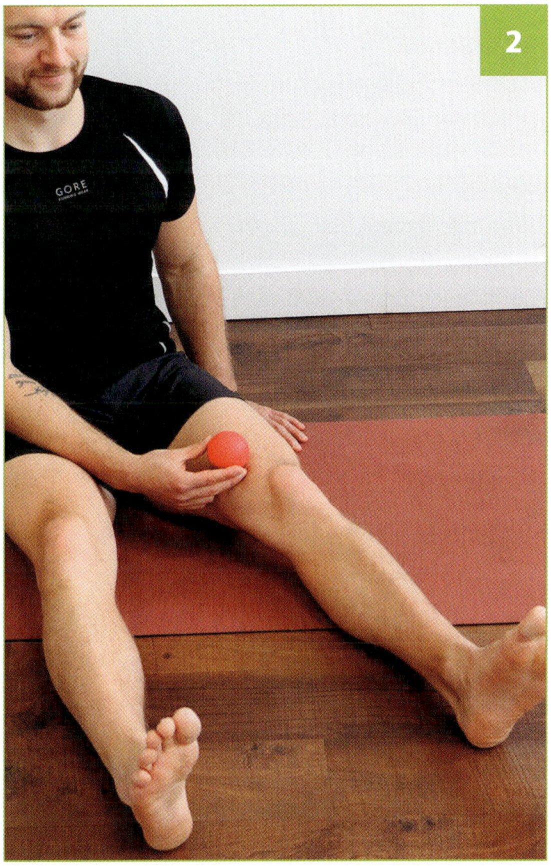
2
GORE

VORDERER OBERSCHENKEL, SEITLICH (QUADS LAT)

Technik
Smash

Ausgangsposition
Nimm die Bauchlage ein, die Unterarme stützen neben dem Körper und der Blick ist nach unten, in Richtung Boden, gerichtet. Arbeite mit dem Foamball. Dieser liegt unter dem unteren, äußeren Teils des Oberschenkels (knienah). Hebe deinen Rumpf ab, sodass du in eine liegestützähnliche Position gelangst. Zur besseren Platzierung kannst du nun im Liegen das jeweilige Bein leicht nach außen drehen, sodass der Foamball zentraler auf dem äußeren (lateralen) Muskelbauch liegt.

Bewegungsablauf
Bringe so viel Druck, wie du aushalten kannst, auf schmerzhafte und unangenehme Punkte und wende den Smash an.

Endposition
Nach dem Auflösen von verklebten Arealen löse langsam den Druck vom Foamball und beende die Technik auf der jeweiligen Seite.

Hinweis
Führe die Technik im langsamen Tempo durch und bearbeite sorgfältig empfindliche, verspannte und schmerzhafte Punkte im gesamten Bereich des vorderen Oberschenkels. Halte den Rücken so aufrecht wie möglich und lasse diesen nicht nach unten durchhängen! Halte somit Bauch- und Gesäßspannung aufrecht. Solltest du merken, dir fehlt die Rumpfkraft, so mache eine kurze Pause. Im Bereich des äußeren Teils des Quadrizeps (knienah) kannst du mehrere Punkte mit dem Ball finden, die verspannt sein können.

Wirkung
Ziel ist die Verbesserung der Gewebsbeweglichkeit im Bereich der Kniestreckermuskulatur. Sehr hilfreiche Technik zum Lösen von Knieschmerzen.

Frequenz | Dauer
Verbringe bis zu zwei Minuten in dieser Mobilisation pro Seite.

1

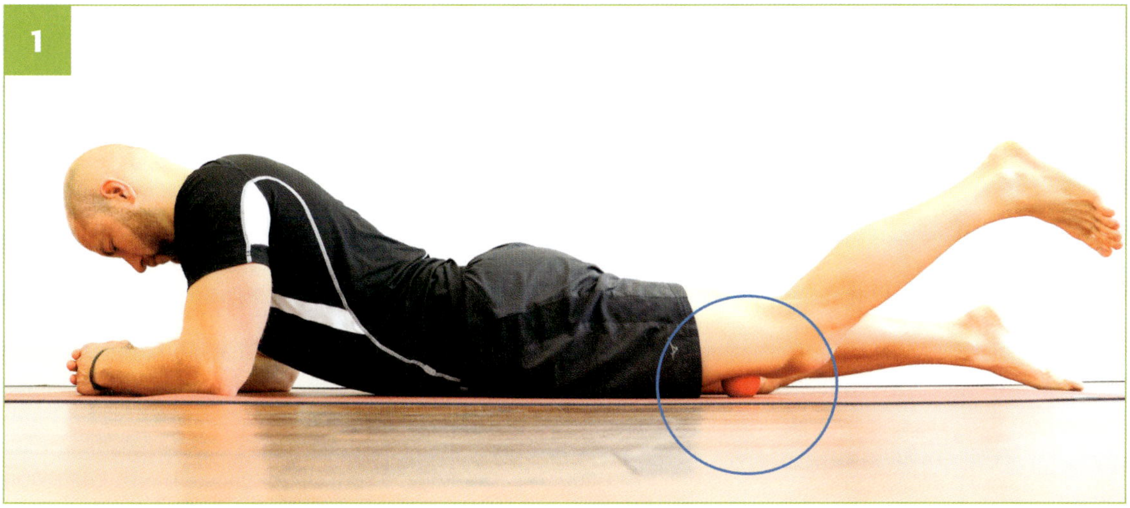

2

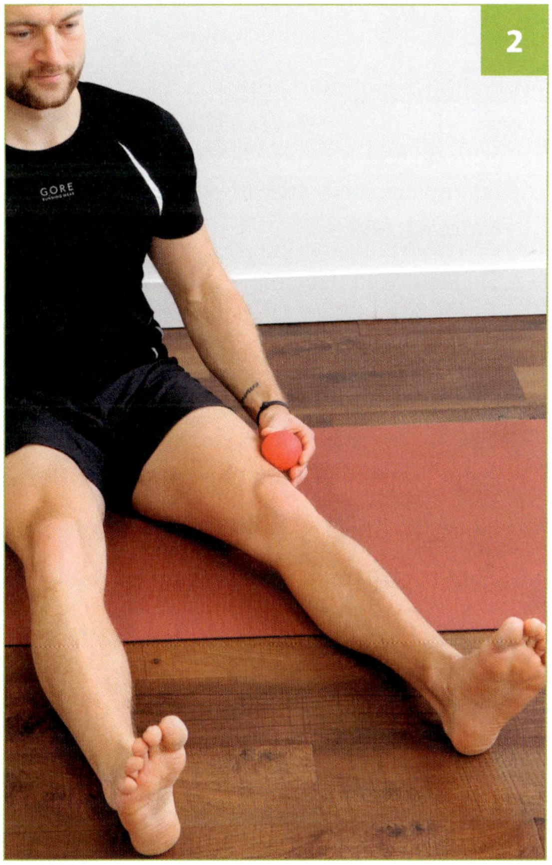

ANHANG

1 REFERENZEN KAP. 1-6

1. Ward, L., Stebbings, S., Sherman, K., Cherkin, D. & Baxter. G. D. (2014). Establishing key components of yoga interventions for musculoskeletal conditions: A Delphi survey. *BMC Complementary and Alternative Medicine, 14,* 196.

2. Cherman, K. J., Wellman, R. D., Cook, A. J., Cherkin, D. & Ceballos, R. M. (2013). Mediators of yoga and stretching for chronic low back pain. *Evidence-Based Complementary and Alternative Medicine,* Article ID 130818, 11 pages.

3. Gothe, N. P. & McAuley, E. (2015). Yoga is as good as stretching – strengthening exercises in improving functional fitness outcomes: Results from a randomized controlled trial. *J Gerontol A Biol Sci Med Sci, Vol. 71, No. 3*, 406-411.

4. Grandjean, A. (2004). *World Health Organization: Water requirements, impinging factors, and recommended intakes.*

5. Schlack, R., Hapke, U., Maske, U., Busch, M. A. & Cohrs, S. (2013). Häufigkeit und Verteilung von Schlafproblemen und Insomnie in der deutschen Erwachsenenbevölkerung. *Bundesgesundheitsblatt, 56*, 740-748.

6. Chi Pang Wen, Jackson Pui Man Wai, Min Kuang Tsai, Yi Chen Yang, Ting Yuan David Cheng, Meng-Chih Lee, Hui Ting Chan, Chwen Keng Tsao, Shan Pou Tsai & Xifeng Wu (2011). Minimum amount of physical activity for reduced mortality and extended life expectancy: a prospective cohort study. *Lancet; 378,* 1244-53.

7. Bize, R., Johnson, J. A. & Plotnikoff, R. C. (2007). Physical activity level and health-related quality of life in the general adult population: A systematic review. *Preventive Medicine, 45*, 401-415.

8. Lavine, J. A. (2015). Sick of Sitting. *Diabetologia; 58 (8)*, 1751-1758.

9. WHO (2010). *Global recommendations on physical activity for health.*

10. Armstrong, R. B. (1984). Mechanisms of exercise-induced delayed onset muscular soreness: A brief review. *Medicine and Science in Sports and Exercise, Vol. 16, No. 6*, 529-538.

11. Ebbeling, Cara B. & Clarkson, P. M. (1989). Exercise-Induced Muscle Damage and Adaptation. *Sports Science, 7*, 207-234.

12. Marschall, J., Hildebrandt, S., Zich, K., Tisch, T., Sörensen, J. & Nolting, H.-D. (2018). *DAK-Gesundheitsreport 2018.*

13. Svoboda, K. & Li, N. (2018). Neural mechanisms of movement planning: motor cortex and beyond. *Current Opinion in Neurobiology, 49*, 33-41.

14. Keys, P. M. (2014). The effects of myofascial release vs static stretching on hamstring range of motion. *Sports Medicine, 34*, 443-449.

2 LITERATUR KAP. 1-6

Boyle M. (2004). *Functional training for sports*. Champain, IL: Human Kinetics.

Boyle M. (2016). *New functional training for sports*, Second Edition. Champain, IL: Human Kinetics.

Cook, E. G. (2011). *Movement – functional movement systems: screening, assessment and corrective strategies*. (with Dr. Lee Burton, Dr. Kyle Kiesel, Dr. Greg Rose & Milo F. Bryant) Chichester: Lotus Publishing.

Starrett, K. & Cordoza, G. (2015). *Becoming a supple leopard.* Las Vegas: Victory Belt Publishing.

Starrett K., Starrett, J. & Cordoza G. (2016). *Deskbound – standing up to a sitting world.* Las Vegas: Victory Belt Publishing.

Dr. paed. Trebsdorf, M. (2009). *Biologie, Anatomie, Physiologie – Lehrbuch und Atlas*. (11. Auflage). Haan: Europa Lehrmittel.

Prof. Dr. med. Trepel, M. (2008). *Neuroanatomie – Struktur und Funktion.* (4. Auflage). München: Elsevier.

Inspiriert durch

Sadhguru Jaggi Vasudev (2016). *Inner engineering — a yogi's guide to joy*. London: Spiegel & Grau.

Simon Sinek S. (2009). *Start with why – how great leaders inspire everyone to take action.* Frankfurt am Main: Portfolio.

3 BILDNACHWEIS

Umschlaggestaltung:	Annika Naas
Umschlagmotiv:	Movewell®, Inhaber Martin Strietzel
Fotos Innenteil:	Movewell®, Inhaber Martin Strietzel
Abbildungen:	Movewell®, Inhaber Martin Strietzel
Layout:	Anja Elsen
Satz:	www.satzstudio-hilger.de
Lektorat:	Dr. Irmgard Jaeger

Gezeigtes Material:

Blackroll® – Blackroll

softX® – Foamball (2 Größen) Reebok® – Yogamatte (grün) Jade® – Jade Yoga

GORE® – T-Shirt

Mizuno® – Shorts, Longsleeve, T-Shirt Nike® – Socks, Running Tight